康复医学基础与实践

主编 王琪 秦丹 杨晓亮 姚星宇 段佳丽 陕大艳

KANGFU YIXUE

JICHU YU SHIJIAN

黑龙江科学技术出版社

图书在版编目（CIP）数据

康复医学基础与实践 / 王琪等主编. -- 哈尔滨：
黑龙江科学技术出版社, 2018.1（2024.10重印）
ISBN 978-7-5388-9545-2

Ⅰ.①康… Ⅱ.①王… Ⅲ.①康复医学 Ⅳ.①R49

中国版本图书馆CIP数据核字(2018)第024236号

康复医学基础与实践
KANGFU YIXUE JICHU YU SHIJIAN

主　　编	王　琪　秦　丹　杨晓亮　姚星宇　段佳丽　陕大艳	
副 主 编	吴值荣　武润梅　周　天　耿兵将	
	杨　宁　张海娜　荀雅晶	
责任编辑	李欣育	
装帧设计	雅卓图书	
出　　版	黑龙江科学技术出版社	
	地址：哈尔滨市南岗区公安街70-2号　邮编：150001	
	电话：（0451）53642106　传真：（0451）53642143	
	网址：www.lkcbs.cn　www.lkpub.cn	
发　　行	全国新华书店	
印　　刷	济南大地图文快印有限公司	
开　　本	880 mm×1 230 mm　1/16	
印　　张	14	
字　　数	451 千字	
版　　次	2018年1月第1版	
印　　次	2024 年 10 月第 2 次印刷	
书　　号	ISBN 978-7-5388-9545-2	
定　　价	88.00元	

前　言

　　康复医学是功能医学，是提高生存质量的学科，康复医学早已成为卫生部规定的十三个临床一级学科之一，康复理念也逐渐深入到临床医学家心中。本书编委成员均是知名的临床医学和康复医学专家，在该学科有坚实的理论基础和丰富的实践经验，相信此书对复杂的临床工作有很好的参考作用。

　　本书首先介绍了康复基础内容，包括康复评定基础与物理治疗等，接着讲述了神经系统、呼吸系统、循环系统、消化系统、泌尿系统的康复。全文涵盖面广，贴近临床，科学实用，可供康复科及相关科室同仁参考使用。

　　由于参加编写的作者较多，写作水平和风格不尽一致，书中难免存在疏漏或错误之处，敬请广大读者批评指正，以便再版时修订，谢谢。

编　者

2018 年 1 月

目　录

第一章

康复医学总述

第一节　康复医学

康复医学（rehabilitation medicine）是临床医学的一个重要分支，是以研究病、伤、残者功能障碍的预防、评定和治疗为主要任务，以改善躯体功能、提高生活自理能力、改善生存质量为目的的一个医学专科。在欧美等国家，也有使用"物理医学与康复（physical‑medicine&rehabilitation，PM&R）"作为本学科的名称，我国台湾则使用"复健医学"，这些都是康复医学的同义语。"物理医学与康复"反映了本学科的发展轨迹、主要手段，但由于词语多、长，近来有使用一个词"physiatry"替代的趋势，并由physiatry派生出一系列的词语。

一、对象和目的

（一）对象

康复医学的对象包括以下几个方面：

1. 各种原因引起的功能障碍者　包括不能正常发挥身体、心理和社会功能。引起功能障碍的原因是多方面的，可以是潜在的或现存的、先天性的或后天性的、可逆的或不可逆的、部分的或完全的。功能障碍可以与疾病并存，也可以是疾病的后遗症。这些功能障碍问题往往临床医学难于解决。

2. 各类疼痛　以慢性疼痛为主，包括关节疼痛、腰背痛、颈胸区疼痛、纤维肌痛、肌筋膜痛等。人们称康复医师是诊断和治疗疼痛的专家。

3. 慢性疲劳综合征（chronic fatigue syndrome，CFS）　即那些有主观临床表现但缺乏客观证据的人群。现有的医学检测技术难以发现这类人群存在任何疾病，但确实存在不同程度的功能障碍。例如，不明原因的体力疲劳、性功能下降和月经周期紊乱；不明原因的情感障碍、焦虑或神经质以及对工作、生活、学习等环境难以适应，人际关系难以协调。

4. 老年人群　人口老化是国际性问题。身体障碍与年龄老化一般成正比，年龄越大，各种疾病或功能障碍的发生率越高。我国60岁以上的老年人已占全国人口的9%，预测到2020年将占16% ~ 17%。因此，老年人群将成为康复医学的一个主要对象。

（二）目的

康复医学虽然定位于现代医学体系中的临床医学范畴，但不像临床医学那样，以疾病为中心（disease oriented），以了解遗传、基因改变及其在生理病理过程中的作用为基础；而是以功能障碍为主导（disability oriented），帮助因各种原因导致身心功能障碍者充分发挥自身潜能。

根据功能障碍发生的层次可以将个体的障碍分为器官水平的病损（impairment）、个体水平的残疾（disability）和社会水平的残障（handicap）三个层次。WHO在1980年进行了国际残疾分类法，针对不同层次的障碍，制订不同的康复对策。

1. 针对器官水平的病损　主要是改善器官功能。对于形态功能障碍要促进功能恢复，对并发症、继发症要进行预防和治疗。

2. 个体水平的残疾　主要是提高个体生活自理能力。对于个体能力障碍，要采取适应和代偿的对策。为了发挥瘫痪肢体残存的功能，可利用辅助器、自助具以提高日常生活活动能力，配置代偿功能装备：矫形器、假肢、轮椅等用品。

3. 社会水平的残障　主要是提高生存质量。对社会活动障碍的对策是改善环境，对家属、单位、社区进行工作，确保对残障者进行照顾，改造公共设施（如房屋、街道、交通等）和社会环境，使残障者能方便、平等地参与活动。

由于残疾、残障等词语带有一定的贬义，在 2001 年正式颁布的《国际健康、残疾和功能分类（ICF）》中已由"活动受限（activity limitation）"代替了"残疾"，"参与限制（participation limitation）"代替了"残障"。

二、内容

从专科内容上看，康复医学包括康复评定和康复治疗两大方面。

（一）康复评定

1. 定义　康复评定是在临床检查的基础上，对病、伤、残患者的功能状况及其水平进行客观定性和（或）定量的描述（评价），并对结果做出合理解释的过程。因此，康复评定又称功能评定（functional as sessment）。所谓功能（function）是指为达到一定目标而进行的可以调控的活动能力，这种能力是维持日常生活、学习、工作（或劳动）以及社会活动所必需的最基本能力。

2. 内容　康复评定包括躯体功能、认知功能、言语（交流）功能、心理功能及社会功能等 5 个方面。

（1）躯体功能：包括人体发育、姿势、关节活动、肌张力、肌肉力量、平衡和协调、步行功能、心肺功能等。

（2）认知功能：包括注意力、记忆力、逻辑思维、计算力、时间和空间的定向力等。

（3）言语（交流）功能：包括口语、手语、书面语、身体语言、书写功能等。

（4）心理功能：包括行为、智力、人格、情绪等。

（5）社会功能：包括社会交流、人际交流、组织和策划能力等。

3. 与临床检查区别　临床检查是康复评定的基础，但评定不同于诊断，远比诊断细致而详尽。对功能评定来说，临床检查提供的信息多偏重于疾病本身。由于康复医学的对象是病、伤、残者及其功能障碍，目的是最大限度地恢复、重建或代偿其功能，因此，康复评定不是寻找疾病的病因和诊断，而是客观地、准确地评定功能障碍的原因、性质、部位、范围、严重程度、发展趋势、预后和转归，为制订康复治疗计划、评定康复治疗效果提供客观依据。

例如，对一位行走困难的患者，临床检查重在了解行走困难的原因，判断是由于神经系统疾患引起还是骨关节疾患引起的，继而了解肢体是否等长，肌肉有无萎缩，关节活动范围和肌肉力量有无改变。而康复评定除了要了解上述内容外，还可以通过步态分析进一步得到步态周期中的有关参数，如行走困难（步态异常）发生于步态的哪一相（支撑相、摆动相），在每一相中，躯体重心的变化，肢体各关节的活动及肌肉力量有无异常。

再如，临床检查言语障碍（失语症）的患者注重了解是属于感觉性失语还是运动性失语，或者二者兼有之（混合性），是完全性还是不完全性，而康复评定中的言语评定，不仅可以得到失语症的一般资料，还可以将失语的类型进一步细分为表达性失语、接收性失语、命名性失语、言语错乱以及有无书写、阅读及复述能力的改变，因此，康复评定比临床检查更具体、更有针对性。

4. 评定目的　康复评定是康复治疗的基础，是制订康复计划的前提和基础，也是评价康复治疗的客观依据。没有评定就无法规划治疗、评价治疗。

（1）了解功能障碍的性质：通过评定，寻找可能存在的引起功能障碍的器官组织缺陷。

（2）了解功能障碍的范围：明确功能障碍是属于哪一个或几个方面（躯体、言语、心理、社会功能）受到限制，以便选择针对性评定方法及其量表。

（3）了解功能障碍的程度：明确对患者本人及其家庭的影响，分清功能障碍是属于组织器官水平缺陷（impairment）或个体自身功能受到影响（disability），还是个体与外界交往，发挥社会作用受到限制（handicap）。

（4）了解评定对象的康复欲望及需求：根据评定结果制订适宜的治疗目标和治疗计划。年龄、职业、文化背景、家庭经济状况不同，其康复欲望和要求也不同。

（5）评定治疗效果：康复医疗应该始于评定，止于评定。一个完整的康复治疗过程应是以评定开始，又以评定结束。通过评定，找出患者存在的问题（功能障碍），分清主次，并根据评定结果制订出适宜的治疗方案，进行治疗。经过一定时间的治疗后，要再次评定，以了解治疗效果（有效或无效），并根据再次评定结果，制订或修改下一阶段的治疗方案，继续治疗，然后再评定，再治疗直至达到既定的康复目标或需要停止治疗。

（6）预测结局：判断预后是康复评定的重要内容之一，近年来日益受到重视。预测结局或称为预后评定，是依据所收集到的资料以及初期和中期评定的结果，对患者将来的功能结局做出比较客观、合理的预测，以便充分地利用各种资源，避免患者及其家属对康复期望过低或过高。

5. 评定时间　根据康复对象是住院治疗还是门诊治疗，可以在不同的时间进行评定，并间隔一定的时间再次评定。在时间上可以分为初期评定、中期评定、后期评定。

（1）初期评定：不论是住院患者还是门诊患者，当其介入康复，准备制订康复计划或开始康复治疗前，应进行初次评定或称为初期评定。其目的主要是了解存在问题和功能状态及其障碍程度，了解康复潜能及可能影响因素，并作为制订康复计划及短期、长期目标的依据。

（2）中期评定：间隔多长时间再次评定？没有一个统一标准，应根据患者功能障碍的性质，病程及功能改善进度来决定。再次评定的目的是了解功能有无改善及其程度，判定治疗效果，并决定是否要对原有的目的和（或）计划进行适当调整。因此，对恢复速度比较快，早期或住院患者，可每1~2周评定1次，对恢复速度比较慢，病程比较长或门诊患者，可3~4周评定1次。

（3）后期评定：在康复治疗结束前或住院患者出院前进行最后评定（或称为终期评定）。其目的是了解康复效果，有无达到预期的目标，并提出今后是否继续康复治疗，预防复发或继发性残疾的意见，对住院患者还应制订出院计划，如果需要继续治疗，应提出建议转诊到门诊、专门机构或社区康复站进一步治疗。

（二）康复治疗

康复医学范围涉及神经科、骨科、儿科、老年病、心肺、风湿、精神康复、疼痛康复、癌症康复等诸多方面。康复治疗方案中常用的治疗方法有以下几个方面：

（1）物理治疗（physical therapy，PT）：是指通过主动和被动的方式，利用个体自身的肌肉收缩和关节活动，并借助于各种物理因子（如电、光、声、磁、冷、热、水、力等）来治疗疾病、恢复与重建功能的一种治疗方法，是康复治疗的主要手段之一。

（2）作业治疗（occupational therapy，OT）：1989年5月国际作业治疗联盟对作业治疗下的定义是"通过特殊的作业活动（activity）来治疗躯体和精神疾患，使患者的功能和独立性在日常生活的各个方面均能达到最佳水平。"可见，作业治疗是通过作业活动来改善个体功能，作业活动的治疗作用是其精髓，没有治疗作用的作业活动不能称之为作业治疗。

（3）言语治疗（speech therapy，ST）：狭义的概念是指使患者恢复正常说话能力的治疗，广义上是指通过各种训练，使患者借助于口语、书面语言、手势语来传达个人的思想、感情、意见，实现个体之间最大能力交流的一种治疗。

（4）心理辅导与治疗（psychological therapy，PST）：是指在良好的治疗关系基础上，由经过专业训练的治疗者运用心理治疗的有关理论和技术，对患者进行帮助，以消除或缓解患者的心理问题或障碍，促进其人格向健康、协调的方向发展。

（5）文体治疗（recreation therapy，RT）。

（6）中国传统治疗（traditional chinese mediclne，TCM）：包括针灸、中药、中医手法治疗、传统的保健方法和功能训练如太极拳等。

(7) 康复工程 (rehabilitation engineer, RE)。

(8) 康复护理 (rehabilitation nurslng, RN)：是随着康复医学的发展而逐渐发展起来的一门专科护理技术，是康复医学的重要组成部分，是在总的康复治疗计划实施过程中，为达到躯体、精神、社会和职业的全面康复目标，紧密配合康复医师和其他康复专业人员的工作，对康复对象进行一般的基础护理和各种专门功能训练，预防继发性残疾，减轻残疾的影响，以达到最大限度的功能改善和重返社会。康复护理涉及到护理与康复两个专业，是为了适应康复治疗的需要，从基础护理中发展起来的。它与基础护理既有联系又有区别。

(9) 社会服务 (social servlce, SS)：对病、伤、残者提供有关就业指导、社会福利方面的咨询服务。

（三）康复预防

人们早就理解：预防胜于治疗。康复医学贯彻三级预防理念。一级预防指在减少损伤 (impairment) 的各种措施；二级预防是出现了损伤，可采取措施防止发生残疾 (disability)，对已有损伤的人防止再度发生其他损伤；三级预防防止残疾转化为残障 (handicap)，包括广泛的社会干预。

三、康复介入时间

康复应该何时介入，在疾病的早期，还是恢复期？

大量循证医学资料证明，康复必须从早期开始，开始得越早功能恢复的效果越好，费时越少，经济、精力耗费越少。急性期开始的所有医疗内容，都含有康复的意义。承担医疗第一线任务的综合医院，是取得康复成功的关键。机构内康复决定了患者的康复成功与否。因此，从康复介入的时间上，综合医院是康复的最佳场所、最佳时机。

何谓早期康复 (early rehabilitation)，没有一个确切的定义，一般而言，只要病情稳定，即可开始。所谓病情稳定，是指患者的病情不再进展，血压、脉搏、体温正常，病情稳定不代表患者一定是清醒，对于昏迷患者，只要病情没有进展或波动，即属于稳定，就可以开始康复。目前，许多康复已经从患者进入监护或重症病房就开始。而国外对于许多择期手术患者，手术前介入康复已经成为常规。康复科医生在手术前和手术医生一起讨论手术方案，以确保患者手术后能早日恢复功能。

四、自我康复意识

任何病、伤、残者的康复成效，都取决于他们的自我康复意识。所有康复医学人员，可以起重要的、有时是决定性的作用，但是康复的最终成果，却决定于康复对象本身。常见一些患者在治疗室治疗师指导监督下训练认真，但是总体成效不高，多由于他们回病房或家庭后未坚持使用在治疗室所获得的功能。社会上也有许多丧失双上肢的人，虽无康复专业人员指导、治疗，但是具有强烈的自我康复意识，经过成年累月的自己学习、锻炼，不仅达到生活自理，而且能够掌握一些职业技能，自立于社会，成就于社会。比如他们能够使用双脚做木工，有的能用双脚修理手表。在一些脑卒中患者的康复经验中，提到："每天给自己订一个目标"，努力训练达到这一目标，如此循序渐进，持之以恒，终于重新走上工作岗位。人们在治疗师的培训中，要强调他们的教师和监督职能。从事社区康复的人员，被称为督导员"（supervisor）"而不是"治疗员"。在整个康复过程，唤起、强化康复对象的自我康复意识，是极其重要的任务。

（王 琪）

第二节　康复医学团队

一、康复医学工作方式

由于康复医学是一项综合性的临床医疗工作，自然体现出多元化、全方位为患者服务的特色，也体现了大生产的团队与协作精神。康复医学同时也是一门跨学科的应用科学，强调团队工作和多种康复专业技术人员组成的治疗组（team work），学科内和多学科的团队概念始终是康复医学的核心策略和一大特色。

（一）康复团队构成

康复医学常采用多专业联合工作的模式，即通过组成康复团队的方式来发挥作用。组的领导为康复医师（physiatrician），成员包括物理治疗师（phys iotherapist，PT）、作业治疗师（occupational thera pist，Oc Th）、言语治疗师（speech therapist，ST）、康复护士、心理治疗师、假肢与矫形师（prosthetist andorthotist，P&O）、文体治疗师（recreation therapist，RT）、社会工作者（soclal worker，SW），中国的模式还需要有中医治疗师（traditional chinese medicinetherapist）等。

1. 康复医师　人事部 1998 年在《国家职业分类大典》卫生技术人员分类中，对康复医学医师的定义是："在医院，康复中心等医疗和康复机构中，通过康复专业技术从事患者残疾性质，程度的诊断，评估和康复治疗，并以应用功能训练为主要手段，以治疗小组为主要形式，对患者进行综合康复治疗，以恢复或改善功能，提高生活质量的医师。"由此可见，在现阶段国内康复医师的工作场所主要是在不同等级的机构内，以机构内康复为主。由于机构内康复的对象主要是有各种功能障碍的病、伤、残者，由此，康复医师的职责就是负责评定功能障碍，带领治疗小组的全体人员去治疗或改善功能障碍，而不仅是诊断疾病或治愈疾病。

2. 治疗师　根据所从事工作范畴的差异，治疗师分为物理治疗师、作业治疗师、言语治疗师、假肢及矫形师、心理咨询师（psychologist）和社会工作者。

（1）物理治疗师：主要通过各种物理因子（如电、磁、光、声、力、手法治疗等）以及主动活动等方式，以改善病、伤、残者的躯体功能障碍、提高其生活自理能力为主要目的。在中国物理治疗师还应该具备基本的传统中医技术，如针灸、中医手法和传统的锻炼（如太极拳等）。

（2）作业治疗师：主要通过各种作业或任务（tasks）来提高病、伤、残者的认知能力和生活自理能力，从而提高生存质量。

（3）言语治疗师：主要通过言语能力的训练和非言语方式的交流能力训练来改善或提高有言语或交流障碍者的言语能力或交流能力。

（4）假肢矫形师：通过支具、矫形器、假肢或利用康复工程的手段矫正畸形，弥补或代偿肢体功能。

（5）心理咨询师：对有需要的病、伤、残者或亚健康状态的对象给予心理疏导和心理支持，帮助他们尽快度过病、伤、残所导致的心理反应期，正确对待并积极战胜病、伤、残造成的功能障碍，或亚健康带来的心理紧张或压抑。

（6）社会工作者：通过与政府或有关部门之间协调，为病、伤、残者解决上学、就业或福利方面的困难，维护病、伤、残者的权利。

（二）康复团队运作

接诊患者后，在组长的领导下，全体成员分别对患者进行检查评定，共同制订治疗方案，在治疗方案的设定中各抒己见，讨论患者的功能障碍的性质、部位、严重程度、发展趋势、预后、转归，提出各自对策（包括近期、中期、远期），然后由康复医师归纳总结为一个完整的、分阶段性的治疗计划，再由各专业人员分头付诸实施。治疗中期，再召开治疗组会，对计划的执行结果进行评价、修改、补充。

治疗结束时，再召开治疗组会对康复效果进行总结，并为下阶段治疗或出院后的康复提出意见。

二、国内团队模式运作的可行性

我国康复医学在多学科整合方面比较具有优势和可操作性。

（一）康复是当前涉及面最广的学科领域

WHO 总干事布伦特博士（Dr. G. H. Brundtland）说过，21 世纪人类卫生问题最大的挑战将是改善生存质量，健康将成为人们享受生活最重要的前提。生存质量是评估康复治疗结局的重要指标，不论是何种致残性疾患，也不论是多大程度的损害和障碍，都会对生存质量造成影响，康复医学被认为是一门能够有效地提高患者生存质量的学科。

（二）康复在多学科的团队运作方面有经验

已有世人瞩目的成果，诸如刘海若中西医（康复医学）的合作、桑兰康复流程的中外合作，尤其"皮球女孩钱红艳站起来"所体现的医学、工程学与社会交通管理部门的成功合作。临床"卒中单元"模式，也被公认为干预脑卒中危险因素、大幅度降低发病率和致残率的最有效的技术策略。康复学对数字化手段的依赖，对高科技技术的引用，已率先将物理、化学、材料、数学、计算机等学科的先进理论、技术、仪器和研究方法大量引入，可以比较容易地与系统生物学及各组学科研究成果实现互补和接轨。

（三）康复医学注重与人文科学相融合

著名内科学教材《希氏内科学》认为：医学是包涵个体化、人文化和职业化的一门科学。我国的康复医学将植根于中国传统医学的深厚积淀，从人与自然和社会环境的协调关系中研究生命、健康和疾病，重视人文因素尤其是情志因素的影响，全面考虑预防、预测和个体化医疗；康复医学还将涉及微创医学、移植医学、危重医学以及姑息治疗和临终关怀；还要担负起社会责任，关注伦理，加强自律，坚决贯彻"知情同意"和"知情选择"的原则，在保护个人的权益和隐私方面康复医学尤其应该成为表率。

（王 琪）

第三节　康复与康复医学发展

康复是一个新兴的事业，康复医学是一门年轻的学科，康复与康复医学的形成与发展经历了漫长的历史。

一、孕育期

康复的发展经历了漫长的孕育期，虽然康复是一个新兴的事业，但从康复的内涵来考证，康复的发展是随着医学的发展而发展起来，是人类社会发展的必然阶段，也是物质文明和精神文明的体现。早在古埃及、古印度、古希腊及古罗马和我国古代都有关于通过手法来治疗疾患的历史记载。后来，罗马、希腊的史料中还有采用电、光、运动、海水等方法来治疗疾病的描述。电疗、光疗、水疗、热疗的逐渐发展，加上运动锻炼和按摩，构成了康复萌芽。

我国古代已有使用针灸、按摩、导引、热、磁等治疗的历史。战国时期的名医扁鹊在抢救虢太子"尸厥"暴疾时就成功地应用了按摩推拿等方法。

1910 年以前，在医学、教育、职业、社会、福利各领域已开展为病、伤、残者服务，这个阶段利用物理因子单纯治疗，如按摩、矫正体操、直流电、感应电、达松阀、日光疗法、太阳灯、紫外线等。

二、创立期

20 世纪 20～40 年代末是康复与康复医学的创立期。

第一次世界大战后，战伤及小儿麻痹症的流行使残疾人增多，刺激了康复与康复医学的创立，如电诊断、各类电疗，不仅用于治疗还用于诊断及预防残疾。1938年美国物理治疗师学会成立，1943年英国成立了物理医学会。

第二次世界大战期间，由于伤员较多，为使伤员尽快返回前线，Howard A. Rusk（1901—1989）等在物理医学的基础上采用多学科综合应用康复治疗，如物理治疗、心理治疗、作业治疗、语言治疗、假肢、矫形支具装配等，大大提高了康复的效果。二战结束后Rusk等大力提倡康复医学，把战争年代中成功的康复经验运用于和平时期。1947年美国成立了物理医学与康复医学委员会，1951年成立了国际物理医学与康复学会，1969年国际康复医学会成立。

我国1949年建国后成立了一些荣军疗养院、荣军康复院，制订了残疾军人的定级、抚恤和优待政策。开办了盲、聋哑学校，残疾人工厂及福利院。综合医院开始成立了物理治疗科、针灸按摩科，许多医学院校开设了物理因子治疗学、物理医学课程。20世纪50~60年代国内物理医学的发展为后来的康复医学的发展打下了良好的基础。

三、成熟期

20世纪50~80年代是康复与康复医学的成熟期。

现代康复医学引进我国是在80年代初期，其里程碑性标志是1984年卫生部下文要求全国高等医学院校开设《康复医学》课程，在此文件的指引下，许多有条件的院校纷纷开设了康复医学课程，在医学生中宣传康复医学知识，开始了现代康复医学的扫盲工程。1990年以后，卫生部在《综合医院管理规范》中规定二级以上医院必须建立康复医学科，是综合医院必须建立的科室，是12个一级临床学科之一。并提出综合医院康复医学科，是在康复医学理论指导下，应用功能评定和物理治疗、作业治疗、传统康复治疗、言语治疗、心理治疗、康复工程等康复医学的诊断治疗技术，与相关临床科室密切协作，着重为疾病的急性期、恢复早期的有关躯体或内脏器官功能障碍的患者，提供临床早期的康复医学专业诊疗服务，同时，也为其他有关疑难的功能障碍的患者提供相应的后期康复医学诊疗服务，并为所在社区的残疾人康复工作提供康复医学培训和技术指导。此外，还批准建立了一些独立的康复医院。

其后，康复医学在教育、科研方面进展显著，毕业前后康复医学的教育制度日趋完善，逐步确立康复专科医生及专科康复医生的培养及考核制度。随着康复医学的深入发展，方法学已进入到神经学和高级神经功能学，近10年来又出现专科化趋势。目前已形成骨科康复学、神经康复学、心脏病康复学、儿童脑瘫康复学、老年康复学等。

四、发展期

21世纪是康复医学的发展期。

（一）康复作用引人注目

在医学取得巨大进展的今天，尽管有特发某种烈性传染病的情况，但总体上讲，慢性病已成为医疗的重要问题，目前人类的死因主要是心肌梗死、脑血管意外、癌症和创伤，但这些患者除急性期死亡外，还有很大部分可以存活一个长时期，对于存活患者的生存质量的提高，就有待于康复医学。

大量数据显示，许多急慢性损伤、病患、老年病有没有康复的介入，其预后截然不同。例如，心肌梗死患者中，参加康复治疗者的死亡率比不参加者低36.8%。在脑血管意外存活的患者中，进行积极的康复治疗，可使90%的存活患者能重新步行和自理生活，可使30%的患者能恢复一些较轻的工作。相反，不进行康复治疗，上述两方面恢复的百分率相应地只有6%和5%。在死亡率方面康复组比未经康复团队也低12%。

康复医学虽然定位于现代医学体系中的临床医学范畴，但不是以了解遗传、基因改变以及在生理病理过程中的作用为基础，而是帮助因各种原因导致身心功能障碍者充分发挥自身潜能。康复医学着眼于功能的测定、评估、训练、重建、补偿、调整和适应；通过恢复运动、语言、心理、认知以及个人自立所需的其他功能，提高患者生存质量；临床手段以多种非临床性的"功能治疗"为重，如物理、作业、语言、心理治疗及矫形器和假肢装配等，尤其强调伤病患者的主动性、积极性。康复医学范围涉及神经科、骨科、儿科、老年病、心肺、风湿、精神康复、疼痛康复、癌症康复等诸多方面。

在癌症方面，据统计目前有 40% 左右的癌症可以治愈，在余下 60% 不可治愈的患者中又有 60% 可以存活 15 年之久，这些患者在 15 年中，或有沉重的思想负担，或因癌瘤进行手术而不能重新恢复原来的工作而需另选职业，或因遗留的慢性疼痛或身体衰竭而受折磨，所有这些都需要给予一些积极的康复措施来解决，如心理治疗、整形治疗、作业治疗、物理治疗等。

在创伤方面，以严重创伤引起的截瘫为例。1950 年前截瘫后只能存活 2.9 年，50 年代后虽然延长到 5.9 年，但这些患者由于残障，成为社会和家庭的负担。由于采取了积极的康复治疗，1976 年已有 53% 的截瘫患者能重返工作和学习岗位，截至 1980 年，这部分患者已达到 83% 左右。这就使许多严重残疾的患者不但不至成为社会和家庭的负担，而且还能以不同的方式为社会继续作出贡献，这也是康复医学能使消极因素变为积极因素而日益受到社会重视的原因之一。至于肢体伤残，由于现代假肢技术的进展，很多患者装配了机电手等先进假肢或自助器具以后，绝大多数能自理生活和重新选择一种合适的职业，这更是显而易见的。

（二）康复对象增多

1. 人口平均寿命延长　据联合国预测，到 2040 年全球超过 60 岁的人口将从目前的 10% 升至 21%，人口平均寿命延长以后，老年人的比重明显增多，60% 的老年人患有多种老年病或慢性病，迫切需要进行康复，因而近年来老年康复问题越来越突出；老年人心肌梗死、脑血管意外和癌症的发病率比年轻人高，这也使得康复医学的重要性更为突出。

2. 医学愈发达存活率增高　需要康复服务的人数愈多。

3. 工业与交通日益发达　工业与交通日益发达以后，尽管采取了各种安全防护措施，虽能降低工伤和车祸的发生率，但工伤和车祸致残的绝对人数肯定比以往增多。这部分残疾人同样迫切需要积极的康复治疗，使他们残而不废。

4. 文体活动日益发达　文体活动随着经济和生活水平提高，势必蓬勃发展。杂技、体操、跳水、赛车、摔跤等难度较高或危险性大的文体活动，无论在训练和竞赛过程中，每时每刻都出现受伤致残的危险，由于这种原因而造成残疾损伤的患者，同样需要康复医学为他们的将来做出贡献，康复医学或使他们重返旧业，或使他们残而不废。所以在急性处理以后，他们的前途主要依靠康复治疗。

（三）应对巨大自然灾害和战争

在目前人类还不能完全控制自然灾害和战争根源，地震、水火灾害和战争都是难以避免的，各地地震造成了大量残疾人；战争也产生许多伤残者。对于这些伤残人，进行积极康复治疗和不进行康复治疗，其结局大不一样，这也是必须重视发展康复医学的主要原因之一。2008 年 5 月 12 日四川汶川 8 级地震，面积广达陕西、甘肃，受灾人数众多，中国残联第一时间组织 12 支康复救援队伍，奔赴灾区救治，取得极佳效果。卫生部其后也组织康复团队，为灾民服务，培训当地康复人员。原卫生部长陈竺在成都主持召开地震伤员康复工作座谈会指出：地震伤员康复工作已经进入关键阶段，要求有关各方充分整合现有资源，团结协作，形成合力，把伤员康复工作置于现阶段卫生工作的重中之重。立即构建省、市、县三级康复医疗网络，发挥省级医疗机构的龙头作用，并尽快完成部分不同层次的医疗机构向康复专业机构转型，采取集中和分散收治相结合的方式，制定不同康复技术标准和规范，以任务带动学科，以任务促进专业，全力作好地震伤员的康复工作。四川省近日将三所三甲医院作为省级医疗康复中心，各设置 100 张康复床位。还将在成都、绵阳、德阳、广元、雅安、阿坝 6 个重灾区，建立地震伤员的医疗康复分中心，规模分别为 80 ~ 150 张床位。

（王　琪）

第二章

康复评定基础

第一节　康复评定概述

一、基本概念

康复评定是收集评定对象的病史和相关资料，提出假设，实施检查和测量，对结果进行比较、综合、分析、解释，最后形成结论和障碍学诊断的过程。康复评定的对象包括所有需要接受康复治疗的功能或能力障碍者。通过康复评定，发现和确定障碍的部位、范围或种类、性质、特征、程度以及障碍发生的原因、预后，为预防和制订明确的康复目标和康复治疗计划提供依据。广义的康复评定还包括康复目标的设定和制订治疗计划。

所谓障碍学诊断是在临床诊断基础上确定疾病或外伤所产生的后果，阐明组织、器官、系统水平的异常对于系统功能水平和对于作为一个社会人的整体功能水平的影响的诊断（表 2 - 1）。障碍诊断是康复评定的核心。正确的康复治疗计划的制订以障碍学诊断为基础。

表 2 - 1　疾病诊断与障碍学诊断的区别

	疾病诊断	障碍学诊断
诊断性质	诊断疾病或细胞、组织、器官、系统水平异常	疾病或外伤对功能、能力和社会参与性的影响结果
诊断目的	确定疾病种类；制订疾病的治疗方案	确定患者期望水平与实际水平之间的差距即障碍的程度；制订功能障碍的康复方案
诊断种类	病因诊断、病理解剖诊断、病理生理诊断	功能障碍诊断、功能性活动即能力障碍诊断、参与障碍诊断
诊断对象	疾病或外伤者	需要康复的患者

二、障碍学诊断的三个层面

根据 1980 年世界卫生组织（WHO）第 1 版《国际残损、残疾和残障分类》的分类，以及 2001 年 WHO 将上述分类修改为《国际功能、残疾和健康分类》（International Classification ofFunctioning, Disability and Health）即 ICF 分类，障碍被分为三个层面：①功能障碍（残损）。②能力障碍（残疾）。③参与障碍（残障）。康复评定涵盖上述三个障碍层面的内容，评定者根据患者情况，分别从不同层面上对患者进行全面的评定，做出诊断。

三、康复评定与循证医学

循证医学的核心思想是：在临床医疗实践中，应最大限度地利用科学的证据指导临床实践，制订患者的诊治决策，以减少医疗实践中的不确定性。强调以证据为基础的医学应当将医疗活动置于理性、可靠、完备、严谨的学术基础之上。

康复评定是进行高质量的康复医学研究、积累最佳研究证据的必不可少的重要手段。

四、康复评定的目的

康复评定贯穿于康复治疗的全过程。在运用各种疗法进行康复治疗的过程中，不同时期的评定有着不同的目的，从总体来讲，可以归纳为以下几点：①发现和确定障碍的层面、种类和程度。②寻找和确定障碍发生的原因。③确定康复治疗项目。④指导制订康复治疗计划。⑤判定康复疗效。⑥判断预后。⑦预防障碍的发生和发展。⑧评估投资－效益比。⑨为残疾等级的划分提出依据。

五、康复评定的类型与方法

康复评定分为定性评定、半定量和定量评定。

1. 定性评定　定性评定的对象是反映事物"质"的规律性的描述性资料而不是"量"的资料，即研究的结果本身就是定性的描述材料，主要适用于个案研究和比较研究中的差异描述。康复评定中常用的描述性定性评定资料主要通过观察和调查访谈获得。方法包括肉眼观察和问卷调查。

2. 半定量评定　半定量评定是将定性分析评定中所描述的内容分为等级或将等级赋予分值的方法。半定量分析所产生的结果要比定性评定更加明确、突出，但分值并不精确地反映实际情况或结果。临床上通常采用标准化的量表评定法。例如，偏瘫上、下肢及手的 Brunnstrom 六阶段评定法、Fugl－Meyer 总积分法等；徒手肌力检查法；日常生活活动能力的 Barthel 指数、FIM 评定等。视觉模拟尺评定亦属于半定量评定。半定量评定能够发现问题所在，并能够根据评定标准大致判断障碍的程度；由于评定标准统一且操作简单，因而易于推广，是临床康复中最常用的评定方法。

3. 定量评定　定量分析的对象是"量"的资料，这些资料常通过测量获得并以数量化的方式说明其分析结果。定量分析的目的在于更精确地定性，通过定量分析可以使人们对研究对象的认识进一步精确化，以便更加科学地揭示规律，把握本质。

定量评定通常采用特定的仪器进行检查测量，如等速运动肌力测定系统、静态与动态平衡功能评定仪、步态分析系统等。定量评定将障碍的程度用数值来表示。不同的检查项目采用特定的参数进行描述。定量评定的最突出优点是将障碍的程度量化，因而所得结论客观、准确；便于进行治疗前后的比较。定量评定是监测和提高康复医疗质量、判断康复疗效的最主要的科学方法。

六、评定方法的选择与评估

信度、效度、灵敏度和特异性是考察测量工具或方法优劣的重要指标。

1. 信度　信度（reliability）又称可靠性，是指测量工具或方法的稳定性、可重复性和精确性。一种测量方法的高信度在测量结果的可靠性和多次测量结果的一致性上得以体现。如果一种功能评定方法、测量工具（如评定量表、电子关节角度计）或分析方法（如步态分析系统）的重复性不好，表明该方法的信度较低。因此，在使用一种新的测量或评定方法之前，尤其是为观察治疗效果而需要进行多次评定，或在治疗过程中需要由多人进行评定时，要首先对该测量工具或方法的可信度进行检验。临床中常用的信度检验包括测试者内部信度检验和测试者间信度检验。

（1）测试者内部信度检验：测试者内部信度检验是通过同一测试者在间隔一定时间后重复同样的测量来检验测量结果的可信程度。该检验是检验时间间隔对评定结果稳定性的影响，因此，重复测量时，要注意两次测量的时间间隔要恰当。

（2）测试者间的信度检验：测试者间的信度检验是检验多个测试者采用相同的方法对同一种测试项目进行测量所得结果的一致性。在测量工具的标准化程度较低的情况下尤其要进行该检验。不同测试者的结果存在较大差异时，提示该测量方法的使用将受到质疑或限制。

一种测量方法的可信程度用信度相关系数表示，系数越大，说明测量方法的可信程度越大，测量结果越可靠、越稳定。要使一个评定量表达到高稳定性、高重复性和高精确性，设计和使用时必须做到：①评分标准要明确并具有相互排他性。②量表适用范围明确。③评定项目的定义严谨、操作方法标准。④测试者应当定期接受应用技术的培训，以确保操作熟练和一致。

2. 效度　效度（validity）又称准确性，指测量的真实性和准确性，即测量工具在多大程度上反映测量目的。效度越高，表示测量结果越能显示出所要测量的对象的真正特征。效度根据使用目的而具有特异性。以尺子为例，用尺子测量物体的长度会得到很准确的结果。然而，如果用它测量物体的重量，则因为它和待测物之间毫无关系而使得这把尺子变得无效。由此可以看出，不同测量工具用于不同的目的，测量工具的有效性亦随之变化。因此，在选择测量方法时，应根据使用的独特目的选用适当的效度检验。常用效度检验的方法大体有三种，即效标关联效度、内容效度和构想效度。

3. 信度与效度之间的关系　信度是效度的必要条件，但不是充分条件。两者之间的关系归纳如下：①信度低，效度不可能高。②信度高，效度未必高。③效度高，信度也必然高。

4. 灵敏度　应用一种评定方法评定有某种功能障碍的人群时，可能出现真阳性（有功能障碍且评定结果亦证实）和假阴性（有功能障碍但评定结果未能证实这一结论）两种情况。灵敏度是指在有功能障碍或异常的人群中，真阳性者的数量占真阳性与假阴性之和的百分比。灵敏度检验也是检验效度的一种有效方法。

5. 特异性　应用一种评定方法评定无某种功能障碍的群体时，可能出现真阴性（无功能障碍且评定结果亦证实这一结论）和假阳性（无功能障碍但评定结果显示有功能障碍）两种情况。特异性是指在无功能障碍或异常的人群中，评为真阴性者的数量占真阴性与假阳性之和的百分比。特异性检验也是检验效度的一种有效方法。

（王　琪）

第二节　日常生活活动能力评定

一、概述

1. 定义　日常生活活动（activities of daily living，ADL）的概念由 Sidney Katz 于 1963 年提出，指一个人为了满足日常生活的需要每天所进行的必要活动。ADL 分为基础性日常生活活动（basic activity of daily living，BADL）和工具性日常生活活动（instrumental activitv ofdaily living，IADl）。

（1）基础性日常生活活动（BADL）：BADL 是指人维持最基本的生存、生活需要所必需的每日反复进行的活动，包括自理和功能性移动两类活动。自理活动包括进食、梳妆、洗漱、洗澡、如厕、穿衣等，功能性移动包括翻身、从床上坐起、转移、行走、驱动轮椅、上下楼梯等。

（2）工具性日常生活活动（IADL）：IADL 指人维持独立生活所必要的一些活动，包括使用电话、购物、做饭、家事处理、洗衣、服药、理财、使用交通工具、处理突发事件以及在社区内的休闲活动等。从 IADL 所包含的内容中可以看出，这些活动常需要使用一些工具才能完成，是在社区环境中进行的日常活动。IADL 是在 BADL 基础上实现人的社会属性的活动，是维持残疾人自我照顾、健康并获得社会支持的基础。

2. 评定目的　①确立日常生活活动的独立程度。②确定哪些日常生活活动需要帮助，需要何种帮助以及帮助的量。③为制订康复目标和康复治疗方案提供依据。④为制订环境改造方案提供依据。⑤观察疗效，评估医疗质量。

3. 评定内容　如下所述：

（1）体位转移能力：①床上体位及活动能力。②坐起及坐位平衡能力。③站立及站位平衡能力。

（2）卫生自理能力：①更衣，如自己穿脱不同式样的上衣、裤子、袜子和鞋。②个人卫生，如洗脸、刷牙、修饰、洗澡、大小便及便后卫生。③进餐，如准备食物和使用餐具等。

（3）行走及乘坐交通工具能力：①室内行走。②室外行走。③上下楼梯。④上下汽车。⑤使用轮椅。

（4）交流能力：①阅读书报。②书写。③使用辅助交流用具，如交流板、图片、电脑等。④与他人交流。⑤理解能力。

（5）社会认知能力：①社会交往。②解决问题。③记忆能力。

4. 评定方法　基本的评价方法包括回答问卷、观察以及量表评价。

（1）提问法：提问法是通过提问的方式来收集资料和进行评价。提问有口头提问和问卷提问两种。无论是口头问答还是答卷都不一定需要面对面的接触。谈话可以在电话中进行，答卷则可以采取邮寄的方式。就某一项活动的提问，其提问内容应从宏观到微观。检查者在听取患者的描述时，应注意甄别患者所述是客观存在还是主观意志，回答是否真实、准确。当患者因体力过于虚弱、情绪低落或有认知功能障碍而不能回答问题时可以请患者的家属或陪护者回答问题。

由于在较少的时间内就可以比较全面地了解患者的 ADL 完成情况，因此提问法适用于对患者的残疾状况进行筛查。如前所述，有的患者可能并不能准确描述存在的问题；再者，如果患者并不具备医学、康复等方面的知识，也就没有能力区分出哪些因素是引起障碍的原因。因此，当评定 ADL 的目的是为了帮助或指导制定治疗计划时，则不宜使用提问法。尽管如此，在评定 ADL 的总体情况时，提问法仍是常选择的方法。它不仅节约时间、节约人力，亦节约空间。

（2）观察法：观察法是指检查者通过直接观察患者 ADL 实际的完成情况来进行评价的。观察的场所可以是实际环境，也可以是实验室。实际环境指被检查者日常生活中实施各种活动的生活环境，这里所指的环境，不仅仅包括地点如在家里，还包括所使用的物品如家中的浴盆、肥皂以及适当的时间等。社区康复常采用在实际环境中观察 ADL 实施情况的方法，检查者可在清晨起床后在被检查者家中的盥洗室里观察其洗漱情况。住院患者的 ADL 观察评定则通常在实验室条件下，即在模拟的家庭或工作环境中进行。需要指出的是，不同的环境会对被检查者 ADL 表现的质量产生很大的影响。实际环境与实验室环境条件下被检查者的 ADL 表现可能有所不同。因此，在评定的过程中应当将环境因素对于 ADL 的影响考虑在内，使观察结果更真实、准确。采用观察法评价能够使治疗师在现场仔细地审视患者活动的每一个细节，看到患者的实际表现。这一点从提问中是无法获得的，而且观察法能够克服或弥补提问评定法中存在的主观性强、可能与实际表现不符的缺陷。通过实际观察，检查人员还可以从中分析影响该作业活动完成的因素或原因。

（3）量表检查法：量表检查法是采用经过标准化设计、具有统一内容、统一评价标准的检查表评价 ADL。检查表中规定设计了 ADL 检查项目并进行系统分类，每一项活动的完成情况被予以量化并以分数表示。量表经过信度、效度及灵敏度检验，其统一和标准化的检查与评分方法使得评价结果可以对不同患者、不同疗法以及不同的医疗机构之间进行比较。因此，量表检查法是临床及科研中观察治疗前后的康复进展、研究新疗法、判断疗效等常用的手段。

二、常用评定量表

1. 量表种类　BADL 评定常用量表有 Barthel 指数、Katz 指数、PULSES、修订的 Kennv 自理评定等。IADL 常用量表有功能活动问卷（the functional activities questionary，FAQ）、快速残疾评定量表（rapid disability rating scale，RDRS）等。

2. Barthel 指数　20 世纪 50 年代中期由美国 Florence Mahoney 和 Dorothy Barthel 设计并应用于临床，是临床应用最广、研究最多的 BADL 评定方法。不仅可以用来评定患者治疗前后的 ADL 状态，也可以预测治疗效果、住院时间及预后。

3. 功能独立性测量　FIM 是美国物理医学与康复学会 1983 年制定的"医疗康复统一数据系统"（uniform data system for medical rehabilitation，UDSMR）的核心部分，包括供成年人使用的 FIMSM 和供儿童使用的 WeeFIMSM。FIM 广泛地用于医疗康复机构，用以确定入院、出院与随访时的功能评分。可以动态地记录功能变化。通过"医疗康复统一数据系统"所收集的患者统计资料、疾病诊断、病损类别、住院日和不同的康复措施等信息可以确定患者功能丧失的严重程度、康复医学的成果，从而评定该部门或机构的效率与成果。该系统还可以作为多学科、多机构之间研讨残疾问题的共同语言，促进康复治疗组成员之间的交流，医疗保险机构可依此确定支付或拒付。

（王　琪）

第三节　肌力评定

一、概述

1. 定义　肌力（muscle strength）是指肌肉或肌群产生张力，导致静态或动态收缩的能力，也可将其视为肌肉收缩所产生的力量。

2. 决定肌力大小的因素　如下所述：

（1）肌肉横截面积：每条肌纤维横断面积之和称为肌肉的生理横截面积。离体肌肉研究时，将每一根垂直横切的肌纤维切线长度相加的总和乘以肌肉的平均厚度即为肌肉的生理横截面。肌肉的横截面表明了肌肉中肌纤维的数量和肌纤维的粗细，因而可反映肌肉的发达程度。单位生理横截面积所能产生的最大肌力称为绝对肌力。肌肉的横截面积越大，肌肉收缩所产生的力量也越大。一般认为绝对肌力值在各族人群中相对一致。

（2）运动单位募集（activation）及其释放速率（rate of firing）：一个运动神经元连同所支配的所有肌纤维称为一个运动单位，每一运动单位所含的肌纤维均属于同一类型（即或全部为Ⅰ型纤维，或全部为Ⅱ型纤维）。运动单位的激活及其释放速率被认为是与肌力相关的重要因素之一。在肌肉开始负荷时，即需要募集一定量的运动单位；随着负荷的增加，则需要募集更多的运动单位；当负荷仍然增大时，运动单位释放速率则较释放的运动单位数量更为重要，此时，释放速率是形成肌力更为重要的机制。

（3）收缩速度：是影响肌力的重要因素之一。肌肉收缩速度越低，运动单位的募集机会就越大。在等速向心收缩低角速度测试时产生较大力矩值的结果即为此证据。

（4）肌肉的初长度：肌力的产生也有赖于肌肉收缩前的初长度。肌肉的弹性特点决定其在生理限度内若具有适宜的初长度，则收缩产生的肌力较大。一般认为肌肉收缩前的初长度为其静息长度的1.2倍时，产生的肌力最大。

（5）肌腱和结缔组织的完整性：肌腱和结缔组织可帮助肌肉将张力转变为外力，这些组织和结构的损害也可不同程度地导致肌力的缺失。

（6）肌肉收缩的类型：肌肉生理收缩包括等张收缩和等长收缩两大形式。不同收缩形式的最大肌力有所不同。

（7）中枢和外周神经系统调节：产生肌力的神经生理机制包括募集纤维类型的选择、中枢神经系统对运动神经元的抑制、运动单位的同步性、冲动传导及中枢神经系统的发育等。因此，肌力的大小与中枢神经系统和外周神经系统的调节密不可分。

（8）个体状况：肌力的大小与个体状况（如年龄、性别、健康水平、心理因素等）有关。一般在20～30岁时个人的肌力水平达到峰值；女性的肌力近似为同龄男性的2/3，男性肌力通常与男性激素有关。

（9）其他力学因素：包括肌纤维走向、牵拉角度、力臂长度等也可造成肌力大小的改变。较大的肌肉中，部分肌纤维与肌腱形成一定的角度呈羽状连接，这种羽状连接的肌纤维越多，成角则越大，也就容易产生较大的肌力。肌肉收缩产生的实际力矩输出受运动节段杠杆效率的影响，故力臂长度的改变也可造成肌力大小的改变。

3. 肌肉收缩的生理类型　如下所述：

（1）等张收缩：包括肌力大于阻力时产生的加速度运动和小于阻力时产生的减速度运动，运动时肌张力基本恒定，但肌肉本身发生缩短和伸长，而引起明显的关节运动，也称之为动力收缩。等张收缩时，根据其肌肉的缩短和伸长情况，又可分为向心收缩（concentriccontraction）和离心收缩（eccentric contraction）。向心收缩时肌肉的起、止点相互靠近，肌肉缩短，上楼梯时股四头肌的收缩形式即为此类收缩。离心收缩时肌肉的起、止点被动伸长，下楼梯时股四头肌的收缩形式即为此类收缩。

（2）等长收缩：是肌力与阻力相等时的一种收缩形式，收缩时肌肉长度基本不变，不产生关节活动，也称为静力收缩。人体在维持特定体位和姿势时常采用这一收缩形式。不同的肌肉收缩形式产生不同的力量，其中离心收缩过程中产生的肌力最大，其次为等长收缩，最小的为向心收缩。

二、评定目的和临床应用

1. 目的　①判断有无肌力低下情况及其范围和程度。②发现导致肌力低下的可能原因。③提供制订康复治疗、训练计划的依据。④检验康复治疗、训练的效果。

2. 适应证　①肌肉骨骼系统疾患：包括对伤病直接引起的肌肉功能损害、运动减少或制动造成的失用性肌力减退、骨关节疾患引起的关节源性肌力减退等的评定。同时可对拮抗肌肌力平衡情况，肌力对躯干、四肢关节稳定性的影响等相关情况进行评定。②神经系统疾患：包括对神经系统（中枢神经系统和外周神经系统）损害造成神经源性肌力减退等的评定，如上、下肢代表性肌群的肌力评定可作为全面评价瘫痪严重程度的指标。③其他系统、器官疾患：握力测试、腹背肌肌力测试和局部肌肉耐力等代表性肌力评定可作为体质强弱的一般性评价指标。④健身水平：握力测试、腹背肌肌力测试和局部肌肉耐力等项目也可作为健身锻炼水平的评价指标。

3. 禁忌证　关节不稳、骨折未愈合又未做内固定、急性渗出性滑膜炎、严重疼痛、关节活动范围极度受限、急性扭伤、骨关节肿瘤等。

三、评定原则和分类

1. 原则　如下所述：

（1）规范化：对患者进行肌力评定时，应使测试肌肉或肌群在规范化的姿势下进行规范化的动作或运动，以此为基础观察其完成运动的动作、对抗重力或外在阻力完成运动的能力，达到评价肌力的目的。

（2）注重信度和效度：在肌力评定时应注意减少误差，提高评定准确性。

（3）易操作性：在临床工作中，应以简便、快捷的肌力评定方法为基础。

（4）安全性：在应用任何肌力评定方法时，均应注意避免患者出现症状加重或产生新的损害等情况。

2. 分类　如下所述：

（1）器械分类：分为徒手肌力评定（manual muscle testing，MMT）和器械肌力评定。后者又可分为简单仪器（如便携式测力计）评定和大型仪器（如等速测力装置）评定等。

（2）肌肉收缩形式分类：分为等长肌力评定、等张肌力评定和等速肌力评定。前两者为肌肉生理性收缩条件下的肌力评定，后者为肌肉在人为借助器械时非自然的肌肉收缩条件下的肌力评定。在等速肌力评定时，尚可进行等速向心收缩肌力和等速离心收缩肌力评定。

（3）评定部位分类：分为四肢肌力、躯干肌力评定以及对手部握力、捏力等的评定。

（4）评定目的分类：分为爆发力、局部肌肉耐力等的评定。

（秦　丹）

第四节　肌张力评定

一、概述

1. 定义　肌张力是指肌肉组织在其静息状态下的一种持续的、微小的收缩，是维持身体各种姿势和正常活动的基础。在评定过程中，检查者通过被动活动肢体而感受到肌肉被动拉长或牵伸时的抵抗（或阻力）。肌张力评定主要包括：①肢体的物理惯性。②肌肉和结缔组织内在的机械弹性特点。③反射性肌肉收缩（紧张性牵张反射，tonic stretch reflex）。上运动神经元损伤的患者，肢体的物理惯性不会发生改变，因此评定肌张力过程中，一旦发现阻力增加，则表明是肌肉、肌腱的单位发生改变（如挛缩）和/或节段反射弧内发生改变（如活动过强的牵张反射）。

2. 正常特征　正常肌张力有赖于完整的外周和中枢神经系统机制以及肌肉收缩能力、弹性、延展性等因素。具体特征为：

（1）近端关节周围肌肉可进行有效的同时收缩，使关节固定。

（2）具有完全抵抗肢体重力和外来阻力的运动能力。

（3）将肢体被动地置于空间某一位置时，具有保持该姿势不变的能力。

（4）能够维持主动肌和拮抗肌之间的平衡。

（5）具有随意使肢体由固定到运动和在运动过程中转换为固定姿势的能力。

（6）具有选择性完成某一肌群协同运动或某一肌肉独立运动的能力。

（7）触摸有一定的弹性，被动运动有轻度的抵抗感。

3. 肌张力分类　如下所述：

1）正常肌张力的分类：处于正常肌张力状态时，被动运动可感到轻微抵抗（阻力）；当肢体运动时，无过多的沉重感；肢体下落时，可因此而使肢体保持原有的姿势。根据身体所处的不同状态，正常肌张力可分为：

（1）静止性肌张力：可在肢体静息状态下，通过观察肌肉外观、触摸肌肉的硬度、被动牵伸运动时肢体活动受限的程度及其阻力来判断。

（2）姿势性肌张力：可在患者变换各种姿势过程中，通过观察肌肉的阻力和肌肉的调整状态来判断。

（3）运动性肌张力：可在患者完成某一动作的过程中，通过检查相应关节的被动运动阻力来判断。

2）异常肌张力的分类：肌张力水平可由于神经系统的损害而增高或降低。因此，肌张力异常分为：

（1）肌张力过强（hypertonia）：肌张力高于正常静息水平。被动拉伸所感到的抵抗高于正常阻力。

（2）肌张力过低（hypotonia）：肌张力低于正常静息水平。被动拉伸所感到的抵抗低于正常阻力；当肢体运动时可感到柔软、沉重感；当肢体下落时，肢体无法保持原有的姿势。

（3）肌张力障碍（dystonia）：肌张力损害或障碍。

二、肌张力异常

1. 痉挛（spasticity）　如下所述：

（1）定义：是指一种由牵张反射高兴奋性所致的、以速度依赖的紧张性牵张反射增强伴腱反射异常为特征的运动障碍，是肌张力增高的一种形式。所谓痉挛的速度依赖即为伴随肌肉牵伸速度的增加，痉挛肌的阻力（痉挛的程度）也增高。

（2）原因：是上运动神经元损伤综合征（upper motor neuron syndrome，UMNS）的主要表现之一。常见于脊髓损伤、脱髓鞘疾病、脑血管意外后、脑外伤、去皮层强直、去大脑强直和脑瘫等。

（3）特征：牵张反射异常；紧张性牵张反射的速度依赖性增加；腱反射异常；具有选择性，并由此导致肌群间失衡，进一步引发协同运动功能障碍；临床上可表现为肌张力增高、腱反射活跃或亢进、阵挛、异常的脊髓反射、被动运动阻力增加和运动协调性降低；可因姿势反射机制及挛缩、焦虑、环境温度、疼痛等外在因素发生程度的变化。

（4）特殊表现：包括巴宾斯基（Babinski）反射、折刀样反射（clasp knife reflex）、阵挛（clonus）、去大脑强直（decerebrate rigidity）和去皮层强直（decorticate rigidity）等。

（5）痉挛与肌张力过强的区别：肌张力过强时的阻力包括动态成分和静态成分，动态成分为肌肉被动拉伸时神经性（反射性的）因素和非神经性（生物力学的）因素所致的阻力，静态成分则是肌肉从拉长状态回复到正常静息状态的势能，为非神经性因素。神经性因素表现为肌肉运动单位的活动由于牵张反射高兴奋性而增加，中枢神经系统损伤后的痉挛、折刀样反射和阵挛皆属此类；非神经性因素则表现为结缔组织的弹性成分和肌肉的黏弹性成分的改变，尤其是在肌肉处于拉伸或缩短位制动时。在中枢神经系统损伤后，可因神经性因素造成肢体处于异常位置，并由此导致非神经性因素的继发性改变。因此中枢神经系统损伤后的肌张力过强是神经性因素和非神经性因素共同作用的结果，痉挛与肌张力过强并非等同。

2. 僵硬（rigidity）　如下所述：

（1）定义：是指主动肌和拮抗肌张力同时增加，导致关节被动活动的各个方向在起始和终末的抵抗感均增加的现象。

（2）原因：常为锥体外系的损害所致，帕金森病是僵硬最常见的病因，表现为齿轮样僵硬（cog-wheel rigidity）和铅管样僵硬（lead－pipe rigidity）。

（3）特征：在进行任何方向的被动运动时，整个活动范围内阻力均增加，相对持续，且不依赖牵张刺激的速度；齿轮样僵硬的特征是在僵硬的基础上存在震颤，从而导致整个关节活动范围中收缩、放松交替；铅管样僵硬的特征是存在持续的僵硬；僵硬和痉挛可在某一肌群同时存在。

3. 肌张力障碍（dystonia）　如下所述：

（1）定义：是一种以张力损害、持续的和扭曲的不自主运动为特征的肌肉运动亢进性障碍。

（2）原因：肌张力障碍可由中枢神经系统缺陷所致，也可由遗传因素（如原发性、特发性肌张力障碍）所致。与其他神经退行性疾患（如肝豆状核变性）或代谢性疾患（如氨基酸或脂质代谢障碍）也有一定关系。此外，也可见于痉挛性斜颈。

（3）特征：肌肉收缩可快或慢，且表现为重复、模式化（扭曲）；张力以不可预料的形式由低到高变动。其中张力障碍性姿态（dystonia posturing）为持续扭曲畸形，可持续数分钟或更久。

4. 肌张力弛缓（flaccidity）　如下所述：

（1）定义：指肌张力低于正常静息水平，对关节进行被动运动时感觉阻力消失的状态。

（2）原因：①小脑或锥体束的上运动神经元损害所致，如脊髓损伤的早期脊髓休克阶段或颅脑外伤、脑血管意外早期。②末梢神经损伤所致，可伴有肌力弱、瘫痪、低反射性和肌肉萎缩等表现。③原发性肌病所致。

（3）特征：肌肉可表现为柔软、弛缓和松弛；邻近关节周围肌肉共同收缩能力减弱，导致被动关节活动范围扩大；腱反射消失或缺乏。

三、临床意义及影响因素

1. 痉挛的益处　①下肢的伸肌痉挛帮助患者站立和行走。②活动过强的牵张反射可促进肌肉的等长和离心自主收缩。③保持相对肌容积。④预防骨质疏松。⑤减轻瘫痪肢体的肿胀。⑥充当静脉肌肉泵，降低发生深静脉血栓的危险性。

2. 痉挛的弊端　①髋内收肌剪刀样痉挛和屈肌痉挛影响站立平衡稳定性。②下肢伸肌痉挛和阵挛影响步态的摆动期。③自主运动缓慢。④屈肌痉挛或伸肌痉挛导致皮肤应力增加。⑤紧张性牵张反射亢进或屈肌痉挛易形成挛缩。⑥自发性痉挛导致睡眠障碍。⑦髋屈肌和内收肌痉挛影响会阴清洁以及性功能。⑧下肢痉挛或阵挛干扰驾驶轮椅、助动车等。⑨持续的屈肌痉挛可导致疼痛。⑩增加骨折、异位骨化的危险性。

3. 影响肌张力的因素　①不良的姿势和肢体位置可使肌张力增高。②中枢神经系统的状态。③紧张和焦虑等不良的心理状态可使肌张力增高。④患者对运动的主观作用。⑤疾患存在的并发症问题，如尿路结石、感染、膀胱充盈、便秘、压疮、静脉血栓、疼痛、局部肢体受压及挛缩等使肌张力增高。⑥患者的身体状况，如发热、感染、代谢和/或电解质紊乱也可影响肌张力。⑦药物。⑧环境温度等。

四、肌张力评定目的和临床应用

1. 评定目的　①提供治疗前的基线评定结果。②提供制订治疗方案和选择治疗方法的依据。③评价各种治疗的疗效。

2. 适应证 适用于中枢神经系统和外周神经系统疾患，包括神经系统损害造成神经源性肌力减退等的评定，如：上、下肢代表性肌群的肌张力评定可作为全面评价瘫痪严重程度的指标。

3. 禁忌证 关节不稳、骨折未愈合又未做内固定、急性渗出性滑膜炎、严重疼痛、关节活动范围极度受限、急性扭伤、骨关节肿瘤等。

（秦 丹）

第五节 关节活动度的评定

一、概述

1. 定义 关节活动度（range of movement，ROM）是指关节运动时所通过的运动弧。关节活动度的测量是指关节远端骨所移动的度数，而不是关节远端骨与近端骨之间的夹角。

ROM 的测量包括主动和被动活动度测量：

（1）主动关节活动度（active range of movement，AROM）：指作用于关节的肌肉随意收缩产生运动使关节所通过的运动弧。

（2）被动关节活动度（passive range of movement，PROM）：指由外力使关节运动时所通过的运动弧。

2. 目的 如下所述：

（1）确定关节活动度受限的程度。

（2）根据主动与被动关节活动度的测量情况，明确关节活动受限的特点，区别关节僵硬与关节强直。

（3）为制订或修改治疗方案提供依据。

（4）决定是否需要使用夹板和辅助用具。

（5）治疗疗效的对比。

3. 关节活动度异常的原因 如下所述：

（1）关节活动度减小

1）关节内疾病：骨性病变、滑膜或软骨损伤、积血或积液、关节炎或畸形等。

2）关节外疾病：关节周围软组织损伤或粘连、瘢痕挛缩、肌痉挛、肌肉瘫痪等。

（2）关节活动度过大：可见于韧带断裂、韧带松弛、肌肉弛缓性麻痹等。

二、临床应用

1. 适应证 ①骨关节与肌肉系统疾患、神经系统疾患及术后关节活动度受限患者。②其他原因导致关节活动障碍的患者。

2. 禁忌证 ①关节急性炎症期。②关节内骨折未作处理。③肌腱、韧带和肌肉术后早期等。

（秦 丹）

第六节 平衡功能评定

一、概述

1. 平衡 指维持身体直立姿势的能力。平衡功能正常应为：①能保持正常生理体位。②在随意运动中可调整姿势。③安全有效地对外来干扰做出反应。

2. 支持面 指人在各种体位下（卧、坐、站立、行走）保持平衡所依靠的表面（接触面）。站立时的支持面为包括两足底在内的两足间的表面。支持面的面积大小和质地均影响身体平衡。当支持面不稳定或面积小于足底面积、质地柔软或表面不平整等情况使得双足与地面接触面积减少时，身体的稳定性（稳定极限）下降。

3. 稳定极限（LOS）　是指正常人站立时身体可倾斜的最大角度，或在能够保持平衡的范围内倾斜时与垂直线形成的最大角度。在稳定极限范围内，平衡不被破坏，身体重心（COG）可安全地移动而不需要借助挪动脚步或外部支持来防止跌倒。正常人双足自然分开站在平整而坚实的地面上时，LOS 前后方向的最大倾斜或摆动角度约为 12.5°，左右方向为 16°，围成一个椭圆形。LOS 的大小取决于支持面的大小和性质。当重心偏离并超出稳定极限时，平衡便被破坏，正常人可以通过跨一步及自动姿势反应重新建立平衡；平衡功能障碍者则因为不能做出正常反应而跌倒。

二、维持平衡的生理机制

1. 概念　人体能够在各种情况下（包括来自本身和外环境的变化）保持平衡，有赖于中枢神经系统控制下的感觉系统和运动系统的参与、相互作用以及合作。躯体感觉、视觉以及前庭 3 个感觉系统在维持平衡的过程中各自扮演不同的角色。此外，运动系统在维持人体平衡中也起重要作用。

2. 躯体感觉系统　平衡的躯体感觉输入包括皮肤感觉（触、压觉）输入和本体感觉输入。正常人站立在固定的支持面上时，足底皮肤的触、压觉和踝关节的本体感觉输入起主导作用，当足底皮肤和下肢本体感觉输入完全消失时，人体失去感受支持面情况的能力，姿势的稳定性立刻受到严重影响，闭目站立时身体倾斜、摇晃，并容易跌倒。

（1）皮肤感受器：在维持身体平衡和姿势的过程中，与支持面相接触的皮肤触、压觉感受器向大脑皮质传递有关体重的分布情况和 COG 的位置。

（2）本体感受器：分布于肌梭、关节的本体感受器则向大脑皮质输入随支持面变化，如面积、硬度、稳定性以及表面平整度等而出现的有关身体各部位的空间定位和运动方向的信息。

3. 视觉系统　视觉系统在视环境静止不动的情况下准确感受环境中物体的运动以及眼睛和头部的视空间定位。当身体的平衡因躯体感觉受到干扰或破坏时，视觉系统在维持平衡中发挥重要作用，通过颈部肌肉收缩使头保持向上直立位和保持水平视线来使身体保持或恢复到原来的直立位，从而获得新的平衡。如果去除或阻断视觉输入，如闭眼或戴眼罩，姿势的稳定性将较睁眼站立时显著下降。

4. 前庭系统　头部的旋转刺激了前庭系统中壶腹嵴、迷路内的椭圆囊斑和球囊斑两个感受器。

（1）壶腹嵴：上、后、外 3 个半规管内的壶腹嵴为运动位置感受器，感受头部在三维空间中的运动角加/减速度变化而引起的刺激。

（2）前庭迷路内的椭圆囊斑和球囊斑：感受静止时的地心引力和直线加/减速度变化引起的刺激。

无论体位如何变化，通过头的调整反射改变颈部肌肉张力来保持头的直立位置是椭圆囊斑和球囊斑的主要功能，通过测知头部的位置及其运动，使身体各部随头做适当的调整和协调运动从而保持身体的平衡。在躯体感觉和视觉系统正常的情况下，前庭冲动在控制 COG 位置上的作用很小。只有当躯体感觉和视觉信息输入均不存在（被阻断）或输入不准确而发生冲突时，前庭感觉输入在维持平衡中才变得至关重要。

（3）综合处理：当体位或姿势变化时，为了判断 COG 的准确位置和支持面状况，中枢神经系统将 3 种感觉信息进行整合，迅速判断，选择正确定位信息的感觉输入，放弃错误的感觉输入。

5. 运动系统的作用　如下所述：

1）协同运动：中枢神经系统在对多种感觉信息进行分析整合后下达运动指令，运动系统以不同的协同运动模式控制姿势变化，将身体重心调整回到原范围内或重新建立新的平衡。多组肌群共同协调完成一个运动被称为协同运动。自动姿势性协同运动是下肢和躯干肌以固定的组合方式并按一定的时间顺序和强度进行收缩，用以保护站立平衡的运动模式，它是人体为回应外力或站立支持面的变化而产生的对策。

2）姿势性协同运动模式

（1）踝关节协同运动模式（踝对策）：是指身体重心以踝关节为轴进行前后转动或摆动，类似钟摆运动。

（2）髋关节协同运动模式（髋对策）：当站立者的稳定性显著下降，身体前后摆动幅度增大时，为了减少身体摆动使重心重新回到双脚范围内，人体通常采用髋关节的屈伸来调整身体重心和保持平衡。

（3）跨步动作模式：外力干扰过大使身体晃动进一步增加时，重心超出其稳定极限，人体则采用自动地向用力方向快速跨出一步来重新建立身体重心的支撑点，为身体重新确定站立支持面。

三、评定目的和临床应用

1. 目的 ①判断平衡障碍以及障碍的严重程度。②分析平衡障碍的相关因素。③预测发生跌倒的可能性。④针对障碍的特点，指导制订康复治疗方案。⑤评定疗效。

2. 适应证 ①中枢神经系统损害：脑外伤、脑血管意外、帕金森病、多发性硬化、小脑疾患、颅内肿瘤、脑瘫、脊髓损伤等。②耳鼻喉科疾病：由前庭器官问题导致的眩晕症。③骨关节伤病：下肢骨折及骨关节疾患、截肢、关节置换；影响姿势与姿势控制的颈部与背部损伤以及各种涉及平衡问题的运动损伤、肌肉疾患及外周神经损伤等。④老年人。⑤特殊职业人群。

3. 禁忌证 下肢骨折未愈合；不能负重站立；严重心肺疾病；发热、急性炎症；不能主动合作者。

（秦 丹）

第七节 协调功能评定

一、概述

1. 定义 协调是指人体多组肌群共同参与并相互配合，进行平稳、准确、良好控制的运动能力。协调运动的特征为适当的速度、距离、方向、节奏、力量及达到正确的目标。协调是完成精细运动技能动作的必要条件。协调运动需要健全的中枢神经系统、感觉系统和运动系统。中枢神经系统中小脑、基底节和脊髓后索等参与协调控制。感觉系统中前庭神经、视神经、深感觉等在运动的协调中发挥重要作用。当上述结构发生病变时，协调动作即会出现障碍。

2. 协调障碍的机制 如下所述：

（1）小脑伤病：小脑的功能主要是反射性地维持肌肉张力、姿势的平衡和运动的协调。小脑通过来自前庭、脊髓及脑干内的小脑前核的传入联系，接受来自运动中枢的信息及大量与运动有关的感觉信息，具体可包括肌肉、肌腱、关节、皮肤及前庭、视器、听器等处的信息，这些传入信息是小脑作为运动调节中枢的基础。小脑的传出纤维通过丘脑皮质主要投射到大脑皮质的运动区及躯体感觉区。因此，小脑的传入、传出联系主要接受大脑皮质运动区、前庭器官及本体感觉传来的冲动，并又随时发出冲动到达大脑皮质运动区、脑干网状结构，经网状脊髓束到达脊髓，组成锥体外系的大脑皮质－小脑途径。这一途径在调节肌紧张及随意运动中起重要作用。当小脑不同部位发生伤病时，即可出现协调运动障碍。这种障碍主要表现为小脑性共济失调。

（2）基底节伤病：基底节包括尾状核、豆状核和苍白球3个主要的核团。基底节的作用为控制初始粗大的规律性随意运动（如翻身、行走），通过学习建立不随意运动技能及姿势的调整。基底节在维持正常肌张力方面也起重要作用，表现在其对皮质运动中枢与皮质下中枢的抑制作用。基底节伤病后可因伤病部位的不同而相应发生齿轮样或铅管样肌张力增高、静止性震颤（如帕金森病）、手足徐动及运动不能等障碍表现。

（3）脊髓后索伤病：脊髓后索的功能是本体感觉信息的传入和传出通道，包括姿势觉和运动觉。脊髓后索病变的特征为同侧精细触觉和深感觉减退或消失，而痛觉、温觉保存，因而发生感觉性共济失调。

3. 协调功能的发育和衰退过程 如下所述：

（1）协调功能的发育过程：随着小儿出生后大脑的发育、神经系统的成熟，一些原始反射的消退使得小儿随意运动、协调运动发育逐渐完善，而且这种发育完善与视觉、感知觉的发育完善密切相关。一般小儿在7岁左右平衡、精细动作、粗大运动的协调发育基本成熟。

（2）协调功能的衰退过程：老年人随着年龄的增长，可因肌力减退、运动反应时间减慢、关节柔韧性消失、姿势缺陷和平衡障碍等负面因素逐渐增多，而出现原发性或继发性的协调运动障碍。

二、常见协调障碍

1. 共济失调　表现为随意运动无法平稳执行，动作速度、范围、力量及持续时间均出现异常。

（1）上肢摇摆：完成穿衣、扣纽扣、端水、写字等困难。

（2）醉汉步态：步行跨步大，足着地轻重不等，不稳定；足间距离大而摇动。

（3）震颤：完成有目的的动作时主动肌和拮抗肌不协调，包括意向性震颤、姿势性震颤、静止性震颤。

（4）轮替运动障碍：完成快速交替动作有困难，笨拙、缓慢。

（5）辨距不良：对运动的距离、速度、力量和范围判断失误，达不到目标或超过目标。

（6）肌张力低下：肢体被动抬起后，突然撤除支持时，肢体发生坠落。

（7）书写障碍：患者在书写中不能适度停止，往往出现过线，画线试验（+）。

（8）运动转换障碍：模仿画线异常。

（9）协同运动障碍：包括起身试验、立位后仰试验（+）。

（10）其他：包括眼球震颤、构音障碍。

2. 不随意运动　如下所述：

（1）震颤：肢体维持固定姿势时震颤明显，随意运动时震颤可暂时抑制，但肢体重新固定于新的位置时又出现震颤。精神紧张时加重，睡眠时消失。可发生于上肢、头部、下颌和下肢。

（2）舞蹈样运动：为无目的、无规则、无节律的、可突然出现的动作。

（3）手足徐动：为间歇性的、缓慢的、不规则的手足扭转运动，肌张力忽高忽低，交替出现于相互对抗的肌群。

（4）偏身投掷症：突然发生反射性、痉挛性、有力的、大范围的一侧或一个肢体无目的的鞭打样动作。

（5）舞蹈样徐动症：介于舞蹈样运动和手足徐动之间。

（6）肌痉挛：为个别肌肉或肌群的短暂、快速、不规则、幅度不一的收缩，局限于身体一部分或数处同步或不同步出现。

3. 其他　如下所述：

（1）运动徐缓：运动缓慢、能力减低。

（2）强直：被动活动时肌肉张力明显增高，呈齿轮样或铅管样改变。

三、临床应用

1. 适应证　①小脑性共济失调：小脑疾患、乙醇中毒或巴比妥中毒。②感觉性共济失调：脊髓疾病。③前庭功能障碍。④各种以震颤为主要症状的疾病：帕金森病、老年动脉粥样硬化、慢性肝病、甲状腺功能亢进。⑤舞蹈样运动：儿童的脑风湿病变。⑥手足徐动：脑性瘫痪、肝豆状核变性、脑基底核变性（脑炎或中毒）等。⑦手足搐搦：低钙血症和碱中毒。⑧运动徐缓：进行性肌营养不良症。

2. 禁忌证　①严重的心血管疾病。②不能主动合作者。

（秦　丹）

第八节 步态分析

一、步行周期

步行周期指行走过程中一侧足跟着地至该侧足跟再次着地时所经过的时间。每一侧下肢有其各自的步行周期。每一个步行周期分为站立相和迈步相两个阶段。站立相又称支撑相，为足底与地面接触的时期；迈步相亦称摆动相，指支撑腿离开地面向前摆动的阶段。站立相大约占步行周期的60%，迈步相约占其中的40%。一条腿与地面接触并负重时称"单支撑期"；体重从一侧下肢向另一侧下肢传递，双足同时与地面接触时称为"双支撑期"。

（1）首次着地：步行周期和站立相的起始点，指足跟或足底的其他部位第一次与地面接触的瞬间。正常人行走时的首次着地方式为足跟着地。不同的病理步态中，首次着地方式表现各异，如前脚掌（即跖骨头）着地、足底外侧缘着地、足跟与前脚掌同时着地。

（2）负荷反应期：指足跟着地后至足底与地面全面接触瞬间的一段时间，即一侧足跟着地后至对侧下肢足趾离地时（0～15%步行周期），为双支撑期，是重心由足跟转移至足底的过程，又称承重期，指正常行走时足跟着地至膝关节屈曲角度达到站立相期间的最大值（发生在10%～15%步行周期）。

（3）站立中期：指从对侧下肢离地至躯干位于该侧（支撑）腿正上方时（15%～40%步行周期），为单腿支撑期，此时重心位于支撑面正上方。

（4）站立末期：为单腿支撑期，指从支撑腿足跟离地时到对侧下肢足跟着地（40%～50%步行周期）。

（5）迈步前期：指从对侧下肢足跟着地到支撑腿足趾离地之前的一段时间（50%～60%步行周期），为第二个双支撑期。

（6）迈步初期：从支撑腿离地至该腿膝关节达到最大屈曲时（60%～70%步行周期）。此阶段主要目的是使足底离开地面（称为足廓清），以确保下肢向前摆动时，足趾不为地面所绊。

（7）迈步中期：从膝关节最大屈曲摆动到小腿与地面垂直时（70%～85%步行周期）。保持足与地面间的距离仍是该期的主要目的。

（8）迈步末期：指与地面垂直的小腿向前摆动至该侧足跟再次着地之前（85%～100%步行周期）。该期小腿向前摆动的速度减慢并调整足的位置，为进入下一个步行周期做准备。

二、时空参数特征

（一）步频与步速

1. 步频　单位时间行走的步数称为步频，以步数/分表示。正常人平均自然步频为95～125步/分。

2. 步行速度　单位时间内行走的距离称为步行速度，以m/s表示，亦可以用身高或下肢长的百分比表示。正常人平均自然步速约为1.2m/s。步速也通过下列公式计算得知。可以看出，步行速度与跨步长和步频相关，跨步长增加、步频加快、步行速度亦加快，反之亦然。

步速（m/s）＝跨步长（m）×步频（步/分）/120

（二）步长与跨步长

1. 步长　行走时左右足跟或足尖先后着地时两点间的纵向直线距离称为步长，以cm为单位表示。步长与身高成正比，即身材越短，步长越短。正常人为50～80cm。一步的概念还可以时间来衡量，即单步所用的时间。

2. 跨步长　跨步长指同一侧足跟前后连续两次着地点间的纵向直线距离，相当于左、右两个步长相加，为100～160cm。跨步时间即步行周期时间，以秒为计时单位。用于被试者之间或自身比较时，跨步时间通常采用百分比的方式表达。

（三）步宽与足偏角

1. 步宽　指左、右两足间的横向距离，通常以足跟中点为测量点。步宽越窄，步行的稳定性越差。
2. 足偏角　指贯穿一侧足底的中心线与前进方向所移成的夹角。

三、运动学特征

运动学研究人体节段和关节在运动中的位置、角度、速度和加速度。精确地测量人体在运动过程中的位移、速度和加速度，并对这些信息进行处理和分析，对于发现和诊断病理步态具有重要价值。步态的运动学分析是一种描述性的定量分析，所得结果反映了被检查者的步态特征。骨盆及下肢诸关节在步行中的运动（屈曲、伸展、内旋、外旋、内收、外展）角度变化是临床步态分析的重要组成部分（表2-2）。

表2-2　正常步行周期中骨盆和下肢各关节的角度变化

步行周期	关节运动角度			
	骨盆	髋关节	膝关节	踝关节
首次着地（足跟着地）	5°旋前	30°屈曲	0°	0°
承重反应（足放平）	5°旋前	30°屈曲	0°~15°屈曲	0°~15°跖屈
站立中期	中立位	30°屈曲~0°	15°~5°屈曲	15°跖屈~10°背屈
站立末期（足跟离地）	5°旋后	0°~10°过伸展	5°屈曲	10°背屈~0°
迈步前期（足趾离地）	5°旋后	10°过伸展~0°	5°~35°屈曲	0°~20°跖屈
迈步初期（加速期）	5°旋后	0°~20°屈曲	35°~60°屈曲	20°~10°跖屈
迈步中期	中立位	20°~30°屈曲	60°~30°屈曲	10°跖屈~0°
迈步末期（减速期）	5°旋前	30°屈曲	30°屈曲~0°	0°

四、动力学特征

动力学分析是指对人体运动进行力学分析，步态分析中动力学分析包括地反力、关节力矩、肌肉活动等及人体代谢性能量与机械能转换与守恒等。通过动力学分析可以揭示特异性步态形成或产生的原因。

1. 地反力　地反力（ground reaction force）指人在站立、行走及奔跑中足底触及地面产生作用于地面的力量时，地面因此而产生的一个大小相等、方向相反的力。人体借助于地反力推动自身前进。地反力分为垂直分力、前后分力和内外分力。垂直分力反映行走过程中支撑下肢的负重和离地能力；前后分力反映支撑腿的驱动与制动能力；内外分力则反映侧方负重能力与稳定性。

2. 力矩　力矩是力与力作用线的垂直距离的乘积，它是使一个关节发生转动的力，是肌肉、韧带和摩擦力作用的最终结果。在正常步态中，关节角度并不达到其运动范围的终点，摩擦力也非常小。因此，力矩常被认为或看做是肌肉力矩。因此，当主动肌与拮抗肌肌肉力量失衡时，维持正常关节运动的力矩将发生改变。力矩分为伸展力矩、屈曲力矩和支持力矩。支持力矩为髋、膝、踝关节力矩的代数和，是保证站立相支撑腿不塌陷的支持力。

3. 正常步行周期中下肢肌群活动　见表2-3。

表2-3　正常步态中主要下肢肌群活动

步行周期	正常运动	肌群活动		
		作用于髋关节的肌群	作用于膝关节的肌群	作用于踝关节的肌群
足跟着地↓足放平	髋关节：30°屈曲 膝关节：0°~15°屈曲 踝关节：0°~15°屈曲	骶棘肌、臀大肌、腘绳肌收缩	股四头肌先行向心性收缩以保持膝关节伸展位，然后进行离心性收缩	胫前肌离心性收缩，防止足放平时前脚掌拍击地面
足放平↓站立中期	髋关节：30°~5°屈曲 膝关节：15°~5°屈曲 踝关节：15°跖屈~10°背屈	臀大肌收缩活动逐渐停止	股四头肌活动逐渐停止	腓肠肌和比目鱼肌离心性收缩控制小腿前倾
站立中期↓足跟离地	膝关节：5°屈曲 踝关节：10°~15°背屈	-	-	腓肠肌、比目鱼肌离心性收缩对抗踝关节背屈，控制小腿前倾
足跟离地↓足趾离地	髋关节：10°过伸展~中立位 膝关节：5°~35°屈曲 踝关节：15°背屈~20°跖屈	髂腰肌、内收大肌、内收长肌收缩	股四头肌离心性收缩控制膝关节过度屈曲	腓肠肌、比目鱼肌、腓骨短肌、姆长屈肌收缩产生踝关节跖屈
加速期↓迈步中期	髋关节：20°~30°屈曲 膝关节：40°~60°屈曲 踝关节：背屈~中立位	髋关节屈肌、髂腰肌、股直肌、股薄肌、缝匠肌、阔筋膜张肌收缩，启动摆动期	股二头肌（短头）、股薄肌、缝匠肌向心性收缩引起膝关节屈曲	背屈肌收缩使踝关节呈中立位，防止足趾拖地
迈步中期↓减速期	髋关节：30°~20°屈曲 膝关节：60°~30°~0° 踝关节：中立位	腘绳肌收缩	股四头肌向心收缩以稳定膝关节于伸展位，为足跟着地做准备	胫前肌收缩使踝关节保持中立位

（杨晓亮）

第三章

物理治疗

第一节　体位转移技术

体位转移是指人体从一种姿势转移到另外一种姿势的过程，或从一个地方转移到另外一个地方的过程。体位转移一般包括床上转移、卧坐转移、坐位下的转移和坐站转移等。

依据转移时力量的来源，体位转移可分为主动转移、辅助转移和被动转移3大类。主动转移是指患者独自完成、不需他人帮助的转移方法；辅助转移是指由治疗师或其他人员协助的转移方法；被动转移是指患者因瘫痪程度较重而不能对抗重力完成独立转移及辅助转移时，完全由外力将患者整个抬起从一个地方转移到另一个地方的转移方法。体位转移技术是物理治疗师的基本功，本节重点介绍在他人帮助下如何完成被动体位转移。

一、主动转移技术

（一）主动转移基本原则

1. 等高原则　水平转移时，相互转移的两个平面之间的高度应尽可能相等，尤其对四肢瘫的患者。

2. 稳定原则　相互转移的两个平面的物体应稳定。轮椅转移时必须先制动，活动床转移时应先锁住床的脚轮，椅子转移时应将其置于最稳定的位置。

3. 靠近原则　相互转移的两个平面应尽可能靠近。若两者之间有距离，可使用转移滑板。

4. 硬度原则　床垫和椅面应有一定的硬度。一般越硬越利于转移。

5. 利用体重原则　应当教会患者利用体重转移。如利用倾斜力、翻滚力、摆动惯性等以增加起身的动量。

6. 把握时机原则　患者学习独立转移的时机要适当。太早容易失败使患者失去信心，太晚则因依赖而失去兴趣。

7. 安全容易原则　有多种转移方法可供选择时，以最安全、最容易的方法为首选。例如患者应尽量避免被家具或轮椅大轮、脚踏板碰伤肢体或臀部。在轮椅和床之间转移时，靠床一侧的扶手要拆下，轮椅脚踏板要向侧边移开或拆除，否则可能会碰到患者踝部，导致皮肤擦伤。

（二）床上转移活动

脑、脊髓及肌骨系统损伤患者的床上转移活动，包括床上翻身、床上移动及坐卧转移等活动，详见有关章节，这里不再赘述。

（三）两椅间坐位转移活动

在坐位下进行椅-椅之间转移时，不需要患者站起来。对于使用轮椅的截瘫患者，掌握了这些基本技术后，可以完成轮椅到床、座厕、地面、浴盆等处的转移，大大提高了生活的独立性与活动空间。为了叙述的方便及便于理解，下面将患者正在坐的椅子称为第一张椅子，将要转移过去的椅子称为第二张椅子，常用有下述几种方法。

1. 成角转移　两椅前缘之间夹角 30°～45°，若是轮椅，需要拆除两轮椅间的扶手。步骤如下：①患者向椅前移动，并将双足放好。②靠近第二张椅子的扶手后握着第二张椅子最远侧或者扶手，另一只手握着第一张椅子。若两腿不能站立，在转移前，把两腿搬到第二张椅子前。③患者用两手撑起身体（腿可以辅助）将臀部摆到第二张椅子上面。④两手握着第二张椅子扶手，两脚进行适当调整至舒适的位置。

2. 侧方转移　两椅并排放，如果使用轮椅，两轮椅之间的扶手要拆除。步骤如下：①患者身体向第二张椅子侧斜，握着该座位的远侧扶手或座位边缘，另一只手握着第一把椅子扶手。②患者将臀部从第一把椅子横过到第二把椅子上。③调整两脚姿势慢慢坐下。

3. 滑板转移　此方法适用于两椅高度不同，或两椅间有一定距离。步骤如下：①两椅并排放着，如果使用轮椅，两椅间扶手应去掉。②滑板放在两椅间，患者坐在其中一端。③将板和椅子固定住，患者横过滑板。④移到第二把椅子后，调整两腿，然后去掉滑板。

4. 错车式转移　两椅面相对，第一把椅子略偏左（或右）侧，如果使用轮椅，应将脚踏板拉向旁边或卸掉。步骤如下：①患者向椅子左（或右）侧迈双腿，使两椅尽可能靠在一起。②患者向椅前移，将左（或右）手放在第一把椅子扶手上，右（或左）手放在第二把椅子座位后面。③两手向下用力抬起臀部，然后摆过来坐到第二把椅子上，把第一把椅子搬走（如果是轮椅，可将其推开），调整两脚及臀部，使其处于舒服位置。

（四）床－椅转移技术及方法

上述椅－椅转移技术同样适用于床边到轮椅的转移，对偏瘫患者，已足够使用，但对于那些双下肢不能支撑地面的截瘫患者，完成这种床－椅转移有一定困难，需要用前向转移方法，步骤如下：①轮椅放置于床边，膝能接触到床边时，锁住车闸。②患者头、躯干前屈，为防止跌倒，用一手钩住扶手，另一手放在同侧下肢膝下，将该下肢抬起放在床上，用同样方法，更换另一侧，将另侧下肢抬起放到床上。③将脚踏板搬开或卸掉，打开车闸与床边对接，再锁住车闸，两手握住扶手，头、躯干后倾，撑起将身体移至床上。④两手移至床上，整理坐姿或躺至床上。

二、被动转移技术与方法

功能障碍比较重，不能进行主动转移的患者，通常需要他人扶抱才能完成转移活动，称为被动转移或扶抱转移。

（一）扶抱的原则及必要准备

1. 基本原则　①扶抱者应分腿站稳。②利用下肢肌肉承担重量，避免只用腰背力来扶抱患者。③身体循着扶抱方向移动。④扶抱中保持患者身体两边对称。

2. 扶抱前的准备　①先要计划移动方向和方法。②预备足够的空间，使扶抱过程得以安全地进行。③若要由床移往椅或由椅移往轮椅，要先将椅或轮椅放在适当的位置，以缩短距离及减少转换方向。④对坐轮椅或在活动床上的患者要锁上轮椅或活动床，拆去阻碍移位的扶手及脚踏板。⑤倘若扶抱过程需要两位或多位扶抱者，则每一位都必须清楚地了解整个程序。开始时，由其中一位喊口号，如"一、二、三、起"，然后同时把患者扶起。

3. 扶抱时的注意事项　①扶抱者在扶抱前需要了解患者的体形、体重。②患者的瘫痪程度，如果患者具有一定的能力，则应告诉患者尽力维持姿势平衡。③扶抱者本身的能力，并能认识到在某种情况下需要其他助手。④在进行扶抱前，应做自我介绍并向被扶抱者清楚解释目的和扶抱程序。⑤留意突然或不正常行动，如卒中患者的不随意动作。

（二）常用扶抱技术与方法

1. 床边坐起与躺下　患者侧卧位（健侧、患侧均可）两膝屈曲。扶抱者先将患者双腿放于床边，然后一手托着肩部，另一手按着患者位于上方的股骨大转子或骨盆，命令患者向上侧屈头部，扶抱者抬起下方的肩部，以骨盆为枢纽转移成坐位，在转移过程中，鼓励患者用健侧上肢支撑。此法用于偏瘫及下肢骨折患者。对于截瘫患者，扶抱者可面对患者，扶抱两肩部拉起成坐位。

2. 坐位间转移　常用以下方法。

（1）骨盆扶抱法：①患者坐在椅子前边，身体稍前倾，两足分开，健侧脚稍后放置。②扶抱者面对患者，一膝顶着患者前面的膝使之不会倾倒，另一足适当分开放置以保持稳定。③扶抱者屈曲双膝，下蹲，腰背挺直，双臂置于患者双臀下，双手置于患者双髋下。如果扶抱者双手不够长，可把一手置于髋下，另一手抓住患者腰部的衣裤和腰带。④扶抱者让患者在口令下同时站起，然后帮助患者把髋部摆向另一个位置。

（2）前臂扶抱法：①如前所述患者作好站立的准备。②扶抱者站在患者前面，顶住患者一侧膝部，腰背伸直同时抬起双臂，患者双手置于扶抱者肘上，而扶抱者把双前臂置于患者前臂下，双手置于患者肘下扶住患者。③嘱患者屈肘并听从扶抱者口令一起站起，同样地如果要从一个坐位转移至另一个坐位，扶抱者帮助患者在坐下前摆动双髋到另一个坐位。

（3）臂链扶抱法：①如前所述患者做好站立的准备工作。②扶抱者站立在患者一侧（这里以站在患侧为例）。如前所述，扶抱者用膝顶着患者的膝，让患者把双手置于扶手上（可能的话），然后一手穿过患者较近侧的腋窝下，手置于患者肩胛上，另一只手稳定患者的骨盆或置于髋下帮助患者准备站起。③听扶抱者的口令一起站立。

（4）肩胛后扶抱法：①患者坐在椅子的前沿，双肘前伸，双手合在一起放在双膝之间，受累侧拇指置于最上边。②扶抱者面对患者顶住患者一侧膝部，双手置于患者肩后，双手掌置于患者肩胛骨上。③听扶抱者的口令一起站立。使用这种方法，扶抱者牵拉患者患侧肩胛骨，可以达到减轻痉挛的作用。

3. 双人帮助站立技术　两位帮助者分别站在患者两侧，每人以臂绕过患者背后支撑，另一臂在患者屈曲的肘部、前臂和手掌下扶住；患者两脚向前触地，身体微向前倾，在两个人帮助下站起。

三、抬起技术与方法

在转移过程中，患者的瘫痪程度不能对抗重力，需在帮助下转移时，扶抱者必须把患者整个抬起从一个地方转移到另一个地方。

（一）抬起前准备

1. 扶抱者准备　需要 2 个或以上人员帮助转移时，必须指定一个人发口令，以保持相互之间的协调。抬起患者前，两位扶抱者两手腕应相互握住，组成抬起杠杆。常用的握腕法有：①单腕握。②双腕握。③指握。④双手握持等方法。

2. 患者准备　首先应放松，对扶抱者有信心，抬起时向前看，不要看地板或扶抱者。如果病情允许，在抬起时全力保持自己身体的位置。

（二）常用抬起技

1. 标准式或椅式抬起法　这种扶抱法的优点是在整个过程中可观察到患者的表情和反应；对胸部和上肢疼痛的患者特别适用。两位扶抱者面对面站立，尽量靠近患者，双脚前后分开，前脚向着预定移动方向，屈膝半蹲，保持腰背挺直及抬起头部。一手扶着患者背部下端，另一手腕握，承托着大腿靠近臀部部分。患者交叉双臂于胸前或绕着扶抱者的肩部，被抱起时用脚跟向床面推，伸直双腿，帮助移动。扶抱者用下肢的力量站起将患者抬离床面，循着预定的方向把患者的重量由后脚移至前脚，到达目的地后缓缓放下。

2. 穿臂抱法　这种方法要求患者的双臂或至少一只手臂或手掌较为强壮，因此偏瘫、截瘫、脑瘫患者均可适用。患者在胸前两手交叉握着自己的手腕（同上述几种握法），扶抱者或抬起者站在患者后面，两手穿过患者腋下，握着患者前臂，身体贴近他的背部。若需要两位，则另一位扶抱者两手放在患者膝下或小腿处。使用此方法，可由一人完成患者的床上转移，两位帮助者可完成患者床椅、厕所等两地间的转移。

3. 肩膊抬起法　这种扶抱法适用于多种情况及扶抱比较重的患者。其优点：①扶抱者只需用一只手臂进行移动，空出的手可用来稳定轮椅或开门或控制患者的头部及上身。②扶抱者可面向移动方向，所以可走较长的距离及上落楼梯、巴士或坐厕等。③扶抱者与患者距离极接近，从力学上分析，这是最省力的方法。患者坐直；两位扶抱者肩对肩站立在患者的后侧，双脚前后分开，前脚向着预定移动方向；面背着患者，屈膝半蹲下，挺直腰背及抬起头；肩膊承托着患者腋下，让他的手臂垂于扶抱者背部，一手（腕握）承托着患者大腿靠近臀部部分，另一手可扶椅或患者背部；扶抱者利用腿力站起，循着预定方向把重量由后脚移往前脚将患者抬起。

四、脑瘫婴幼儿扶抱方法

前述扶抱及抬起方法主要适用于成人瘫痪者，有些方法也可适用于痉挛型、僵直型、徐动型等脑瘫患儿，但脑瘫在婴幼儿时期有其自身的特点，因此与扶抱正常婴幼儿不同。

1. 扶抱屈曲型患儿　屈曲型患儿的身体过于卷曲，往往不能自动抬起头部或挺直腰背。扶抱时鼓励患儿控制头部位置及伸直腰背和髋部。

2. 扶抱僵直型患儿　僵直型患儿的身躯笔直，非常僵硬，不能前后弯曲。扶抱时要防止患儿猛力将身体向后弯及鼓励患儿控制头部位置，扶抱者的手可以抱着或托着患儿的膝部，或空出一只手来。

3. 扶抱偏瘫或胯臀僵硬患儿　将患儿较差的一只手微屈放在扶抱者的肩膊上，并要保持患儿的手向上及向外伸，同时将其双腿分开骑跨在扶抱者的腰间。

五、借助过床板转移技术与方法

过床板由两部分构成，一是两块长约90cm、宽60cm的塑料板，质地坚硬、光滑，中间一般由皮质材料相连，方便折叠；另一是光滑的尼龙套，它正好套在塑料板上，可在塑料板上滑动。

1. 过床板的作用　过床板可轻松地实现瘫痪患者在卧位下从一个床转移到等高的另一个床，适用于早期的瘫痪患者或不能通过坐位转移的瘫痪严重的患者。

2. 借助过床板转移的方法　以从患者躺着的床（第一床）转移到另一床（第二床）为例来说明转移的步骤：①将第一床与第二床平行对接，两床调至等高，并将带活动轮的床锁死。②把患者从仰卧位翻到侧卧位，将过床板放到患者身下，然后让患者再回到仰卧位，使得其有一半身体置于过床板上。③把患者的两脚放于过床板上。④转移者把手置于患者的肩部和髋部，推动患者从第一床滑到第二床。若患者有颈部损伤，转移时一定要固定稳或有专人稳定头颈部。⑤再把患者从仰卧位翻到侧卧位，将过床板从患者身下拿出，并调整好患者卧姿。

六、借助升降机等机械性的转移技术

此处所指的升降机是指一种用于转移和/或吊起四肢瘫、重度颅脑损伤等严重残疾无法用人力长期进行转移的患者的机械装置，除动力装置外，还有合适的吊带及固定的坐套，它可以将患者从一个地方转移到另一个地方，如从床上到坐厕椅或到浴池等，如果患者及家人能正确操作使用，将会给他的生活带来极大方便。常用的升降机有移动式、固定式等类型。

（杨晓亮）

第二节　关节活动技术

一、解剖及运动学

1. 关节解剖　关节由基本结构和辅助结构组成。前者包括关节面、关节囊、关节腔，后者包括滑液囊、滑膜皱襞、关节盂缘、关节内软骨和关节韧带等。依运动轴的数目和关节面的形状，关节分为单轴、双轴和多轴关节。关节的运动发生在构成关节的两骨关节面之间，是关节在不同的平面内围绕着基本轴发生的运动。人体有 3 个相互垂直的运动平面，即矢状面、额状面、水平面。与基本平面相适应，人体也有 3 个相互垂直的基本轴，即矢状轴、额状轴、垂直轴。

2. 关节运动　关节的运动方向包括屈和伸、内收和外展、旋转、翻转 4 种。根据关节运动的动力来源，关节的运动可以分为：①主动运动：关节的活动完全由肌肉收缩完成，没有任何外界的帮助。②被动运动：关节的活动完全由外力来完成，肌肉没有任何收缩。③主动助力运动：是指肌肉虽然收缩但不能作全范围的运动，需要借助外力的帮助才能完成，外力可以是徒手的或机械的，也可以是他人的或自身的健侧肢体。

根据关节运动发生的范围，关节的运动还可以分为生理运动和附属运动 2 类。生理运动是指关节在其自身生理允许的范围内发生的运动，通常为主动运动，如前面介绍的屈和伸、内收和外展、旋转、翻转等。附属运动是关节在生理范围之外，解剖范围之内完成的一种被动运动，是关节发挥正常功能不可缺少的运动，通常自己不能主动完成，由他人或健侧肢体帮助完成。例如，关节的分离、牵拉，相邻腕骨或跗骨间的滑动等。关节的附属运动是西方关节松动技术的基本操作手法。

3. 关节活动的末端感觉　末端感觉是指被动活动关节，在终末端时稍微施加压力所获得的感觉。

（1）正常的末端感觉：①软：由于关节两端的肌肉比较丰富，当被动活动关节到末端时，肌肉限制了其进一步活动，此时是一种软感觉。如肘关节或膝关节的屈曲。②韧：当关节活动到末端时，由于关节囊和关节周围韧带等软组织的牵拉所遇到的感觉。如肩关节和髋关节的旋转。③硬：这是关节活动到末端，骨与骨相互碰撞的感觉。如伸肘和伸膝时的感觉。

（2）异常的末端感觉：①松弛：关节活动到末端时无任何阻力，活动范围明显超过正常。常见于神经麻痹。②痉挛：当关节活动到末端时，由于肌肉痉挛而产生的一种回弹感觉。如脑卒中时的肢体痉挛。③阻滞：关节开始活动正常，突然不能活动，有一种被卡住的感觉，如关节内骨刺、游离体等。④其他异常感觉还有：发条感，如半月板损伤；泥泞感，如关节内积液等。

二、关节活动异常原因

1. 关节及周围软组织疼痛　由于疼痛导致了主动和被动活动均减少。如骨折、关节炎症、手术后等。

2. 软组织　关节周围的肌肉、韧带、关节囊等软组织挛缩时，主动和被动活动均减少。如烧伤，肌腱移植术后，长期制动等。中枢神经系统病变引起的肌肉痉挛，常为主动活动减少，被动活动大于主动活动，如脑损伤引起的肌肉痉挛。关节或韧带损伤引起的肌肉痉挛，主动和被动活动均减少。肌肉无力时，如中枢神经系统病变、周围神经损伤、肌肉、肌腱断裂，通常都是主动活动减少，被动活动大于主动活动。

3. 关节　关节内渗出或有游离体时，主动活动和被动活动均减少。关节僵硬时主动和被动活动均丧失。例如，关节骨性强直、关节融合术后。

三、改善关节活动的技术与方法

1. 主动运动　最常用的是各种徒手体操。根据患者关节活动受限的方向和程度，设计一些有针对性的动作，内容可简可繁，可以个人练习，也可以把有相同关节活动障碍的患者分组集体练习。适应面广，不受场地限制，但在重度粘连和挛缩时治疗作用不太明显。

2. 主动助力运动　常用的有器械练习和悬吊练习。

（1）器械练习：是借助杠杆原理，利用器械为助力，带动活动受限的关节进行活动。应用时应根据病情及治疗目的，选择相应的器械，如体操棒、火棒、肋木，以及针对四肢不同关节活动障碍而专门设计的练习器械，如肩关节练习器、肘关节练习器、踝关节练习器等。器械练习可以个人参加，也可以小组集体治疗，由于趣味性大，患者很愿意参加。

（2）悬吊练习：利用挂钩、绳索和吊带将拟活动的肢体悬吊起来，使其在去除肢体重力的前提下进行主动活动，类似于钟摆样运动。悬吊练习的固定方法可以分为 2 种，一种为垂直固定，固定点位于肢体重心的上方，主要用于支持肢体；一种是轴向固定，固定点位于活动关节的上方主要是使肢体易于活动。

（3）滑轮练习：利用滑轮和绳索，以健侧肢体帮助对侧肢体活动。

3. 被动运动 根据力量来源分为两种，一种是由经过专门培训的治疗人员完成的被动运动，如关节可动范围内的运动和关节松动技术；一种是借助外力由患者自己完成的被动运动，如滑轮练习、关节牵引、持续性被动活动等。

（1）关节可动范围运动：是治疗者根据关节运动学原理完成的关节各个方向的活动，具有维持关节现有的活动范围，预防关节挛缩的作用。

（2）关节松动技术：主要利用关节的生理运动和附属运动被动地活动患者关节，以达到维持或改善关节活动范围，缓解疼痛的目的。常用手法包括关节的牵引、滑动、滚动、挤压、旋转等。由于澳大利亚的治疗师 Maitland 发展了这一技术，故又称为"澳式手法"或"Maitland 手法"，具体操作手法参阅本章第三节。

（3）关节牵引：是应用力学中作用力与反作用力的原理，通过器械或电动牵引装置，使关节和软组织得到持续的牵伸，从而达到复位、固定，解除肌肉痉挛和挛缩，减轻神经根压迫，纠正关节畸形的目的。

牵引的治疗作用主要为：①解除肌肉痉挛，改善局部血液循环，缓解疼痛。②松解组织粘连，牵伸挛缩的关节囊和韧带，矫治关节畸形，改善或恢复关节活动范围。③增大脊柱的椎间隙和椎间孔，改变突出物（如椎间盘、骨赘）与周围组织的相互关系，减轻神经根受压，改善临床症状。

牵引的种类根据牵引部位可以分为颈椎牵引、腰椎牵引、四肢关节牵引；根据牵引的动力可分为徒手牵引、机械牵引、电动牵引；根据牵引持续的时间可分为间歇牵引和持续牵引；根据牵引的体位可分为坐位牵引、卧位牵引和直立位牵引。

（4）持续性被动活动（continuous passlve motion，CPM）：利用机械或电动活动装置，使手术肢体在术后能进行早期、持续性、无疼痛范围内的被动活动，主要用于四肢关节术后及关节挛缩的治疗，例如关节内骨折和干骺端骨折，创伤性关节炎经关节囊切除或关节松解术后，类风湿性关节炎和血友病性关节炎滑膜切除术后，关节外粘连松解术后，膝关节的内侧副韧带重建术后等。

（杨晓亮）

第三节　关节松动技术

关节松动技术（joint mobilization）是现代康复治疗技术中的基本技能之一，用来治疗关节功能障碍如疼痛、活动受限或僵硬的一种非常实用、有效的手法操作技术，是运动疗法的重要组成部分，具有针对性强、见效快、患者痛苦小、容易接受等特点。

一、基本概念

关节松动技术是治疗者在关节活动允许范围内完成的一种针对性很强的手法操作技术，属于被动运动范畴，在实施时其操作手法的速度比推拿术（manipulation）要慢，具体应用时常选择关节的生理运动和附属运动作为治疗手段。

1. 生理运动（physiologiCal movement） 关节在生理范围内完成的运动，如屈、伸、内收、外展、旋转等。生理运动可以由患者主动完成，也可以由治疗者被动完成。

2. 附属运动（accessory movement） 关节在自身及其周围组织允许范围内完成的运动，是维持关节正常活动不可缺少的一种运动，一般不能主动完成，需要由其他人帮助才能完成。例如：一个人不能主动地使脊柱任何一个关节发生分离，或者相邻椎体发生前后移位、旋转，但他人可以很容易完成上述活动，这些活动就属于关节的附属运动。

3. 生理运动与附属运动的关系 当关节因疼痛、僵硬而限制了活动时，其生理运动和附属运动均

· 29 ·

受到影响。在生理运动恢复后，如果关节仍有疼痛或僵硬，可能附属运动尚未完全恢复正常。通常，在改善生理运动之前，先改善附属运动；而附属运动的改善，又可以促进生理运动的改善。

4. 手法等级　关节松动技术的一个最大特点是对操作者施加的手法进行分级。这种分级具有一定的客观性，不仅可以用于记录治疗结果，比较不同级别手法的疗效，也可以用于临床研究。手法分级中以澳大利亚麦特兰德的4级分法比较完善，应用较广。

Ⅰ级：治疗者在关节活动的起始端，小范围、节律性地来回推动关节。

Ⅱ级：治疗者在关节活动允许范围内，大范围、节律性地来回推动关节，但不接触关节活动的起始端和终末端。

Ⅲ级：治疗者在关节活动允许范围内，大范围、节律性地来回推动关节，每次均接触到关节活动的终末端，并能感觉到关节周围软组织的紧张。

Ⅳ级：治疗者在关节活动的终末端，小范围、节律性地来回推动关节，每次均接触到关节活动的终末端，并能感觉到关节周围软组织的紧张。

上述4级手法中，Ⅰ级、Ⅱ级用于治疗因疼痛引起的关节活动受限；Ⅲ级用于治疗关节疼痛并伴有僵硬；Ⅳ级用于治疗关节因周围组织粘连、挛缩而引起的关节活动受限。手法分级范围随着关节可动范围的大小而变化，当关节活动范围减少时，分级范围相应减小，当治疗后关节活动范围改善时，分级范围也相应增大。

二、治疗作用及临床应用

（一）治疗作用

1. 缓解疼痛　当关节因肿胀或疼痛不能进行全范围活动时，关节松动可以促进关节液的流动，增加关节软骨和软骨盘无血管区的营养，缓解疼痛；同时防止因活动减少引起的关节退变，这些是关节松动的力学作用。关节松动的神经作用表现在松动可以抑制脊髓和脑干致痛物质的释放，提高痛阈。

2. 改善关节活动范围　动物实验及临床均发现，关节不活动可以引起组织纤维增生，关节内粘连，肌腱、韧带和关节囊挛缩。关节松动技术，特别是Ⅲ级、Ⅳ级手法，由于直接牵拉了关节周围的软组织，因此，可以保持或增加其伸展性，改善关节的活动范围。

3. 增加本体反馈　目前认为，关节松动可以提供下列本体感觉信息：关节的静止位置和运动速度及其变化，关节运动的方向，肌肉张力及其变化。

（二）临床应用

1. 适应证　关节松动技术主要适用于任何因力学因素（非神经性）引起的关节功能障碍，包括关节疼痛、肌肉紧张及痉挛，可逆性关节活动降低，进行性关节活动受限，功能性关节制动。对进行性关节活动受限和功能性关节制动，关节松动技术的主要作用是维持现有的活动范围，延缓病情发展，预防因不活动引起的其他不良影响。

2. 禁忌证　关节松动技术的禁忌证为关节活动已经过度、外伤或疾病引起的关节肿胀（渗出增加）、关节的炎症、恶性疾病以及未愈合的骨折。

三、操作程序

（一）治疗前准备

1. 患者体位　治疗时，患者应处于一种舒适、放松、无疼痛的体位，通常为卧位或坐位，尽量暴露所治疗的关节并使其放松，以达到关节最大范围的被松动。

2. 治疗者位置　治疗时，治疗者应靠近所治疗的关节，一手固定关节的一端，一手松动另一端。为叙述方便，本节中凡是靠近患者身体的手称内侧手；远离患者身体的手称外侧手；靠近患者头部一侧的手为上方手；靠近患者足部一侧的手为下方手。其他位置术语与标准解剖位相同，即靠近腹部为前，靠近背部为后，靠近头部为上，靠近足部为下。

3. 治疗前评估　手法操作前，对拟治疗的关节先进行评估，分清具体的关节，找出存在的问题（疼痛、僵硬）及其程度。根据问题的主次，选择有针对性的手法。当疼痛和僵硬同时存在时，一般先用小级别手法（Ⅰ级、Ⅱ级）缓解疼痛后，再用大级别手法（Ⅲ级、Ⅳ级）改善活动。治疗中要不断询问患者的感觉，根据患者的反馈来调节手法强度。

（二）治疗中手法应用

1. 手法操作的运动方向　操作时手法运用的方向可以平行于治疗平面，也可以垂直于治疗平面。治疗平面是指垂直于关节面中点旋转轴线的平面。一般来说，关节分离垂直于治疗平面，关节滑动和长轴牵引平行于治疗平面。

2. 手法操作的程度　不论是附属运动还是生理运动，手法操作均应达到关节活动受限处。例如：治疗疼痛时，手法应达到痛点，但不超过痛点；治疗僵硬时，手法应超过僵硬点。操作中，手法要平稳，有节奏。不同的松动速度产生的效应不同，小范围、快速度可抑制疼痛；大范围、慢速度可缓解紧张或挛缩。

3. 手法操作的强度　不同部位的关节，手法操作的强度不同。一般来说，活动范围大的关节（如肩关节、髋关节、胸腰椎）手法的强度可以大一些，移动的幅度要大于活动范围小的关节，如手腕部关节和颈椎。

4. 治疗时间　治疗时每一种手法可以重复 3～4 次，每次治疗的总时间在 15～20min。根据患者对治疗的反应，可以每天或隔 1～2d 治疗一次。

（三）治疗反应

一般治疗后即感到舒服，症状有不同程度的缓解，如有轻微的疼痛多为正常的治疗反应，通常在 4～6h 后应消失。如第二天仍未消失或较前加重，提示手法强度太大，应调整强度或暂停治疗一天。如果经 3～5 次的正规治疗，症状仍无缓解或反而加重，应重新评估，调整治疗方案。手法治疗有时也可以引起疼痛，轻微的疼痛为正常的治疗反应。若治疗后 24h 疼痛仍不减轻，甚至增加，说明治疗强度过大或持续时间过长，应降低治疗强度或缩短治疗时间。

四、脊柱关节松动及四肢大关节的操作要领

（一）脊柱

1. 颈椎　包括以下手法。

（1）分离牵引：患者去枕仰卧，头部伸出治疗床外。治疗者右手托住患者头后部，左手放在下颌，双手将头部沿长轴向后牵拉，持续数秒钟后放松还原。如果是上段颈椎病变，可以在颈部中立位牵引，中下段病变，头前屈 10°～15°体位牵引。

（2）侧屈摆动：患者体位同上。向右侧屈时，治疗者右手放在枕后及颈部右侧，食指和中指放在拟发生侧屈运动的相邻椎体横突上，左手托住下颌，上身左转，使颈椎向右侧屈。向左侧屈时则相反。

（3）旋转摆动：患者体位同上。向左旋转时，治疗者右手放在枕骨上托住头部，左手放在下颌，双手同时使头部向左转动。向右旋转时则相反。

（4）后伸摆动：患者体位同上。治疗者一侧大腿向前放在患者头后部支撑。双手放在颈部两侧向上提使患者颈椎后伸。

（5）垂直按压棘突：患者去枕俯卧位，双手五指交叉，掌心向上放在前额，下颌稍内收，以减轻颈椎的生理性屈曲。治疗者双手拇指并排放在同一椎体的棘突上，将棘突向腹侧垂直推动。松动上段颈椎时指背相对，松动下段颈椎时指尖相接触。C2 棘突在体表比较容易摸到，C1 和 C3 棘突则不容易摸到。操作时可以 C2 为准，向枕骨方向移动则为 C1 棘突，向胸部方向移动则为 C3 棘突。如果颈部症状单侧分布或以一侧症状为重，操作时一手固定，一手推动棘突；如果症状偏向于头侧或足侧，松动手法可以相应地偏向头侧或足侧。

（6）垂直按压横突：患者体位同上。治疗者双手拇指放在同一椎体的一侧横突上，指背相接触，将横突垂直向腹侧推动。如果疼痛明显，外侧手的拇指靠近横突尖，这样，轻微的松动即可产生明显的力学效应；如果关节僵硬明显，外侧手的拇指靠近横突根部。上述手法适用于症状单侧分布的患者，如果症状双侧分布，治疗者可以将双手虎口交叉放在拟松动的脊椎上，拇指分别放在同一脊椎的两侧横突上，四指放在颈部侧方将横突向腹侧推动。双侧松动的手法强度应比单侧松动的手法强度要小，主要用于缓解疼痛。对关节僵硬者还是以单侧松动手法为好。

（7）垂直松动椎间关节：患者去枕俯卧位，双手拇指交叉放在前额上，治疗者一手拇指放在棘突上，一手拇指放在同一椎体的横突上，然后让患者向患侧转动约30°，治疗者双手拇指同时向中间靠拢向腹侧推动。

2. 胸腰椎　包括以下手法：

（1）垂直按压棘突：患者去枕俯卧位，腹部垫一枕头，上肢放在体侧或垂于治疗床沿两侧，头转向一侧。治疗者下方手掌根部放在胸腰椎上，豌豆骨放在拟松动的棘突上，五指稍屈曲，上方手放在下方手腕背部将棘突垂直向腹侧按压。

（2）垂直按压横突：患者体位同上。治疗者双手拇指放在拟松动胸腰椎的一侧横突上，指背相接触或拇指重叠将横突向腹侧推动。

（3）旋转摆动：胸椎旋转时，患者坐在治疗床上，双上肢胸前交叉，双手分别放在对侧肩部。向右旋转时，治疗者左手放在其右肩前面，右手放在左肩后面，双上肢同时用力，使胸椎随上体向右转动；向左旋转时则相反。

腰椎旋转时，患者健侧卧位，下肢屈髋、屈膝。屈髋角度根据松动的腰椎节段而定，节段越偏上，屈髋角度越小，节段越偏下，屈髋角度越大。治疗者双手放在上方髂嵴上将髂骨向前推动。如果关节比较僵硬，治疗者可以一手放在髂嵴上，一手放在上方肩部内侧，双手同时反方向来回用力摆动，这一手法对中段腰椎病变的效果比较好。如果是下段胸腰椎病变，可以让患者将上方下肢垂于治疗床沿一侧，借助下肢的重力来增加摆动幅度。

（二）上肢

1. 肩关节　包括以下手法：

（1）分离牵引：患者仰卧，肩外展约50°内旋。治疗者外侧手托住上臂远端及肘部，内侧手四指放在腋窝下肱骨头内侧，拇指放在腋前，向外侧持续推肱骨，然后放松，重复3～5次。操作中要保持分离牵引力与关节盂的治疗平面相垂直。

（2）前屈向足侧滑动：患者仰卧，上肢前屈90°，屈肘，前臂自然下垂。治疗者双手分别从内侧和外侧握住肱骨近端，同时向足的方向牵拉肱骨。

（3）外展向足侧滑动：患者仰卧，上肢外展，屈肘，前臂旋前放在治疗者前臂内侧。治疗者外侧手握住肘关节内侧，稍向外牵引，内侧手虎口放在肱骨近端外侧，四指向下向足的方向推动肱骨。患者也可以取坐位，上肢外展90°，前臂旋前放在治疗者的前臂上。治疗者面向患者站立。外侧手托住肘关节和肱骨远端固定，内侧手放在肱骨近端，手指向内，将肱骨近端向地面方向推动。

当关节疼痛剧烈或明显僵硬，上肢不能前屈或外展，上述两种手法都难以操作时，可让患者仰卧，上肢放于体侧或外展至最大范围，肘关节伸、屈均可。治疗者双手拇指放在肩峰下肱骨头上，向足的方向推动肱骨。

（4）前后向滑动：患者仰卧，上肢休息位。治疗者下方手放在肱骨远端内侧，将肱骨托起并固定，上方手放在肱骨头上，将肱骨向后推动。如果关节疼痛明显，也可以双手拇指放在肱骨头上操作。患者也可以仰卧，上肢前屈90°，屈肘，前臂自然下垂。治疗者下方手放在肱骨近端内侧，将肱骨向外做分离牵引，上方手放在肘部，向下推动肱骨。

（5）后前向滑动：患者仰卧，上肢放在体侧，屈肘，前臂放在胸前。治疗者双手拇指放在肱骨头后方，其余四指放在肩部及肱骨前方，将肱骨头向前推动。患者也可以仰卧，上肢稍外展，屈肘，前臂放在治疗者肘窝处。治疗者站在患肩外侧，内侧手握住肱骨远端向足的方向做长轴牵引，外侧手握住肱骨近端，向前推动肱骨。

如果患者不能仰卧，可以取俯卧，患肩放在治疗床边缘，肩前方垫一毛巾，上肢外展，上臂放在治疗者内侧大腿上。治疗者外侧手放在肱骨远端后面固定，内侧手放在肱骨近端后面，向前推动肱骨。

（6）侧方滑动：患者仰卧，上肢前屈90°，屈肘，前臂自然下垂。治疗者外侧手握住肱骨远端及肘部固定，内侧手握住肱骨近端内侧并向外侧推动肱骨。如果关节僵硬明显，治疗者也可以用双手握住肱骨近端，颈肩部抵住肱骨远端外侧。松动时，双手向外，肩部向内同时推动肱骨。

（7）后前向转动：患者健侧卧位，患侧在上，肩稍内旋，稍屈肘，前臂放在身后。治疗者双手拇指放在肱骨头后面，其余四指放在肩部及肱骨近端前面，由后向前转动肱骨。

（8）前屈摆动：患者仰卧，上肢前屈至受限处，屈肘90°，治疗者外侧下肢屈髋屈膝放在床上与患侧上臂接触，内侧手握住患者腕部，外侧手握住肘部，在活动受限处摆动。

（9）外展摆动：患者仰卧位，肩外展至活动受限处，屈肘90°，前臂旋前。治疗者内侧手从肩背部后方穿过，固定肩胛骨，手指放在肩上，以防耸肩的代偿作用。外侧手托住肘部，并使肩稍外旋和后伸，将肱骨在外展终点范围内摆动。如果患者肩关节外旋没有困难，前臂能接触床面，治疗者也可以在此位置上将肱骨做外展摆动。

（10）水平内收摆动：患者坐位，肩前屈90°，屈肘，前臂旋前，手搭在对侧肩上。治疗者同侧手托住患侧肘部，对侧手握住患侧手部，将患侧上肢水平内收摆动。

（11）内旋摆动：患者仰卧，肩外展90°，屈肘90°，前臂旋前。治疗者上方手握住肘窝部固定，下方手握住前臂远端及腕部，将前臂向床面运动，使肩内旋。患者也可以取坐位，肩外展90°，屈肘90°。治疗者内侧手握住肱骨远端固定，外侧手握住前臂远端及腕部，将前臂向下后摆动，使肩内旋。

（12）外旋摆动：患者仰卧，肩外展，屈肘90°。治疗者下方手放在肱骨头前面固定肩部并稍向下加压，上方手握住前臂远端及腕部，将前臂向床面运动，使肩外旋。

（13）松动肩胛骨：患者健侧卧位，患侧在上，屈肘，前臂放在上腹部。治疗者上方手放在肩部，下方手从上臂下面穿过，拇指与四指分开，固定肩胛骨下角。双手同时向各个方面活动肩胛骨，使肩胛骨做上抬、下降、前伸（向外）、回缩（向内）运动，也可以把上述运动结合起来，做旋转运动。

2. 肘关节　包括以下手法：

（1）分离牵引：患者仰卧位，屈肘90°，前臂旋后位。治疗者下方手握住前臂远端和腕部背面尺侧，上方手放在肘窝，手掌接触前臂近端，掌根靠近尺侧向足侧推动尺骨。

（2）侧方滑动：患者仰卧位，肩外展，伸肘，前臂旋后。治疗者上方手放在肱骨远端外侧固定，下方手握住前臂远端尺侧向桡侧推动尺骨。

（3）屈肘摆动：患者仰卧位，肩外展，屈肘，前臂旋前。治疗者上方手放在肘窝固定，下方手握住前臂远端稍做长轴牵引后再屈曲肘关节。

（4）伸肘摆动：患者仰卧位，肩外展，前臂旋后。治疗者上方手放在肘窝，下方手握住前臂远端尺侧在伸肘活动受限的终点摆动。

（三）下肢

1. 髋关节　包括以下手法：

（1）长轴牵引：患者仰卧位，下肢中立位，双手抓住床头，以固定身体。治疗者双手握住大腿远端，将小腿夹在内侧上肢与躯干之间。双手同时用力，身体后倾，将股骨沿长轴向足部牵拉。

（2）分离牵引：患者仰卧位，患侧屈髋90°，屈膝并将小腿放在治疗者的肩上，对侧下肢伸直。双手抓住床头，以固定身体。治疗者上身稍向前弯曲，肩部放在患腿的腘窝下，双手五指交叉抱住大腿近端。上身后倾，双手同时用力将股骨向足部方向牵拉。

（3）后前向滑动：患者健侧卧位，患侧下肢屈髋屈膝，两膝之间放一枕头，使上方下肢保持水平。治疗者站在患者身后，双手拇指放在大腿近端后外侧，相当于股骨大转子处，其余四指放在大腿前面用力将股骨向腹侧推动。

（4）屈曲摆动：患者仰卧位，患侧下肢屈髋屈膝，健侧下肢伸直。治疗者上方手放在膝关节上，下方手托往小腿，双手同时将大腿向腹侧摆动。

（5）旋转摆动：患者仰卧位，患侧下肢分别屈髋、屈膝90°，健侧下肢伸直。治疗者上方手放在髌骨上，下方手握住足跟。内旋时，上方手向内摆动大腿，下方手向外摆动小腿；外旋时，上方手向外摆动大腿，下方手向内摆动小腿。

（6）内收内旋摆动：患者仰卧位，患侧下肢屈髋屈膝，健侧下肢伸直。治疗者上方手放在患侧髋部，下方手放在患膝外侧将大腿向对侧髋部方向摆动。

（7）外展外旋摆动：患者仰卧位，患侧下肢屈髋屈膝，足放在对侧膝关节上，健侧下肢伸直。治疗者上方手放在对侧骨盆上，下方手放在患侧膝关节将膝关节向下摆动。

2. 膝关节　包括以下手法：

（1）长轴牵引：患者坐在治疗床上，患肢屈膝垂于床沿，腘窝下可垫一毛巾卷，身体稍后倾，双手在床上支撑。治疗者双手握住小腿远端，身体下蹲，将小腿向足端牵拉。

（2）前后向滑动：患者仰卧位，患侧下肢屈髋屈膝。治疗者上方手放在大腿远端，下方手掌根部放在小腿近端大约胫骨结节处将胫骨向背侧推动。

（3）后前向滑动：患者仰卧位，患侧下肢屈髋屈膝，足平放床上，健侧下肢伸直。治疗者坐在治疗床一侧，大腿压住患者足部，双手握住小腿近端，拇指放在髌骨下缘，四指放在窝后方将胫骨向前推动。

（4）伸膝摆动：患者仰卧位，患侧下肢稍外展，屈膝。治疗者将患侧下肢置于上方上肢与躯干之间，双手握住小腿远端稍将小腿向下牵引后向上摆动。

（5）旋转摆动：患者坐位，小腿垂于治疗床沿。治疗者面向患者坐在一矮凳上，双手握住小腿近端稍向下牵引。内旋时，双手向内转动小腿；外旋时，向外转动小腿。

（杨晓亮）

第四节　肌力训练技术

肌肉的能力包括肌力和肌肉的耐力两个方面。肌力是肌肉在收缩时表现出来的力量大小，以肌肉最大兴奋时所能负荷的重量来表示，临床上通常采用手法肌力检查或利用各类肌力测试仪（如握力计、背力计、等速肌力测试仪等）来评定。肌肉的耐力是指肌肉在产生力量时所能持续的时间，通常以固定时间后的肌力能维持的时间或下降的状况来表示。肌力与肌肉耐力训练之间的差别只是在于所能承受负荷量的大小和次数的不同。因此，本节主要介绍肌力的训练方法。

一、肌力训练原则

进行肌力训练时，应遵循下列4项基本原则。

1. 超负荷训练（overload）　所谓超载是指肌肉收缩或所发生的运动，应能对抗比平常大的阻力或负荷。对于非中枢性损伤引起的肌肉力量降低，训练时的负荷应当等于或略大于手法肌力评定的等级。例如，对肌力为3级的股四头肌进行肌力训练时（肌力3级标准：关节可以抗重力全范围活动），可以在卧位或坐位让小腿做抗适当阻力的伸膝动作（股四头肌抗阻力伸膝）。只有当肌肉或肌群在这种超负荷情况下收缩时，肌力的增进最为有效。没有超负荷的肌肉训练，可以维持肌肉的现有肌力，但对增强肌肉的力量没有明显的作用。

2. 渐进抗阻力训练（progressive resistance）　虽然肌肉的力量训练在超负荷的环境下最为有效，但如果负荷增加得过快，则反而不利于肌肉力量的训练。因此，渐进抗阻力训练一是指在训练过程中，应根据肌力的大小逐渐增加负荷，让肌肉有一个适应的过程；二是指经过一段时间的力量训练后，如果肌肉可以比较轻松地完成所施加负荷的重量，表示肌肉力量已增加，此时可再适当增加训练的重量，反之，如果训练的肌肉或肌群对所施加的负荷很难完成或很容易疲劳，则说明施加的负荷过大，需要适当减量训练。

3. 个体化（specificity）　在肌力训练时，应考虑患者性别、年龄、肌群分布等特点，实施因人而异，因病而异，训练方案个体化。例如，训练多组肌群时应先做大肌肉群训练再做小肌肉群训练，因为小肌肉群的训练要比大肌肉群更容易疲劳。

4. "主动不足"或"被动不足"　在肌力训练中，对于多关节肌群，应避免出现"主动不足"或"被动不足"的现象。

（1）主动不足：当多关节肌收缩达到一定限度时，对其中一个关节发挥作用后，就不能再产生有效的张力，因此，对另一个（或其余）关节就不能充分发挥作用，这种现象称为多关节肌的"主动不足"（或主动肌的"主动不足"）。例如，在髋关节保持直立位或后伸位时做屈膝的动作会感到困难，这是股后肌群"主动不足"的现象。又如握拳这一动作，当腕中立位或背伸位时可以很充分，而在屈腕情况下再屈指，则感到力量不足，这是因为屈腕再屈指超过了肌肉的牵拉限度，因此限制了握拳动作，即前臂屈肌群的"主动不足"。

（2）被动不足：当多关节肌被拉长伸展时，在其中一个关节已经被拉长后，在另一个（或其余）关节就不能充分被拉长，这种现象叫多关节肌的"被动不足"（或拮抗肌的"被动不足"）。例如，当仰卧位膝关节屈曲时，髋关节屈曲约达120°，而当膝关节伸直时，髋关节屈曲的幅度就小得多，这是股后肌群的"被动不足"现象。

二、肌力训练方法

增强肌力的方法很多，根据肌肉的收缩方式可以分为等长运动和等张运动；根据是否施加阻力分为非抗阻力运动和抗阻力运动。非抗阻力运动包括主动运动和主动助力运动；抗阻力运动包括等张性（向心性、离心性）、等长性、等速性抗阻力运动。

1. 主动助力运动　根据助力来源分徒手助力和悬吊助力运动。

（1）徒手助力：当肌力为1级或2级时，治疗者帮助患者进行主动锻炼。随着主动运动能力的改善，治疗者逐渐减少帮助。患者也可以利用健侧肢体辅助患侧肢体运动或借助于滑轮悬吊带、滑板、水的浮力等减轻重力来运动。

（2）悬吊助力：当肌力为2~3级时，可以采用范围较大的主动助力运动。助力可以来自通过滑轮的重物或治疗者徒手施加，助力大小根据患者肢体的肌力而定。悬吊是一种比较理想的方法，利用绳索、挂钩、滑轮等简单装置，将运动肢体悬吊起来，以减轻肢体的自身重量，然后在水平面上进行运动锻炼。上下肢均可进行垂直位和水平位悬吊练习，通过肌肉的主动收缩可以维持关节的活动范围，延缓肌肉萎缩，提高肌力。

2. 主动运动　当肌力达到2+级、3-级或3级时，可以让患者将需要训练的肢体放在抗重力的位置上，进行主动运动。

3. 抗阻力运动　是克服外加阻力的主动训练方法，常用于肌力已达到3级或以上。根据肌肉收缩类型分为抗等张阻力运动（也称为动力性运动）、抗等长阻力运动（也称为静力性运动）以及等速运动。

（1）抗等张阻力运动：肌肉在抵抗阻力收缩时，长度缩短（向心性）或被拉长（离心性），关节发生运动。根据肌力的大小，可采取徒手或借助器械施加阻力。抗徒手阻力运动时，治疗者施加阻力的方向与运动肢体成直角，施加阻力的大小、部位与时间应根据肌力大小、运动部位而变化。抗机械阻力运动时阻力可以用砂袋、哑铃、墙壁拉力器或专用的肌力练习器等。重物可以直接固定在关节的远端，或通过滑轮、绳索固定，这种方法一般用于肌力4级或4级以上的肌力训练。根据经验，重量大，重复次数少，有利于发展肌力；重量中等，重复次数多有利于发展肌肉耐力。

（2）抗等长阻力运动：肌肉收缩时，没有可见的肌肉缩短或关节运动。虽然肌肉没有做功（功＝力×距离），但肌肉能产生相当大的张力，由此能增加力量。由于等长运动时无关节活动，力量增加的范围只能在完成收缩的位置上。因此，为了增加关节活动全范围内的肌力，必须把关节置于不同角度的位置上训练，每次抗阻力维持 5～10s 为宜。与等张运动相比，等长运动产生的张力比最大等张向心性收缩大，但小于最大等张离心性收缩。

（3）抗渐进阻力训练：也称为渐进抗阻力训练。训练前先测某一肌群对抗最大阻力完成 10 次动作的重量（只能完成 10 次，做第 11 次时已无力完成），这个量称为 10RM（repeated maximum），以该极限量为基准，分 3 组训练。第 1 组取 10RM 的 1/2 量，重复练习 10 次。第 2 组取 10RM 的 3/4 量，重复练习 10 次。第 3 组取 10RM 的全量，重复练习 10 次。也有将上述训练分为 4 组，分别以 10RM 的 1/4、1/2、3/4 和全量，每组重复练习 10 次。每组训练之间可休息 1min，每天训练 1 次。其中前几组可作为最后一组的准备活动。每周重新测定 1 次 10RM 量，作为下周训练的基准。

（4）等速运动（isokinetlcs）：由美国学者 Hislop 和 Perrine 于 1967 年首先提出，60 年代末出现等速肌力测试训练仪，其后发展迅速，至今已有多种形式。例如，Cybex、Biodex、Kincom、Lido 等。等速测试系统主要由操作系统和电子计算机处理系统部分组成。操作系统可以提供肢体在预定速度下进行肌肉力量的测试；电子计算机处理系统可以记录不同运动速度下、不同关节活动范围内，某个关节周围拮抗肌群的肌肉峰力矩、爆发力、耐力、功率、达到峰力矩的时间、角度、标准位置和标准时间下的力矩、屈/伸比值、双侧同名肌肉的力量相差值、肌力占体重的百分率等一系列数据，这些数据除了等速肌力测试外，其他测试方法均难以获得。因此，适用于脊柱和四肢肌肉的力量测试和训练，运动系统损伤的辅助诊断和预防，康复训练的疗效评定等。

三、肌力训练注意事项

由于人体各关节的每一运动，都是由几组肌群分工合作，而不是由一块肌肉单独收缩完成，因此，康复治疗中的肌力训练通常是训练肌群。训练中需要注意以下事项：

1. 心血管反应　等长抗阻力运动，特别是抗较大阻力时，具有明显的升压反应。加之等长运动同时常伴有闭气，容易引起 Valsalva 效应，对心血管造成额外负荷。因此，有高血压、冠心病或其他心血管疾病者应禁忌在等长抗阻运动时过分用力或闭气。

2. 选择适当的训练方法　增强肌力的效果与选择的训练方法是否恰当直接有关。训练前，应先评估训练部位的关节活动范围和肌力是否受限及其程度，根据肌力等级选择运动方法。

3. 阻力施加及调整　阻力通常加在需要增强肌力的肌肉远端附着部位，以较小的力量产生较大的力矩。例如，增加三角肌前部肌纤维的力量时，阻力应加在肱骨远端。但在肌力稍弱时，也可靠近肌肉附着的近端。阻力的方向总是与肌肉收缩使关节发生运动的方向相反。每次施加的阻力应平稳，非跳动性。

4. 掌握好运动量　肌力训练的运动量以训练后第二天不感到疲劳和疼痛为宜。根据患者全身状况（素质、体力）与局部状况（关节活动、肌力强弱）选择训练方法与运动量，一般每天训练 1～2 次，每次 20～30min。

（姚星宇）

第五节　神经发育疗法

用于治疗神经系统疾患的康复方法可以分为两大类：①神经发育疗法（neuroclevelopmental treatment 或 neurophysiological approaches），其典型代表为 Bobath、Brunnstrom、Rood、Kabat－Knott－Voss（PNF）等。②运动学习与再学习疗法（motor learning and relearning），其典型代表为 Cotton and Kinsman、Carr and shepard、Shumway－Cook and Woollacott 等。本节重点介绍神经发育疗法。

一、　经发育疗法的共同点

1. 治疗原则　都把神经发育学、神经生理学的基本原理和法则应用到脑损伤和周围神经损伤后运动障碍的康复治疗中。

2. 治疗对象　都以神经系统作为治疗的重点对象，按照个体发育的正常顺序，通过对外周（躯干和肢体）的良性刺激，抑制异常的病理反射和病理运动模式，引出并促进正常的反射和建立正常的运动模式。

3. 治疗目的　主张把治疗与功能活动特别是日常生活活动（ADL）结合起来，在治疗环境中学习动作，在实际环境中使用已经掌握的动作并进一步发展技巧性动作。

4. 治疗顺序　按照头－尾、近端－远端的顺序治疗，将治疗变成学习和控制动作的过程。在治疗中强调先做等长练习（如保持静态姿势），后做等张练习（如在某一姿势上做运动）；先练习离心性控制（如离开姿势的运动），再练习向心性控制（如向着姿势的运动）；先掌握对称性的运动模式，后掌握不对称性的运动模式。

5. 治疗方法　在治疗中应用多种感觉刺激，包括躯体、语言、视觉等，并认为重复强化训练对动作的掌握、运动的控制及协调具有十分重要的作用。

6. 工作方式　强调早期治疗、综合治疗以及各相关专业的全力配合，如物理治疗（PT）、作业治疗（OT）、语言治疗（ST）、心理治疗以及社会工作者等的积极配合；重视患者及其家属的主动参与，这是治疗成功与否的关键因素。

二、BDbth 技术

（一）理论基础

1. 灵活运用运动发育控制理论　虽然"运动发育控制理论"对 Bobath 技术的产生有重要的影响，但神经发育疗法绝不是单纯的"运动发育控制理论"的框架。Bobath 认为，教会患者正常的发育性运动并不是治疗的重点，某些正常的发育性运动对脑损伤患者来讲并不适宜，甚至会产生不利的影响。例如，原始行为对正常婴儿来讲很安全，正常婴儿头部控制的第一个反应是俯卧屈肘支撑，但这种姿势却很容易强化脑损伤患者原本占优势的上肢屈曲共同运动；不对称张力性颈反射是运动发育的正常节段，正常婴儿很快通过这一阶段，但脑损伤儿童这一反射占优势，并产生严重畸形。因此，对脑损伤患者如果完全按照运动发育阶段，按部就班地练习，很容易强化异常的运动模式，使得运动更为刻板。

2. 强调运动感觉的学习　Bobath 认为，运动是人类固有的特性，运动的感觉可以通过后天不断的学习而获得。一个比较简单的例子是儿童如何骑自行车，在这一过程中，儿童通过体验正确的骑自行车感觉来掌握骑车技术，而不是听成人对骑车要领的描述或所做的骑车示范。康复治疗同样如此。例如，在儿童脑瘫的训练中，Bobath 认为治疗通过控制和引导儿童运动的输出来影响感觉的输入，逐渐减少帮助，最终，儿童学会在没有任何帮助下控制自己的运动。不同的感觉刺激（如刷擦，震颤），能增加各种感觉的输入，却不能教会患者去如何运动。只有正常的感觉反馈本身，方可教会患者重新学会正常运动。

3. 重视技巧性动作的掌握　技巧性动作以姿势控制、调正反应、平衡反应及其他保护性反应为基础，基本技巧包括中线对称、直立反应、躯干旋转等。Bobath 认为，脑损伤患者在获得这些基本技巧后，比较容易达到不同的运动阶段，例如：在掌握中线对称后，几乎不需要经过特别练习，就可以掌握坐位技巧。Bobath 认为自发性姿势调节常伴有自主性运动，这些调节是以反射为基础，因此，称为姿势反射机制。在学习新的动作早期，姿势控制常影响了肢体运动，例如：婴儿第一次试图坐起时，躯干伸展伴有上肢的回缩，由于手远离中线的物体，从而限制了手的功能，如果上肢放在躯干中线，则会出现躯干的向前弯曲。种种躯干伸展伴随上肢回缩的现象是正常婴儿发育过程中的一个暂时阶段，而对脑损伤患者来说则常常停止在此阶段。

4. 重视整体治疗　Bobath 强调在治疗中把患者作为一个整体来治疗，不仅治疗瘫痪肢体，更重要的是鼓励患者积极参与治疗，去体会和掌握肢体运动时的感觉，而不是运动时的动作本身。正确的运动感觉对发展运动控制能力是不可缺少的，中枢神经系统损伤后，由于大脑皮层抑制功能丧失，引起了躯体运动功能障碍，患者常感觉到由异常的体位、姿势和动作传入的异常感觉。Bobath 技术主张按照正常个体发育的顺序，利用正常感觉反馈输入，如自发性姿势反射和平衡反应来调节肌张力，诱发正常的运动反应输出，通过中枢神经系统对运动输出加以重组而改善运动功能。先学习并掌握基本的姿势与运动模式，然后逐渐转变为日常生活中复杂的功能性、技巧性动作。

（二）基本技术与手法

1. 控制关键点　关键点（key point）是指人体的某些特定部位，这些部位对身体其他部位或肢体的肌张力具有重要影响。治疗中治疗者通过在关键点上的手法操作来抑制异常的姿势反射和肌张力，引出或促进正常的肌张力、姿势反射和平衡反应。对关键点的控制是 Bobath 技术中手法操作的核心，常与反射性抑制综合应用。人体关键点包括中部关键点如头部、躯干、胸骨中下段；近端关键点如上肢的肩峰，下肢的髂前上棘；远端关键点如上肢的拇指、下肢的拇趾。

2. 反射性抑制　反射性抑制是用来抑制肌张力和姿势的一种有效方法，可以防止异常的感觉输入。常用的反射性抑制模式如下：

（1）躯干肌张力增高：躯干屈肌张力增高时，把头部放置在过伸位，可以降低屈肌张力，增加伸肌张力；躯干伸肌张力增高时，把头放置在屈曲位，可以降低伸肌张力，增加屈肌张力；躯干屈肌与伸肌张力均增高时，可以通过旋转躯干（保持骨盆不动）来抑制。

（2）肢体肌张力增高：屈肌张力增高时可取肢体外旋位，外展肌张力增高时可取肢体内旋位，上臂屈肌痉挛时，取肢体的对称性伸展（保持头在中立位，以排除不对称紧张性颈反射）。躯干、头、肢体的伸肌张力均增高时，使髋屈曲外展并屈膝即可抑制。

（3）出现痉挛：颈、臂及手出现屈曲痉挛时，可取上臂水平外展或对角线伸展来抑制；躯干与髋出现痉挛时，可将臂上举过头，以促进躯干及髋的伸展。

3. 调正反应　是指当身体偏离正常姿势时，人体会自发性地出现恢复正常姿势的动作，即头部位置，头部对躯干位置，四肢对躯干位置等恢复正常的一系列反应，称为调正反应。根据感受刺激部位和动作效应出现的部位，可将调正反应分为以下 4 类。

（1）发自颈部，作用于躯干：由于头部与躯干之间的位置变化而使躯干转动。如在仰卧位时，将头部转向一侧，由于颈部受刺激而出现胸、腰、下肢转动。

（2）发自迷路，作用于头部：当躯干位置倾斜时，保持头部直立，面部垂直，眼睛水平位的动作。例如，患者坐在椅上，被动向左、右倾斜时的头部反应。

（3）发自躯干，作用于颈部：其反应为上半身或下半身扭动时，另一半随之转动成一直线。例如，患者仰卧，将肩胛带或骨盆扭转，带动躯干转动。

（4）发自眼睛，作用于头部：当躯干位置倾斜时，由于来自眼部的刺激，而将头部保持正确位置。

4. 平衡反应　是比调正反应更高级的维持全身平衡的一种反应。当人体突然受到外界刺激引起重心变化时，四肢和躯干出现一种自动运动，以恢复重心到原有稳定状态。例如，当坐位或立位时，突然被推了一下，全身平衡状态发生了变化，此时会不自主地伸出上肢或移动下肢等以恢复平衡状态。患者也可以在坐位或站立位上，治疗者向各个方向推动患者（前、后、侧方、斜方），开始时缓慢推动，当患者能适应时可加快推动速度或增加推动幅度。在推患者时，治疗者可以用一手向一个方向推患者，使其失平衡，然后另一手抓住患者，在相反方向上将其推回中线。当患者能在稳定的平面上完成平衡反应时，就可将其放在可移动的平面上，然后移动或倾斜这一平面以引出平衡反应。

5. 感觉刺激　Bobath 技术中常用的感觉刺激主要有以下几种：

（1）加压或负重：通过施加压力与阻力来增加姿势性张力与减少不自主运动。这种负重对需要发展静力性姿势，在小范围内活动的共济失调与手足徐动症的患者特别有效，但对痉挛患者效果不佳，其原因是压力和阻力可以增加这类患者的协同收缩。

（2）放置及保持：放置是将肢体按要求放在一定的位置上；保持是指肢体在无帮助情况下，停留在某一位置。因此，放置与保持常一起应用。例如，上肢弛缓性瘫痪患者，可以在仰卧位，被动将上肢放置在前屈 90°、伸肘的位置上。通过从腕部对肘及肩部反复多次挤压，让患者保持上肢前屈、伸肘这一位置。

（3）轻推有几种手法：①压迫性轻推。即挤压关节，用来增加肌张力。②抑制性轻推。以诱发由于拮抗肌痉挛产生交互抑制的无力肌肉收缩。③交替性轻推。用方向相反的手法轻推患者，如从前向后与从后向前，从左向右与从右向左，以引出平衡反应。

三、Rood 技术

（一）基本理论

1. 利用多种感觉刺激运动的产生　Rood 认为，肌肉具有不同的功能，在大部分情况下是协同收缩，有些在"轻工作"中发挥主要作用，而另一些则在"重工作"中发挥主要作用。

（1）感觉刺激要适当：适当的感觉刺激可以保持正常的肌张力，并能诱发所需要的肌肉反应。正确的感觉输入是产生正确运动反应的必要条件，有控制的感觉输入可以反射性地诱发肌肉活动，这是获得运动控制的最早发展阶段。

感觉性运动控制是建立在发育的基础之上，并逐渐发展起来的。因此，治疗必须根据患者个体的发育水平，循序渐进地由低级感觉性运动控制向高级感觉性运动控制发展。所获得的反射性肌肉反应又可以用来发展脊髓以上中枢对这些反应的控制能力。

（2）完成的动作要有目的：利用患者对动作的有目的反应，诱导出皮质下中枢的动作模式，使主动肌、拮抗肌、协同肌相互协调。例如，当大脑发出指令"捡起这本书"，所有与完成这一动作有关的皮质下中枢都按照一定程序协调不同的肌群。大脑皮质并不控制单一肌肉，患者的注意力集中在最终的目的："捡起书"，而不是躯体及四肢关节肌肉的动作本身。动作中的感觉是掌握这一动作的基础，有助于反射性地诱发出对运动的控制。虽然有目的的运动对某些重症患者不太理想（难以诱发出这种反应），但这种方式的确是一个很有效的治疗方法，特别是对躯干、上肢或下肢近端的治疗。

（3）注重感觉运动的反应：反复的感觉运动反应对动作的掌握是必需的，所用的各种活动不仅应当是有目的的反应，也应当是可重复的。

2. 利用个体发育规律促进运动的控制能力　Rood 认为，运动控制能力的发育一般是先屈曲后伸展；先内收后外展；先尺侧偏斜后桡侧偏斜；最后是旋转。

3. 利用运动控制的发育阶段　Rood 将运动控制的发育分为以下 4 个阶段：

（1）关节的重复运动：由主动肌收缩与拮抗肌抑制完成。如新生儿四肢的活动。

（2）关节周围肌群共同收缩：这是固定近端关节，发展远端关节技能的基础。

（3）远端固定，近端活动：例如，婴儿在学会爬行之前，先手脚触地，躯干做前后摆动。

（4）技巧动作：近端固定，远端活动。例如，行走、爬行、手的使用等。

4. 利用个体发育的运动模式　Rood 根据个体发育规律总结出 8 个运动模式。

（1）仰卧屈曲模式：表现为仰卧位时躯体屈曲，双侧对称，交叉支配。

（2）转体或滚动模式：表现为同侧上、下肢屈曲，转动或滚动身体。

（3）俯卧伸展模式：俯卧位时，颈、躯干、肩、髋、膝伸展，身体中心位于 T10 水平，这种姿势最稳定，但在伸肌张力高的患者应避免应用此模式。

（4）颈肌协同收缩模式：俯卧位时能抗重力抬头，这是促进头部控制的模式。

（5）俯卧屈肘模式：俯卧位，肩前屈，屈肘负重，这是伸展脊柱的模式。

（6）手膝位支撑模式：当颈和上肢已经能保持稳定时，可用这一体位，以促进发展下肢与躯干的协同收缩。支撑时由静态到动态，支撑点由多到少。例如，先双侧手膝着地，然后抬起一个或二个支撑点（一手或一膝），最后发展到爬行。

（7）站立：先双下肢站立不动，然后单腿站立，再重心转移。

（8）行走：是站立的技巧阶段，包括支撑、抬腿、摆动、足跟着地等。

（二）基本技术与手法

1. 利用感觉刺激来诱发肌肉反应　常用以下感觉刺激。

（1）触觉刺激：包括快速刷擦和轻触摸。快速刷擦是指用软毛刷在治疗部位的皮肤上做3~5s的来回刷动，也可以在相应肌群的脊髓节段皮区刺激，如30s后无反应，可以重复3~5次。轻触摸是指用轻手法触摸手指或脚趾间的背侧皮肤、手掌或足底部，以引出受刺激肢体的回缩反应，对这些部位的反复刺激则可引起交叉性反射性伸肌反应。

（2）温度刺激：常用冰来刺激，因冰具有与快速刷擦和触摸相同的作用。具体方法是将冰放在局部3~5s，然后擦干，可以引起与快速刷擦相同的效应。由于冰可引起交感神经的保护性反应（血管收缩），因此应避免在背部脊神经后支分布区刺激。用冰快速刺激手掌与足底或手指与足趾之间背侧皮肤时，可以引起与轻触摸相同的效应——反射性回缩，当出现回缩反应时应对运动的肢体适当加阻力，以提高刺激效果。

（3）牵拉肌肉：快速、轻微地牵拉肌肉，可以引起肌肉收缩，这种作用即刻可见。牵拉内收肌群或屈肌群，可以促进该群肌肉而抑制其拮抗肌群；牵拉手或足的内部肌肉可引起邻近固定肌的协同收缩。例如，用力抓握可以牵拉手部的内在肌，如果这一动作在负重体位下进行（肘、膝跪位），则可以促进固定肘、膝肌群的收缩。

（4）轻叩肌腱或肌腹：可以产生与快速牵拉相同的效应。

（5）挤压：挤压肌腹可引起与牵拉肌梭相同的牵张反应；用力挤压关节，可引起关节周围的肌肉收缩。因此，各种支撑位，例如，仰卧位屈髋、屈膝的桥式体位，屈肘俯卧位，手膝4点跪位，站立位时抬起一个或两个肢体而使患侧肢体负重等，都可以产生类似的效应。对骨突处加压具有促进与抑制的双向作用，例如，在跟骨外侧加压，可促进踝背伸肌，抑制小腿三头肌，产生踝背伸动作；在跟骨内侧加压则相反。

（6）特殊感觉刺激：Rood常选用一些特殊的感觉刺激来促进或抑制肌肉。例如，听觉和视觉刺激可用来促进或抑制中枢神经系统；节奏明快的音乐具有促进作用，节奏舒缓的音乐具有抑制作用；治疗者说话的音调和语气可以影响患者的行为；光线明亮、色彩鲜艳的环境可以产生促进效应。

2. 利用感觉刺激来抑制肌肉反应　常用以下感觉刺激。

（1）挤压：轻微的挤压关节可以缓解肌肉痉挛。

挤压肩部：在治疗偏瘫患者疼痛肩时，治疗者可以托住其肘部，使上肢外展，然后把上臂向肩胛盂方向轻轻地推，使肱骨头进入关节窝，并保持片刻，可以使肌肉放松，缓解疼痛。

轻压背部：在治疗儿童脑性瘫痪时，挤压背部骶棘肌可以放松全身肌肉。例如，患儿俯卧位，治疗者双手交替由颈后部开始从上而下轻压脊柱两侧肌肉，直至骶尾部，一般3~5min后可出现肌肉的放松效应。

加压肌腱：当手屈肌腱痉挛时，在屈肌腱上持续加压可引起该肌肉的放松。

（2）牵拉：持续牵拉或将已经延长的肌肉保持在该位置数分钟、数天甚至数周，可以抑制或减轻痉挛。例如，对屈肌明显痉挛的患者，可用系列夹板或石膏托使痉挛的屈肌处于延长的位置持续牵拉数周，然后再更换新的夹板或托使肌腱保持较长状态。

3. 临床应用　根据瘫痪性质采用不同方法。

（1）迟缓性瘫痪：对于迟缓性瘫痪，应采取快速、较强的刺激以诱发肌肉的运动，常用方法有以下几种。①快速刷擦：在关键性的肌肉或主动肌群的皮肤区域上快速刷擦。②整体运动：通过肢体的整体运动来促进肌肉无力部位收缩。③刺激骨端：适当地在骨端处敲打、快速冰敷和震动。④诱发肌肉收缩：固定肢体远端，在肢体近端施加压力和阻力来诱发深部肌肉的活动。

（2）痉挛性瘫痪：采取缓慢、较轻的刺激以抑制肌肉的异常运动，常用的方法有以下几种。①轻刷擦痉挛肌群的拮抗肌，以此来诱发关键肌的反应。②利用缓慢牵张来降低颈部和腰部伸肌、肩胛带回缩肌、股四头肌的肌张力。③通过非抗阻性重复收缩来降低肩部和髋部肌群的痉挛。④将患者放置在负重体位上，通过负重时的挤压和加压来刺激力学感受器，促进姿势的稳定。例如，为了降低上肢痉挛，促进前臂和手部的负重能力，肱骨头在关节盂内的位置必须正确，不能内收和内旋；同样，对下肢负重，髋关节必须处于中立位，没有屈曲和内收。⑤按照个体所需选择适当的模式。例如，如果伸肌张力增高应避免使用整体伸展的运动模式。

（3）吞咽和发音障碍：主要是诱发肌肉反应，可以在局部采取比较强的刺激，方法如下：①轻刷上嘴唇、面部和咽喉部，避免刺激下颌和口腔下部。②用冰刺激嘴唇和面部，用冰擦下颌部的前面。③抗阻吸吮。

四、Brunnstrum 技术

（一）理论基础

1. 原始反射 出生后的新生儿具备了许多运动反射，这些反射是生来就有的正常反射，又称为原始反射（primitive reflex），随着婴儿神经的发育及其不断完善，大部分的原始反射在 1 岁以后逐渐消失。当脑部受损后，这些反射又会再次出现，成为病理性反射。

（1）同侧伸屈反射：是同侧肢体反应，例如刺激上肢近端伸肌产生的冲动能引起同侧下肢伸肌收缩，刺激上肢近端屈肌可引起同侧下肢屈曲反射。

（2）交叉伸屈反射：当肢体近端伸肌受到刺激时，会产生该肢体伸肌和对侧肢体伸肌同时收缩；反之，刺激屈肌会引起同侧和对侧肢体的屈肌收缩。当屈肌协同抑制不足时，刺激髋或膝的屈肌不仅可以使身体同侧屈肌收缩加强，也使对侧髋、膝屈肌收缩加强。

（3）屈曲回缩反射：远端屈肌的协同收缩又称为屈曲回缩反射。表现为刺激伸趾肌可以引起伸趾肌、踝背伸肌、屈膝肌以及髋的屈肌、外展肌和外旋肌出现协同收缩。上肢也有这种屈曲回缩反射，例如，刺激屈指肌、屈腕肌时不仅能引起屈腕肌和屈指肌的收缩，也可以使屈肘肌和肩后伸肌反射性收缩。屈肌收缩能牵拉拮抗肌（伸肌），引起对抗性伸肌反射。在病理状态下，正常的抑制作用减弱，这些相互对抗的反射会引起交替的主动肌、拮抗肌肌张力亢进。

（4）伤害性屈曲反射：当肢体远端受到伤害性刺激时，肢体出现屈肌收缩和伸肌抑制。其反应的强度与刺激强度成正比。轻微刺激只引起局部反应，例如，在仰卧位下肢伸直时如果轻触足底前部，会出现足趾屈曲和轻微的踝跖屈。随着刺激强度增大，反应逐渐向近端关节的肌肉扩展，除了足趾和踝屈曲外，还可以出现屈膝、屈髋，屈曲的速度也加快，甚至会出现对侧肢体的伸展。

（5）紧张性颈反射：是由于颈部关节和肌肉受到牵拉所引起的一种本体反射，包括对称性和非对称性两种。引起反射的感觉末梢位于枕骨、寰椎、枢椎之间关节周围韧带的下方。感觉纤维经第1、2、3颈髓后根进入中枢神经系统，止于上2个颈节和延髓下部网状结构内的中枢。最后，通过神经元增加受刺激肌肉肌梭的兴奋性而引起反射活动。

对称性紧张性颈反射（symmetrical tonic neck reflex，STNR）：表现为当颈后伸（抬头）时，两上肢伸展，两下肢屈曲；颈前屈（低头）时，两上肢屈曲；两下肢伸展。即颈前屈能使上肢屈肌张力和握力增加，使伸肌张力降低，并能降低骶棘肌的活动；同时，还能使下肢伸肌活动增加，屈肌活动降低。相反，颈后伸能增加上肢和躯干伸肌的活动，降低上肢屈肌张力和握力，同时能增加下肢屈肌张力，降低下肢伸肌张力。

在个体正常发育过程中，对称性紧张性颈反射和紧张性迷路反射是婴儿学会爬行的基础，而在成人则有助于维持身体平衡和保持头部正常位置。对脑损伤所致的偏瘫患者来说，当患者想从卧位转为坐位时，由于常常抬头导致伸髋肌群张力增高，妨碍了这一动作的完成。当在床上半卧位时，由于头和躯干屈曲，使患侧下肢伸肌张力增高，上肢屈肌张力增高。当坐在轮椅中时，由于头部屈曲容易产生同样的痉挛模式。

非对称性紧张性颈反射（asymmetrical tonic neck reflex，ASTNR）：当身体不动，头部转动时，转向一侧的伸肌张力增高，肢体容易伸展，另一侧的屈肌张力增高，肢体容易屈曲，如同拉弓箭一样，故又称为拉弓反射。

在个体正常发育过程中，这一反射是婴儿学会翻身的必要条件，也是伸手抓物时视觉固定的基础。

对脑损伤所致的偏瘫患者来说，由于在卧位和坐位时常常将头转向健侧，使偏瘫侧上肢屈肌张力增高，如果此时患者想伸直患侧上肢，就必须将头转向患侧，而当头转向患侧后，由于伸肌张力增高，患者不能完成屈曲上肢用手触摸自己的头或面部的动作。

当患者在爬行（手膝四点位）时，紧张性颈反射引起的反应同静态迷路反射引起的反应会相互影响，形成混合反应。爬行时颈前屈使双臂移向躯干两侧，肘、腕、指屈曲，下肢伸肌张力增加，骶棘肌放松；颈后伸则可使肩部前屈90°，肩胛骨前伸，肘伸直，腕、指伸肌张力增加，骶棘肌收缩加强，增加脊柱前凸，髋、膝、踝诸关节屈曲。

（6）紧张性迷路反射（tonic labyrithine reflex）：又称为前庭反射，是由于头部在空间位置的变化所引起。表现为仰卧位时伸肌张力增高，四肢容易伸展，俯卧位时屈肌张力增高，四肢容易屈曲，又分为静态和动态两种。

静态紧张性迷路反射：由重力作用于内耳卵圆窝感受器引起，能增加上肢屈肌张力，使肩外展90°并伴外旋，肘部和手指屈曲，双手能上举置于头部两侧。如将人体直立位悬吊起来，则其髋、膝不会完全伸直，但如让其双脚紧贴地面，髋、膝就会完全伸直。

静态紧张性迷路反射通过易化下肢，腰背及颈部的伸肌而有助于保持直立位。在伸肌收缩力弱时，让患者保持头部直立而不朝脚下看，可以加强下肢伸直。反之，如果抑制性控制不足，过强的静态紧张性迷路反射会使双侧下肢伸直而影响正常行走。由于髋部伸肌协同成分包括内收和内旋，因此静态迷路反射抑制不足会使髋部伸直、内收和内旋。

动态紧张性迷路反射：头部的角加速度运动能刺激半规管的加速度运动，引起动态紧张性迷路反射，出现四肢反应，临床上称为保护性伸展反应。例如，当向前方摔倒时，出现双手举过头顶，伸肘，颈和腰背后伸，下肢屈曲；当向后摔倒时，出现上肢、颈、腰背屈曲和下肢伸直；当向侧方摔倒时，同侧上下肢伸展，对侧上下肢屈曲。

2. 共同运动（synergy）　是脑损伤常见的一种肢体异常活动表现。当让患者活动患侧上肢或下肢的某一个关节时，相邻的关节甚至整个肢体都可出现一种不可控制的运动，并形成特有的活动模式，这种模式就称为共同运动。在用力时共同运动表现特别明显。共同运动在上肢和下肢，均可表现为屈曲模式或伸展模式。

（1）上肢共同运动：上肢屈肌占优势，屈曲共同运动出现早、也明显，表现为肩胛骨内收（回缩）、上提，肩关节后伸、外展、外旋，肘关节屈曲，前臂旋后，腕和手指屈曲。如同手抓同侧腋窝前的动作。上肢伸展共同运动表现为肩胛骨前伸，肩关节内收、内旋，肘关节伸，前臂旋前，腕和手常为伸腕、屈指。如同坐位时手伸向两膝之间的动作。

（2）下肢共同运动：下肢由于伸肌收缩占优势，因此，主要为伸展的共同运动模式。下肢伸展共同运动表现为髋关节内收、内旋，膝关节伸，踝跖屈、内翻。下肢屈曲共同运动表现为髋关节屈曲、外展、外旋，膝关节屈曲，踝跖屈、内翻。

（3）联合反应：与联合运动是完全不同的概念，联合反应是病理性的，联合运动可见于健康人。

联合反应（assoCiated reaction）：是在某些环境下出现的一种非随意运动或反射性肌张力增高的表现，脑损伤患者在进行健侧肢体抗阻练习时，可以不同程度地增加患侧肢体的肌张力，或患侧肢体出现相应的动作，这种反应就称为联合反应。根据两侧肢体的运动是否相同又分为对称性和不对称性两种。例如，对健侧上肢进行外展抗阻，当阻力达到一定强度后，患侧肩可以出现外展动作；如健侧肘关节抗阻力屈曲或伸直，患侧肘关节可出现类似的动作。下肢在仰卧位，健侧下肢抗阻外展或内收时，患侧髋关节可出现相同动作，下肢的这种反应又称为Raimiste现象。

联合运动（associated movement）：是两侧肢体完全相同的运动，通常在要加强身体其他部位的运动精确性或非常用力时才出现。例如：打羽毛球、网球或乒乓球非握拍手的运动。

（二）基本技术与方法

Brunnstrum技术最基本的治疗方法是早期充分利用一切方法引出肢体的运动反应，并利用各种运动模式（不论这种运动是正常的还是异常的），如共同运动、联合反应，再从异常模式中引导、分离出正常的运动成分。最终脱离异常的运动模式，逐渐向正常、功能性模式过渡。下面以脑损伤引起的上肢瘫痪为例，简要介绍 Brunnstrum 技术的应用原则及具体方法。

Ⅰ～Ⅱ期

1. 治疗目的 通过对健侧肢体的活动施加阻力引出患侧肢体的联合反应或共同运动。

2. 治疗方法 ①通过近端牵拉引起屈曲反应，或采取轻扣上、中斜方肌、菱形肌和肱二头肌引起屈肌共同运动。②轻叩三角肌，牵拉前臂肌群以引起伸肌的共同运动。③迅速牵张瘫痪的肌肉并抚摸其皮肤引起反应，先引出屈肌反应或共同运动，接着引出伸肌反应或共同运动，通过被动的屈伸共同运动来维持关节的活动范围。④早期应用视觉和本体刺激。

Ⅲ期

1. 肩和肘 治疗目的是学会随意控制屈、伸共同运动，促进伸肘，并将屈、伸共同运动与功能活动和日常生活活动结合起来。具体方法如下：

（1）学会随意控制屈、伸共同运动：①先从屈曲共同运动模式中的肩胛带上提开始，颈向患侧屈曲，当头肩接近时，对头肩施加分开的阻力，加强屈颈肌群和斜方肌、上提肩胛肌的收缩。②单侧肩胛上举，不能主动进行时，可以通过叩击或按摩上斜方肌来促进。③利用类似于下肢的 Raimiste 现象，如将患者健侧上臂外展45°后让其将臂向中线内收，治疗者在健臂近端内侧加阻力，以诱发患侧胸大肌收缩。

（2）促进伸肘反应：①在仰卧位通过紧张性迷路反射来促进伸肌群的收缩。②利用不对称紧张性颈反射，使头转向患侧，降低屈肌张力，增加伸肘肌群张力。③前臂旋前促进伸肘，旋后促进屈肘。④利用紧张性腰反射，即躯干转向健侧，健肘屈曲，患肘伸直。⑤轻叩肱三头肌肌腹或在皮肤上刷擦，刺激肌肉收缩。

（3）把共同运动应用到功能活动中：①屈曲共同运动，如患手握牙刷，而健手上牙膏等。②伸展共同运动，如穿衣时患手拿衣服让健手穿入健侧衣袖中。③联合交替应用共同运动，如擦桌子、熨衣服、编织等。

（4）把共同运动与 ADL 结合起来 如进食、洗脸、梳头、洗健侧肢体等。

2. 手 治疗目的是对抗异常的屈腕、屈指，诱发手指的抓握。可以利用近端牵引反应、抓握反射和牵引内收肩胛肌等，此外，利用伸肌的共同运动模式，保持伸腕。例如：治疗者支托和上抬臂时叩击腕伸肌；或将臂保持在外展90°左右的位置，对手掌近端施加阻力；也可轻拍伸腕肌并让患者做伸腕动作，如患者能握拳并能维持时，治疗者轻叩伸腕肌使握拳与伸腕同步，或者伸腕握拳时伸肘，屈腕放松时屈肘。

Ⅳ期

1. 肩和肘 治疗目的是促进上肢共同运动的随意运动。

（1）训练患手放到后腰部：通过转动躯干，摆动手臂，抚摸手背及背后；在坐位上被动移动患手触摸骶部，或试用手背推摩同侧肋腹，并逐渐向后移动，也可以用患手在患侧取一物体，经后背传递给健手。

（2）训练肩前屈90°：①在患者前中三角肌上轻轻拍打后让其前屈肩。②被动活动上肢到前屈90°，并让患者维持住，同时在前中三角肌上拍打，如能保持住，让患者稍降低上肢后再增加前屈。③在接近前屈90°的位置上小幅度继续前屈和大幅度地下降，然后再前屈。④前臂举起后按摩和刷擦肱三头肌表面以帮助充分伸肘。

（3）训练屈肘90°时前臂旋前/旋后伸肘时先对前臂旋前施加阻力，再逐步屈肘；或屈肘90°时翻转扑克牌，取牌时旋前，翻牌时旋后。

2. 手 治疗目的主要为手的功能活动，伸、屈、抓握及其放松。方法如下。①患者前臂旋后，治疗者将其拇指外展并保持这一位置。②被动屈掌指关节及指间关节，以牵拉伸指肌，并在伸指肌皮肤上给予刺激；肩前屈90°以上，前臂旋前可促进伸指，反复练习直到肩前屈小于90°时仍能伸指。③保持肩前屈位，前臂旋前可促进伸第4、5指，前臂旋后可促进伸拇指，当能反射性伸指后，可练习交替握拳及放松。

1) 治疗目的：脱离共同运动，增强手部功能。

2) 治疗方法：包括以下内容。

（1）巩固肩部功能：①通过上肢外展抗阻来抑制胸大肌和肱三头肌的联合反应。②被动肩前屈 90°~180°，推动肩胛骨的脊柱缘来活动肩胛带。③加强前锯肌作用，当肩前屈 90°时让患者抗阻向前推，并逐渐增加肩前屈的活动范围。

（2）增强肘及前臂训练：用类似于Ⅳ期中旋前/旋后的训练方法，训练肩前屈 30°~90°时伸肘并旋前和旋　　。

（3）强化手的练习：当拇指和各指能对指时，可以开始练习手的抓握。

Ⅵ期

1. 治疗目的　恢复肢体的独立运动。

2. 治疗方法　主要方法是按照正常的活动方式来完成各种日常生活活动，加强上肢协调性、灵活性及耐力的练习，以及手的精细动作练习。

五、Kabot – Knott – Ross 技术

Kabat – Knott – Ross 技术又称为神经肌肉本体促进技术。

（一）理论基础

1. 神经生理学基础　PNF 以 Sherrington 的神经生理学为理论基础，Sherrington 在脊髓反射的研究中发现，外周所产生的输入信号可以影响脊髓运动神经元的兴奋性。凡是引起运动神经元发放冲动的刺激，均可以使与该运动神经元相邻的运动神经元处于阈下兴奋状态，而能引起处于阈下兴奋状态中的运动神经元发出冲动的刺激则被认为具有易化作用；凡是能使已经处于兴奋状态中的运动神经元停止释放冲动重新回到阈下兴奋状态的刺激则被认为具有抑制作用。

2. 解剖学基础　大多数肌肉纤维的附着和排列表现为螺旋形和对角形，这种排列方式符合神经生理和生物力学原理。大脑支配的是肌群的运动而非单一肌肉的收缩，即运动由运动模式组成，而不是由单一肌肉的收缩产生。只有整个肌群的协同运动，才能完成螺旋形或对角线运动，而螺旋形或对角线运动又可以增加对运动神经元的刺激，提高其兴奋性。

3. 发育学基础　螺旋形或对角线运动是正常动作发育的最后阶段，这是因为所有的对角线模式中总有旋转的成分，而旋转是肢体发挥正常功能所不可缺少的，例如、洗脸、梳头、吃饭、行走。由于对角线运动都越过中线，也有利于身体双侧运动的发展。

4. 基本技术　PNF 以正常的运动模式和运动发展为基础技术，强调整体运动而不是单一肌肉的活动，其特征是肢体和躯干的螺旋形和对角线主动、被动、抗阻力运动，类似于日常生活中的功能活动，并主张通过手的接触、语言命令、视觉引导来影响运动模式。

（二）治疗原则

PNF 最基本、最有代表性的原则归纳起来有以下几点：

1. 充分挖掘潜能　每一个体都有尚未开发的潜能，PNF 在治疗中强调发挥患者的能力和挖掘体内的潜能。例如，偏瘫患者可以利用健侧肢体来帮助患侧肢体活动，或在负重活动中利用头、颈、躯干的肌肉来增强患肢的作用。

2. 利用各种反射　早期的运动以反射活动占优势，如新生儿期的各种反射活动，成熟的运动可以通过姿势反射来维持或增强。例如，伸肘肌力较弱时，可以让患者注视患侧，通过非对称性紧张性颈反射来增强。反之，也可以通过反射来影响姿势。例如，当患者从侧卧位坐起来时，可以借助身体的调正反射。

3. 按照发育顺序　动作发展的顺序总是按照整体的动作模式和姿势顺序发展。婴儿先学习滚、爬，最后学习站立和行走。在这个学习过程中，婴儿也学会了在不同的动作模式中和不同的姿势下使用四

肢。又如手的使用，起初，手在良好姿势下才能拿取或抓握物体，如仰卧位和俯卧位，随着姿势控制的发展，开始学习在侧卧位、坐位和站立下使用手。

虽然正常运动的发育有一个顺序，但并非按部就班，期间可以有跳跃和重叠。例如，有的儿童可能未经过爬行这一发育过程而直接进入站立阶段；大多数儿童在不能完全独立站立，保持良好的站立平衡时，就已经开始学习步行了，这表明儿童并非在熟练地掌握了一种活动能力后才开始学习另一个更复杂的动作。因此，治疗中如果一种发育性技能的学习不能达到预计的结果，也可以尝试另外一种相关的发育性活动。

4. 近端先于远端　正常的运动发育是按照由头向足或由近端向远端的顺序发展，治疗中也应如此。例如，治疗时先改善头、颈、躯干功能，然后改善四肢功能。只有在改善了头、颈、躯干的运动之后，才有可能恢复上肢的精细和技巧运动。因此，当严重残疾存在时，应注意头、颈部的位置，并借助于视觉、听觉和前庭感觉器来促进肢体远端的运动。

5. 注意双向运动　早期动作的特征是一种节律性、可逆转、自发性的屈、伸运动，因此，治疗中要注意到两个方向的动作。例如，训练患者站起时，也要训练由站立到坐下；训练更衣时，必须同时学习穿衣和脱衣这两个方面，才能达到期望的目的。

6. 拮抗中平衡　动作的发展具有在屈肌和伸肌分别占优势中交替移动的趋势。例如，婴儿在学习向前爬时，手和脚的伸肌占优势；向后爬时，屈肌占优势。同样，治疗中如果患者屈肌张力高，应以伸肌训练为主；如果伸肌张力过高，则应以训练屈肌为主。

运动取决于屈肌和伸肌的交互性收缩，维持姿势需要不断调整平衡，而相互拮抗的运动或反射，肌肉和关节的运动则影响着动作或姿势。例如，颅脑外伤的患者，由于躯干伸肌占优势而出现平衡障碍，当坐在桌前进行认知功能训练时，难以维持坐位平衡。又如，偏瘫患者的手部屈肌占优势而出现手指屈肌痉挛，治疗时必须首先抑制痉挛。也就是说，当存在痉挛时，先抑制痉挛，后促进拮抗肌收缩，最后促进反射和姿势。

7. 强调感觉反馈　动作能力的改善取决于动作的学习，而动作的学习应从主动肌复杂动作的条件反射开始。治疗中的多种感觉输入会促进患者动作的学习和掌握。例如，当训练脑损伤患者的肩前屈动作时，可以让患者在桌上端一个杯子，同时，通过语言信号的输入，鼓励患者注视动作的方向。同样，也可以利用触觉、听觉和视觉信号的输入。到了没有这些外部信号的输入也能正确地完成这一动作时，该动作的学习即告完成。

8. 重复所学动作　反复刺激和重复动作可以促进和巩固动作的学习，发展力量和耐力。在动作发展过程中，未受损部分会不断重复动作技能直至掌握。这就如同儿童学习走路一样，一旦学会即成为生活中的一部分，可以自动使用这一动作，并根据需要而调整。没有实践，任何动作的学习都不可能完成。

9. 治疗要有目的　使用有目的的活动，借助于促进技术来加快生活自理活动的学习。当把促进技术应用于生活自理训练时，其目的是改善功能活动，而这种改善仅仅通过指导和练习很难达到，还需要通过手的接触和促进预期反应的技术来纠正错误。例如，治疗屈肌痉挛患者时，可以通过牵拉手指伸肌来促进手放松抓握的物体；对平衡失调患者，通过挤压肩关节和骨盆，提供稳定，以便能完成站立洗东西的动作。

（三）基本运动模式

1. 模式命名　PNF 模式的命名是以近端关节的运动为基准，主动肌与拮抗肌在模式中相互转化，共同构成了对角线运动。身体每一个主要部位都可以出现 2 种类型的对角线运动，包括屈、伸、旋转、离开中线和向着中线运动。头颈和躯干的对角线模式为屈曲伴右旋或左旋，伸展伴右旋或左旋。肢体对角线模式在肩关节和髋关节有 3 个方向的运动：屈 - 伸，内收 - 外展，内旋 - 外旋。屈、伸的参考点上肢为肩关节，下肢为髋关节。在功能性活动中并不需要每一种动作模式的所有成分都参加或需要关节的全范围运动。此外，对角线运动相互影响，可以从一种模式向另一种模式转变，或两者结合起来。

在基本模式中，肢体的远端和近端关节是固定的，中间关节则是可变的，可以在屈曲、伸直或中立位。例如：在肩的屈曲－内收－外旋模式中，近端关节（肩）必须是屈曲，远端关节（前臂）必须外旋（旋后），而中间关节（肘）可以屈曲、伸直或保持中立位。躯干常参与肢体的模式使得运动更加协调，如在肩的屈曲－内收－外旋模式中，当肩胛骨上抬时，躯干稍稍伸展并向对侧旋转。

2. 模式种类　根据运动模式的发生部位，可以分为上肢模式、下肢模式、颈部模式；根据肢体的相互运动，可以分为单侧模式和双侧模式。

（1）上肢模式：有2个对角线（由屈到伸）运动模式：①屈－内收－外旋模式和伸－外展－内旋模式，前者如用手梳对侧的头发，后者如坐在汽车内开车门。②屈－外展－外旋模式和伸－内收－内旋模式，前者如用手梳同侧的头发，后者如用手触摸对侧腰、下腹部或大腿。不论哪一种模式，肩胛骨的运动是不可分割的一部分（图3－1）。

上肢模式可用于治疗上肢的肌肉无力，不协调，关节活动受限，也可用来活动躯干，对较强的肌肉抗阻可以使兴奋扩散到肌力较弱的肌肉。

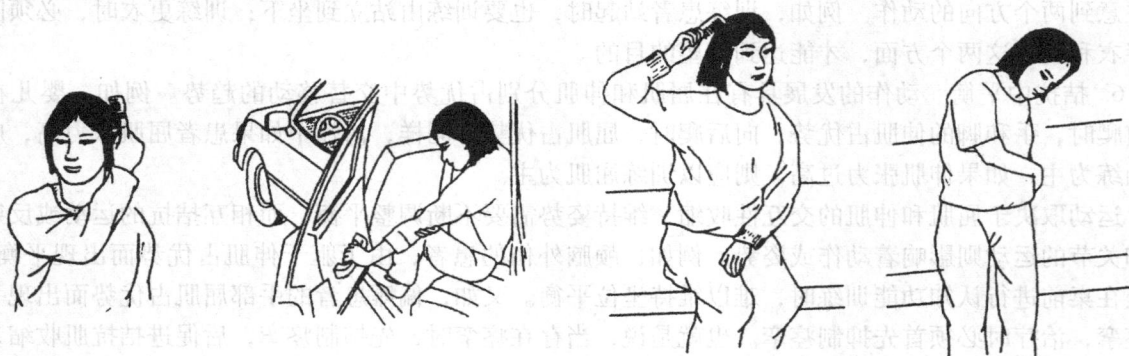

A. 屈-内收-外旋模式　　B. 伸-外展-内旋模式　　C. 屈-外展-外旋模式　　D. 伸-内收-内旋模式

图3－1　上肢模式

（2）下肢模式：也有2个对角线运动模式：①屈－收－外旋模式和伸－外展－内旋模式。②屈－外展－内旋模式和伸－内收－内旋模式（图3－2）。

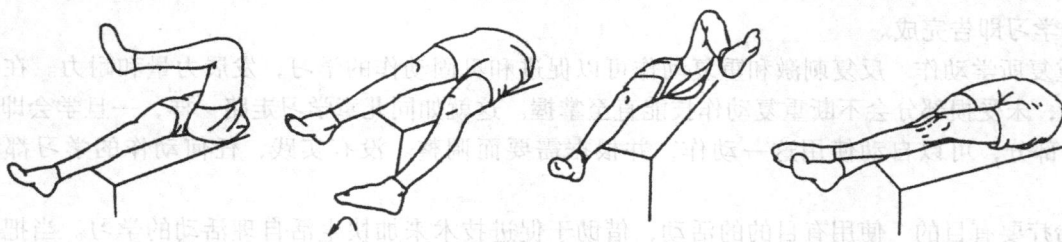

A. 屈-内收-外旋模式　　B. 伸-外展-内旋模式　　C. 屈-外展-内旋模式　　D. 伸-内收-外旋模式

图3－2　下肢模式

下肢模式可用于治疗下肢的肌肉无力，不协调，关节活动受限，也可用于躯干练习，对肌力较强的肌肉抗阻可以使兴奋扩散到肌力较弱的肌肉。

（3）颈部模式：包括屈曲或伸展，侧屈，旋转。远端部位是指上段颈椎，近端部位是指下段颈椎和上段胸椎（T1～T6）。颈部的屈－伸模式为：屈－左（右）侧屈－左（右）旋及伸右（左）侧屈－右（左）旋。

（4）单侧模式：仅由一侧上肢或下肢完成的运动模式。

（5）双侧模式：由双侧上肢或双侧下肢或双侧上下肢体结合而完成的模式。双侧模式又可以进一步分为以下4种。

双侧对称模式：双侧上肢或下肢同时完成相同的运动。例如，双侧上肢同时进行屈曲－内收－外旋模式，如用双手洗脸。

双侧不对称模式：双侧上肢或下肢同时完成相反方向的运动。例如，右侧上肢完成屈曲 - 内旋 - 外旋模式，左侧上肢完成屈 - 内收 - 内旋模式，如用双手摸右耳。

双侧对称交叉模式：双侧上肢或下肢在同一个对角线上完成方向相反的运动。

双侧不对称交叉模式：双侧上肢和下肢在相反的对角线上完成方向相反的运动。

3. 模式的时序及变化　模式的正常时序是肢体远端关节（上肢为手和腕，下肢为足和踝）首先按要求完成活动，并保持该位置，随后其他部分一起活动。旋转是模式中的重要组成部分，由开始直至最后。应用时可通过下列方式来改变。

（1）中间关节：改变肢体中间关节的活动可以更好地发挥功能。如在肩屈 - 外展 - 外旋时，肘关节可以由伸到屈，如用手触摸自己的头，也可以由屈到伸，如用手触摸更高的物体。

（2）患者体位：改变体位可以增加重力的作用，例如，下肢的伸 - 外展 - 内旋模式除了可以在仰卧位练习之外，还可以在侧卧位练习，使髋关节的外展肌肉抗重力；也可以通过改变体位来利用视觉反馈，如在练习下肢模式时，让患者半卧位，使其能看见自己的踝和足。

（四）基本技术

PNF 除了运用基本的运动模式之外，尚有以下几种常用的基本技术。

1. 节律性启动　在关节活动范围中由被动活动开始逐渐转为主动抗阻运动。其目的是帮助开始运动，改善运动的协调和感觉，使运动的节律趋于正常。具体方法如下：治疗者先由被动活动患者肢体开始，通过口令来调整节律；要求患者按照一定的方向开始主动运动，反方向的运动由治疗者完成；练习数次等患者掌握好节律之后，治疗者再施加阻力，让患者抗阻力完成运动。

2. 等张收缩组合　一组肌肉（主动肌）持续向心、离心、稳定收缩，其目的是控制和协调主动运动，增加关节活动范围，增加肌力，以及控制离心性运动中的功能性训练。具体方法如下：患者在关节活动范围中作向心性抗阻力收缩（由治疗者施加阻力），在运动的终末端患者保持该位置（稳定性收缩），稳定后，治疗者加大阻力，使患者缓慢地回到开始收缩的位置（离心性抗阻力收缩）。

3. 拮抗肌逆转　运动中在不停顿或放松的前提下，主动改变运动的方向（从一个方向到另一个方向）。其目的是增加主动的关节活动范围，增加肌力，发展协调性，预防或减轻疲劳。具体方法如下：患者在某一方向上做抗阻力运动，当接近运动的终末端时，治疗者改变阻力的方向在肢体的背侧施加阻力，患者达到主动的关节活动范围的终末端时，随即（不停顿）改变运动的方向，抗新的阻力反方向运动。

4. 稳定性逆转　通过改变阻力的方向来改变等长收缩的方向，但关节不运动或运动范围很小。其目的是增加肌力和关节的稳定和平衡。方法如下：治疗者在一个方向上施加阻力，患者抗阻力收缩，但关节不发生运动；当患者完全抗阻力时，治疗者改变手的位置，在相反方向上施加新的阻力，患者抗新的阻力收缩。

5. 重复牵拉　通过牵拉肌肉，增加肌张力，以诱发肌肉的牵张反射。其目的是促进运动的开始，增加主动的关节活动范围，增加肌肉力量，引导关节按照既定的方向完成运动。具体方法如下：治疗者先牵拉肌肉至最大范围，然后，快速拍打拉长的肌肉，以诱发牵拉发射，患者同时主动收缩肌肉，治疗者再对肌肉施加阻力，即反射性和自主性抗阻力运动。

6. 收缩 - 放松　活动受限的关节等张抗阻力收缩，然后放松。其目的主要是增加被动的关节活动范围。具体方法如下：患者先活动关节至终端，治疗者施加阻力让患者主动抗阻力收缩，10 ~ 15s 之后，完全放松；患者再活动关节到新的范围，再主动抗阻力收缩，然后再放松，反复多次，直至关节活动范围不再增加。

7. 保持收缩 - 放松　肌肉等长抗阻力收缩后放松。其目的是增加被动的关节活动范围，降低疼痛。具体方法如下：治疗者先活动患者的关节至终端或受限处，施加阻力并缓慢增加，患者抗阻力做等长运动（关节不发生运动）5 ~ 10s，然后逐渐放松；治疗者再活动患者的关节至新的终末端，重复上述步骤。

（姚星宇）

第六节 运动再学习疗法

一、概述

运动再学习疗法（motor relearning programme，MRP）又称 Carr – Shepherd 技术，是由澳大利亚物理治疗师 J. H. Carr 和 R. B. Shephercl 教授根据多年的临床研究并与其他神经发育疗法相比较而总结出来的。上世纪 80 年代主要在澳洲应用，90 年代开始受到其他国家康复治疗人员的注意并逐步推广应用。

1. 理论基础　运动再学习疗法是一种以生物力学、运动科学、神经科学、行为学等为理论基础，以任务或功能为导向，在强调患者主观参与和认知重要性的前提下，按照科学的运动学习方法对中枢神经系统损伤后的患者进行再教育以恢复其运动功能的运动疗法。

（1）以多学科知识为理论基础：运动再学习疗法把中枢神经系统损伤后运动功能的恢复视为一种再学习或再训练的过程，以神经生理学、运动科学、生物力学、行为科学等为理论基础，在强调患者主观参与和认知重要性的前提下，按照科学的运动学习方法帮助患者恢复运动功能。

（2）以脑损伤后的可塑性和功能重组为理论依据：根据现代脑损伤后功能恢复的研究理论，运动再学习疗法将脑的可塑性和功能重组学说融入其中，认为实现功能重组的主要条件是需要进行针对性的练习活动，练习得越多，功能重组就越有效，特别是早期练习有关的运动。而缺少练习则可能产生继发性神经萎缩或形成不正常的神经突触。

（3）限制不必要的肌肉活动：脑损伤后当肌肉功能自发恢复时，大多会产生一些错误动作，并可通过用力而强化。例如活动了不应活动的肌肉或是健侧活动过多而缺少患侧活动。运动再学习疗法强调充分动员瘫痪肢体肌肉的运动单位，减少不必要的肌肉活动，要求按照运动发生的先后顺序对完成运动的肌肉进行训练，并在训练中避免过度用力，以免兴奋在中枢神经系统内扩散，出现异常的病理模式。

（4）重视反馈对运动的控制：运动再学习疗法主张通过多种反馈（视、听、皮肤、体位、手的引导）来强化训练效果，充分利用反馈在运动控制中的作用。

2. 基本内容和训练步骤　针对脑损伤后的运动再学习疗法由 7 部分内容组成，包含了日常生活中的基本运动功能。分别为：①上肢功能。②口面部功能。③从仰卧到床边坐起。④坐位平衡。⑤站起和坐下。⑥站立平衡。⑦步行。治疗师可根据患者的具体情况选择最适合患者的那部分开始训练，但每次治疗通常会包含各部分的内容。

运动再学习疗法的每一部分内容一般分以下 4 个步骤进行。

（1）分析作业：描述正常的活动成分并通过对作业的观察来分析缺失的基本成分和异常表现。

（2）练习缺失的成分：针对患者缺失的运动成分，通过简洁的解释、指令，反复多次的练习并配合语言、视觉反馈及手法指导，重新恢复已经缺失的运动功能。

（3）练习作业：设定符合日常生活中不同难度的作业练习，把所掌握的运动成分与正常的运动成分结合起来，通过反复评定，不断纠正异常现象，使其逐渐正常化。

（4）训练的转移：创造良好的学习环境，安排和坚持练习，通过自我监督、亲属和有关人员的参与等，在真实的生活环境练习已经掌握的运动功能，使其不断熟练。

3. 基本要点　包括以下几个方面：

（1）限制不必要的肌肉过强收缩：以免出现异常代偿模式以及兴奋在中枢神经系统中扩散。

（2）重视反馈对运动控制的重要性：通过明确的目标，视、听、触觉等反馈和指导，使患者学到有效的运动及控制。

（3）调整重心：只有当身体各部分处在正确的对线关系时，仅需肌肉极少的作功及能量消耗就能保持姿势平衡。运动时人体姿势不断变化，其重心也不断改变，因此，需要体位调整才能维持身体的平衡。体位调整既有预备性又有进行性，它与功能性动作和环境有密切关系。平衡不仅是一种对刺激的反应，而且是一种与环境间的相互作用。

（4）训练要点：①目标明确，难度合理，及时调整，逐步增加复杂性。②任务导向性训练，与实际功能密切相关。③闭合性与开放性训练环境相结合。④部分和整体训练相结合。⑤指令明确简练。⑥按技能学习过程设计方案，即通过认知期和联想（或过渡）期，达到自发期。⑦避免误用性训练。⑧患者及其家属积极参与。⑨训练具有计划性和持续性，患者应学会自我监测。

（5）创造学习和恢复的环境：适宜的环境可以促进脑的可塑性和功能重组，使患者能按照运动再学习的方法持续练习，确保训练从医院到日常生活的泛化和转移。良好的恢复环境因素包括：①配备有经验的治疗人员，按运动再学习方法的需要设计环境，使患者得到有效的治疗。②尽早开始康复治疗。③针对患者问题制定康复计划，它不仅包括运动，而且根据需要还应包括有关视力、认知和语言等问题的内容。④治疗人员实行训练时应具有一致性。

4. 有关进展　Carr 等学者根据近年临床研究的进展提出，上运动神经元损伤后除了出现阳性特征（positive features）、阴性特征（negative features）外，还有一组适应性特征（adaptive features）。神经系统、肌肉和其他软组织的适应性改变和适应性运动行为可能是构成一些临床体征的基础。

适应性特征（adaptive features）主要指身体在上运动神经元损伤后容易产生适应性变化。它包括肌肉和其他软组织的生理学、物理学和功能的改变及适应性的运动行为。急性脑损伤后，肌肉和其他软组织的适应是直接由于脑损伤造成的肌肉无力及随后继发的废用。制动可引起肌肉、肌腱、结缔组织特性的改变，因而造成肌肉萎缩、僵硬、张力过高。适应性行为是病损后患者根据可能得到的最好功能而做出的代偿性反应，它尝试使用不同于正常的运动模式或方法来达到目的。病损后运动模式的形成受以下因素的影响：①过度使用较强壮的肌肉。②肌肉延展性的丧失。③体位和环境的影响。

由此可见，早期积极主动和具有挑战性的康复训练可预防或使适应性的肌肉和行为的改变以及阴性特征减少到最小的程度。缺乏活动和制动会导致软组织的适应和"习惯性废用"。

早期康复的目的是针对患者在功能性运动活动中学习运动控制及发展力量和耐力。康复治疗的重点应针对上述特征，主要进行：①强化肌力训练，包括尽早诱发肌肉主动活动（必要时应用电刺激和肌电生物反馈治疗）、提高肌肉协同控制能力、增强与功能有关的肌力和耐力。②软组织牵伸，保存其长度和柔韧性，包括良肢位摆放、合理应用矫形器和电疗等。③预防废用性肌萎缩和不良的适应性运动行为。④控制肌肉痉挛，严重者可采用肉毒毒素注射。

与传统的 Bobath 技术、Brunnstrom 技术、Rood 技术及 PNF 技术等神经生理学疗法（neurophysiologicaltherapy，NPT）或称为神经发育疗法（neurode - developmental therapy，NDT）相比，运动再学习疗法强调作业的练习，也注重环境的重要性，更强调视觉反馈和语言反馈，更加强调患者主动参与治疗的积极性。近年来有学者通过研究发现，运动再学习疗法代表的任务适应性方案要优于 NPT/NDT 所代表的易化/抑制方案，且运动再学习疗法在提高患者 ADL 能力方面比 NPT/NDT 更有价值。

二、基本运动成分与训练方法

（一）上肢功能

1. 上肢的正常功能　大部分日常活动均涉及到上肢的复杂运动。在日常生活中，上肢的运动常常服从于手的活动要求，例如指向、伸手取物，移动一个握着的物体，因此，要求上肢和手能够达到以下功能：①抓住和放松不同形状、大小、重量和质地的各种物体。②手臂在身体不同位置上（如靠近身体、远离身体）抓住和放松不同物体。③把物体从一个地方移至另一个地方。④在手内活动一个物体。⑤为特殊目的操纵各种工具。⑥向各个方向伸展（前、后、头上等）。⑦双手同时操作（如拧瓶盖时一只手拿着瓶子，另一只手拧瓶盖），两手做同样的运动或不同的运动等。

这些复杂的运动需要许多关节和肌肉的参与，这取决于所完成动作的目的或目标以及完成该动作的环境，因此，要有效地使用上肢，需要有一定的先决条件，即：①能够看到自己正在做的事情。②臂活动时调整姿势及使双手自由操作的能力。③有感觉的信息。

2. 上肢的基本运动成分　尽管上肢功能复杂，但可以识别一些基本运动成分，这些成分发动起来可以完成许多不同活动。在这里，肌肉关节成分可以被看做日常许多功能性活动的标准部件，这些成分在发挥作用时，首先要被激活，然后和其他关节肌肉成分结合起来完成一定的任务，单独作用是不能完成特定任务的。

（1）臂：臂的主要功能是帮助手在空间定位以便操作。伸手取物涉及的基本成分包括：①肩外展。②肩前屈。③肩后伸。④肘关节的屈和伸。这些成分常伴随有适当的肩胛带运动和盂肱关节的旋转。

（2）手：手的主要功能是抓握、放松及操作，因此基本成分是：①伸腕时桡偏。②拿起一个物体时，腕伸和屈。③在拇指关节的腕掌关节处有外展及旋转（对掌）。④各手指朝向拇指的屈曲及旋转（对指）。⑤手指掌指关节的屈、伸并伴有指间关节的一些屈曲。⑥当拿物体时，前臂的旋后和旋前。

3. 上肢功能分析　偏瘫后的上肢可出现异常的屈曲或伸展模式，这里根据上肢的基本运动成分，从上肢功能的角度出发，分析一些常见的问题及其代偿。

（1）臂：常见的问题包括：①肩胛运动差，特别是肩外旋和前伸，肩胛带持续性下降。②盂肱关节肌肉控制差，缺乏肩外展和前屈，或维持这种位置时患者通过过分上举肩胛带及躯干侧屈进行代偿。③过分及不必要的肘屈、肩内旋和前臂旋前。

（2）手：常见的问题包括：①伸腕抓握困难，缺乏伸腕肌活动，指长屈肌群收缩时则产生了屈腕及屈指。②掌指关节屈伸困难，为了定位，手指抓握物体时常伴有一定程度的指间关节屈曲。③抓握和放松物体时，拇指外展及旋转困难。④不屈腕不能放松物体。⑤放松物体时，常有过分的伸拇及伸指。⑥当拿起一物体时，前臂有过分的旋前倾向。⑦当移动臂时，不能拿不同的物体。⑧手呈杯状姿势困难，即对指困难。

由于上述功能活动方面的障碍，患者常使用健侧上肢来代偿，并用健手移动患手，久之导致肩、腕、拇指、手指软组织发生一些变化，更加影响患肢的功能。

4. 上肢功能练习　包括以下几个方面：

（1）诱发前伸（reaching）和前指（pointing）的肌肉活动和运动控制训练：仰卧位，支撑患者上肢于前屈90°，让患者上抬肩带使手伸向天花板或让患者的手跟随治疗师的手在一定范围内活动，让患者用手触摸自己的前额、头后枕等，并逐渐增加难度，让患者用手越过他的头部，再伸直他的肘部。此时注意不能让患者的前臂旋前，不许肩关节外展，检查肩胛骨是否产生运动。

一旦患者具有一定肩关节周围肌肉活动的控制能力，可取坐位练习，伸手向前、向上指物体并逐渐增大范围，直至上臂从侧位屈曲前伸和外展前伸。此时不能提高肩带以代偿肩外展或前屈；肘关节不能屈曲。

（2）维持肌肉长度，防止挛缩的训练：取坐位，治疗师帮助患者将臂后伸，肘伸直，肩外旋，手平放于训练床上以承受上部身体的重量。此动作帮助防止肩关节屈肌群、内旋肌群和屈指长肌群的挛缩。确保患者的重量真正向后移及确实通过患手负重，不允许肘部屈曲。

取坐位或站立，治疗师帮助患者上肢外展90°，肘伸直，将手平置于墙上，通过其臂施以一些水平压力，防止手从墙上滑落。开始时，需要患者肘关节伸直，在这个姿势下，患者练习弯曲和伸直肘关节以改善对肘伸肌群的控制。同时，当他重新获得肩关节和肘关节控制后，让患者练习转动他的躯干和头部。

（3）诱发手操作的肌肉活动和运动控制训练：为练习伸腕，治疗师可用腕桡侧偏移诱发腕伸肌的活动。

前臂在中立位时，患者练习可拿起物体、伸腕、然后放下、屈腕、再放下物体。患者可用自己手背移动物体，用手背第三掌骨压球使之改变形状，以训练前臂旋后。

为训练拇外展和旋转，可使患者外展拇指以推移物体。训练对指活动，患者前臂旋后，练习拇指尖和其他手指尖相碰。确保腕掌关节活动而不只是掌指关节活动。之后，可让患者练习用拇指和其他各个手指捡起各种小物体，前臂旋后，再放入另一碗中，以更进一步训练操纵物体的能力。在这一过程中，确保患者用拇指指腹抓握物体而不是用拇指内侧缘抓握。为增加难度，患者练习用手适当抓住不同形状的塑料杯的边缘，并向各个方向移动，不能让杯子脱落。

为了有效使用手的功能，需要精细地控制肩、肘、腕关节。可采用增加上肢动作复杂性的活动，如训练上肢整体控制下手的活动能力、练习从自己对侧肩上拾起小纸片、上臂前伸去拾起或接触某一物体、向后伸展上肢抓握和放下某一物体、训练使用餐具等。

5. 将训练转移到日常生活中 当偏瘫侧臂或手已经恢复了一些主动运动时，在治疗期间和他的日常生活中，应当帮助患者经常使用它们，以这种方式可以改善患侧的感觉和意识，也可刺激潜在的主动运动恢复。

下面是训练患手完成一些简单、实用性活动的例子。即使只存在轻微的主动运动，也可以运用臂和手完成简单的工作。

（1）穿衣为患臂提供了几项比较简单的活动：①患者用患手拾起袜子，然后用健手穿上。②患者用两手穿袜子。③手指、拇指仅用很小的活动，患者可以系鞋带，只用患手握住鞋带一端。

（2）日常生活中的其他活动也为患手完成容易的工作提供了机会：①吃烤肉或面包卷。②从杯子里喝水。③把牙膏挤在牙刷上并刷牙。这些活动开始可能需要健手帮助，逐步减少帮助，直到最终独立完成。

（3）尽量使用双手进行活动：使用双手来完成正常情况下只用单手即可完成的活动，这样做的目的在于预防患臂的联合反应。例如：①切碎洋葱：如果患者只用健手，他的患侧臂立即屈曲，当健手握着患手做这一动作时，联合反应被预防，整个身体变得更对称，运动更加正常化。②吸尘和抹家具：患者两手握在一起吸尘、抹家具，如果可能的话，患手平放在吸尘器上，另一只手放在其上。

（4）患手的复杂功能训练：当患者进行更复杂的、由几个步骤组成并需要使用两手的工作时，治疗师可以指导患手以正常方式完成所有必要的运动。例如：把桔子切成两半挤出汁来；把汁倒进杯中，然后喝掉它；随后清洁，冲洗、擦干用具。

（二）口面部功能

1. 口面部功能的基本成分 口面部主要功能包括吞咽、面部表情、通气和形成语言的发声运动等。其基本成分包括：①闭颌。②闭唇。③抬高舌后1/3以关闭口腔后部。④抬高舌的侧缘。

此外，有效地吞咽还需要如下的前提：①坐位。②控制与吞咽有关的呼吸。③正常的反射活动（张口反射是唯一在成人存在的正常口腔反射）。

2. 口面部功能的分析 包括：①观察唇、颌和舌的序列及其运动。②检查舌和双侧面颊的力量。③观察吃饭和喝水。脑卒中后口面部功能常见的问题包括以下几个方面。

（1）吞咽困难：主要是因为缺乏对口面部肌肉的控制能力，特别是张颌、闭唇差，舌固定不动（舌可能看起来增大并太靠前）。常会导致：①流口水。②食物存于面颊与牙床之间。③觉察力降低或过度敏感。

（2）面部运动和表情不协调：这是患侧面部的下部缺乏运动控制以及健侧面部肌肉过度活动的结果。面部上1/3肌肉接受双侧神经支配，因此脑卒中后通常不受影响。

（3）缺乏感情控制：此问题本质上不是口面部的问题，脑卒中早期经常看到患者缺乏自身感情表露的控制。这种缺乏控制经常表现为爆发性的、无法控制的哭泣，它很难由患者调整或停止。如果不给患者解决这个问题，它很可能持续存在并妨碍他的训练计划，且影响他的自尊。

（4）呼吸控制差：这可由软腭控制差或运动不持续等多种因素引起。表现为深呼吸、屏息和延长呼气困难，因此使言语交流困难。

3. 口面部功能练习 包括以下几个方面：

（1）训练吞咽：对吞咽及吃饭最有效的体位是坐位。治疗师应检查患者的坐位姿势，并保证患者用双髋充分向后坐在椅子里，头和躯干保持直立位。

治疗时不主张用压舌板，由于压舌板的质地使人不愉快，而治疗师的手指是评估和训练口腔功能较为有效的工具。

双唇及口内区域对温度变化敏感。有时用冰刺激来训练口部功能，但它有麻木的作用，这可增加患者舌在口内运动及了解唇是否闭合困难。吮吸冰块也可使患者吸气，因为液体较固体更易使人吸气。

训练闭颌：确保患者舌在口腔内，治疗师用手帮助患者闭颌，牙轻轻合上，再对称张开嘴，再合上，不要向后推他的头部，牙齿咬合。

训练闭唇：治疗师用手指指出患者没有功能的唇的区域，训练患者闭唇。不鼓励患者撅嘴及吮下唇，这样会妨碍吞咽时的舌部运动。

训练舌部运动：治疗师用裹上纱布的食指用力下压患者的舌前1/3并做水平方向的震颤。震颤运动的幅度要小，而且治疗师的手指在患者口中不应超过5s，然后帮助闭颌；之后再用力下压引出舌后1/3的抬高，以关闭口腔后部，从而完成吞咽动作。还可应用冰块来刺激。

（2）训练面部运动：治疗师让患者张口，练习降低健侧面部的过度活动，再闭口。治疗师用手指示意哪部分应该放松和哪部分应该运动。

（3）改善呼吸控制：患者躯干前倾，上肢放在桌子上，让他深吸气后立即呼出，治疗师在其呼气时于下1/3胸廓加压并施以震颤的手法。训练时尽可能让患者每次呼气时间长一些，并与发声相结合，也可让患者试验用变化的声音，这样可提供有用的听觉反馈。

4. 将训练转移到日常生活中　治疗师要运用上述训练吞咽的技术来帮助患者在病后吃最初几顿饭。条件许可时，在患者进餐前应先训练其吞咽功能。患者应坐到桌子旁吃饭并应安排好吃饭时间，以便他们能及早适应社交的场合。

在所有的训练时间里，当患者致力于各种作业如肢体训练或其他活动时，治疗师要注意观察其面部的表现。如当患者张嘴时，应向其指出并提醒他保持闭嘴。

口面部外观及其控制的改善会帮助患者重新树立自尊并增强与工作人员、家属及其他人交往的信心，同时也可以改善他的营养状况。如果在发病的最初几天开始治疗，上述的口面部问题会很快得到解决。

（三）从仰卧到床边坐起

1. 从仰卧翻身到侧卧的运动成分　包括：①颈旋转、屈曲。②屈髋、屈膝、足跟上移。③肩屈曲、肩胛带前伸。④躯干旋转。

2. 从床边坐起的运动成分　包括：①颈部侧屈。②躯干侧屈。③下肢屈髋屈膝越过床沿。④外展下面的臂支撑身体。

3. 向健侧翻身的困难　向健侧翻身时，常有如下困难：①患侧屈髋屈膝困难。②肩屈曲和肩胛带前伸困难。

4. 从床边坐起的问题　从床边坐起时，常有如下问题：①用健脚伸到患脚下方勾住患腿，使双下肢移至床边。②蠕动至床沿或用健手抓住东西使身体向前向上移至床边，代替颈和躯干侧屈。③忽略将患侧上肢移至前面。④旋转和前屈颈以代替躯干侧屈。

5. 训练步骤

（1）训练颈侧屈：侧卧位，令患者头部离开枕头，做颈部侧屈肌群的向心性收缩；再缓慢回到枕头，做颈部侧屈肌群的离心性收缩，反复进行（先帮助下，后无帮助）。

（2）训练翻身：令患者健腿屈髋屈膝固定于床上，用力蹬，使骨盆、躯干、肩离开床向前向上旋转，向患侧翻身。

（3）协助患者从床边坐起：①协助屈颈，转颈、将患侧上肢向前移。②协助屈髋、屈膝、向后移臀、移背。③协助将双下肢移至床边。④令患者抬头，治疗师一手抬肩，一手扶住对侧骨盆，交叉用力，使患者侧身坐起。

（4）协助患者躺下：①患者从坐位将重心侧移至健侧前臂。②双下肢抬高至床上。③身体回落至床上躺下。

6. 将训练转移到日常生活中　只要病情允许，尽快帮助患者坐起很重要，这对中枢神经系统是良好刺激，可预防抑郁症，有助于控制膀胱，增加口面部控制，增加视觉输入及便于交流。坐起时要坚持应用上述正确方法，防止代偿出现。坐起时用枕头支持其患臂。必须卧床时，要帮助患者做桥式运动。

（四）坐位平衡

1. 坐姿的基本要素　正确的坐姿其基本要素包括：①双足平放，双膝靠拢，与肩同宽。②体重均匀分布，双侧对称坐位。③躯干伸直，双肩在双髋的正上方。④头部在双肩水平上平衡。

2. 坐位平衡的基本成分　包括：①静态平衡：a. 预备性姿势调整；b. 视觉平衡。②动态平衡：为完成运动而进行的姿势调整。③受力时平衡：当外力推动时需保持的平衡。

3. 坐位平衡的代偿方式　坐位平衡常见的代偿方式如下：①增大支撑面，双足或双膝分开。②自发地限制运动，如屏住呼吸。③用手及上肢支撑以扩大支撑面或保护性地用手抓住物体以增加平衡。④重心转移时，身体前倾或后倾，而非侧移。⑤以足部的滑行取代正常的身体调整。

4. 坐位平衡训练　即训练重心移动时的姿势调整。

（1）视觉平衡训练：坐位，令患者向两侧和后方转动头部和躯干，利用视觉寻找物体而转动头部和躯干，使之熟悉环境，找到平衡感觉。

（2）动态平衡训练：坐位，将实物轮流放在患者的前方、侧方、后方，治疗师协助患者眼见实物（视觉反馈），令患者不断用手抓放实物，每次抓放后身体都要回到直立体位。可先从简单的前屈拾物训练开始，由近及远，由高到低，逐渐增加训练的难度。

（3）推动平衡训练：令患者坐稳，治疗师用手从前方、侧方、后方推动患者，使之学会维持平衡。

5. 增加训练的复杂性　①取坐位，让患者从侧下方地面拾起一个物体。②取坐位，让患者用双手拾起地面上的一个小盒子；或双手向前伸拿起桌上一件物品，再转身向后伸并取一件物品。

6. 将训练转移到日常生活中　①让患者经常练习将重心在自己的两侧臀部之间交替转移。②如果患臂松弛无力，应将患臂支持在桌子上，以便患者能够阅读和做其他活动。此外，坐位平衡（以及运动再学习疗法的其他内容如站起和坐下、站立平衡和步行等）与躯干也有很大的关系。因此，在此了解躯干的基本运动成分、常见问题及躯干的训练方法也十分必要。

7. 躯干的基本运动成分　包括：①躯干直立，左右两侧对称。②两肩胛对称，两肩等高。③头在水平的两肩上直立平衡。④可灵活进行前屈、后伸、左右侧屈、左右旋转的运动。

8. 躯干的常见问题　包括：①脊柱弯曲，左右不对称，由于患侧肌群瘫痪致脊柱两侧肌群的肌力和肌长度不对等。②两肩胛不对称，由于患侧肩胛周围肌群瘫痪，不能维持肩胛的位置，致肩胛向外翘。③两肩不等高，由于患肩周围肌群瘫痪，致患肩下垂。④躯干前屈、后伸无力，由于腹肌及背伸肌无力。⑤躯干左右侧屈、左右旋转困难，由于患侧肌群瘫痪，致左右两侧肌群的肌力和肌长度不对等。

9. 躯干的训练　具体方法如下：

1）患侧颈肌训练：仰卧位，向上抬头；俯卧位，向上抬头。

2）患肩周围肌群训练：坐位，在治疗师辅助下，肩胛带及肩关节向各方向运动，耸肩。

3）上半躯干屈肌群训练：仰卧位，令患者单手或双手前伸够物，肩离开床。

4）下半躯干屈肌群训练

（1）仰卧位：①令患者单手或双手前伸够物，抬头，肩和肩胛离开床面。②屈髋屈膝，令患者膝盖向左右两侧触物，尽可能屈髋。

（2）坐位：①两臂交叉相抱，向前屈曲躯干，用臂触膝。②或用左右两肘交替触对侧膝。

（3）站位：①两臂交叉相抱，向前屈曲躯干。②或向左右两侧转动躯干。

5）躯干侧屈肌群训练：坐位或站位，①治疗师在患者后方，一手扶住腋下，一手扶住对侧腰部，交叉用力，辅助患者完成左右侧屈，同时牵拉侧屈肌群。②患者两臂交叉相抱，向左右两侧侧屈躯干，用肘触侧面物品。

6）躯干伸肌群训练：①仰卧位，令患者行双桥或单桥运动。②坐位，骨盆固定，令患者抬头的同时单臂或双臂尽量前屈。

（五）站起和坐下

1. 站起的基本运动成分　包括：①双足平放。②屈髋使躯干前倾，伴颈部和脊柱的伸展。③双膝向前移动。④伸髋和伸膝达到最后直立。

2. 坐下的基本运动成分　包括：①屈髋使躯干前倾，伴颈部和脊柱的伸展。②双膝向前移动。③屈膝坐下。

3. 站起和坐下的常见问题　主要包括：①主要由健侧负重。②重心不能充分前移，即双肩不能前移过足，膝不能前移。③患者通过屈曲躯干和头部来代替屈曲髋部或向前蠕动至椅子的边缘，而不是重心前移。④不能平放患足，通过健足负重站起和坐下。

4. 站起和坐下的训练

（1）练习躯干前倾伴膝前移坐位，患者双足平放地面，足距不能过大，通过屈髋伴伸展颈部和躯干来练习躯干前倾，同时膝部前移，向下推其双足，使其充分着地。

（2）训练站起患者坐位，训练站起时可采用先辅助后独立的方式进行。

治疗师协助站起：①当患者双肩前移超过足、膝前移时，治疗师一只手放在患膝上方，通过膝向足跟方向按压固定患足，协助患者站起来，患者可将患侧上肢搭在治疗师肩上。②患者手搭在治疗师肩上，治疗师双手托住患者肩胛，用膝抵住患侧膝，协助患者膝前移后伸直站起。

借助家具（如桌子）站起：坐位，患者两手臂置于桌面，完成肩和膝的前移，屈髋使躯干前倾后，双手按住桌面慢慢伸膝伸髋站起。

独立站起：坐位，患者双手交叉相握，前臂前伸，双足平放地面（与肩同宽），稍后于膝，当前臂和双肩向前向下移动超过足时，臀部离开椅面，伸膝伸髋站起，注意头和躯干保持直立，两腿均匀负重。

患者自己也可以用双手扶膝向足跟方向用力，支撑站起。

（3）训练坐下：治疗师协助患者将肩和躯干前倾，前移膝，再屈髋、屈膝坐下。当患者掌握了此方法并具备相应的能力后，令患者练习独立坐下。

5. 增加难度，并将训练转移到日常生活中　开始时可让患者双上肢向前放在桌子上来练习抬高臀部和前移肩部，可用较高的椅子来练习；以后阶段可利用接近日常生活的环境来训练患者，并逐步增加难度。例如，可从不同高度的物体（如椅子、沙发、床等）表面站起，从一侧站起，握物站起，交谈中站起等。此外，要注意保持练习的连续性，即其他时间里也要求患者按训练中学会的站起与坐下要点去做。

（六）站立平衡

1. 站立的基本成分　包括：①躯干直立。②双足间距与肩同宽，对称平衡。③双髋在双踝的前方，双肩在双髋的上方。④髋关节和膝关节伸展。⑤头平衡在水平的双肩上。

2. 站立平衡的基本成分　包括：①预备性姿势调整的能力。②不断进行姿势调整的能力。

3. 站立平衡的代偿方式　常见的代偿方式有以下几种：①增大支撑面，即双足过度分开，单侧或双侧髋外旋。②主动地限制活动，即患者僵硬不动和屏住呼吸。③用手扶物以维持平衡，或伸手够物时只动手，较少移动重心，不前移髋部。④变换足的位置，即靠移动足来迅速取物，而不是调整相应的身体部位。⑤向前够物时，以屈曲髋关节代替踝背屈。⑥向侧方够物时，用躯干运动代髋和踝的运动。⑦患者过早地跨步，即当重心稍有偏移，患者就马上跨步。

4. 站立的训练　训练站立时应首先保持患者头、患髋、患膝在一直线上，足跟落地，然后再进行针对性的训练。

（1）伸髋训练：当髋关节不能前移和伸直时，予伸髋训练：①卧位下双桥或单桥运动，注意患者每次抬臀的间距宜短，抬臀时治疗师可用手体会臀大肌收缩的反应。②患者双足负重站立，嘱患者用髋向前靠近目标。

（2）伸膝训练：当膝不能伸直和受力时，患者站立经常会出现膝关节的屈曲。防止膝屈曲可用以下方法：①用矫形器固定患膝。②治疗师用手固定患膝。

（3）股四头肌收缩训练：①患者坐位，伸直膝置于床上，嘱患者股四头肌收缩致髌骨上下滑动，尽可能保持较长时间，然后放松。②患者坐位，在治疗师辅助下保持伸膝，嘱患者尽量不让足落至地面上，或让其缓慢落下。

5. 站立平衡的训练　与坐位平衡训练一样，也是训练重心移动时的姿势调整。

（1）视觉平衡训练：双足分开站立，头部转动向上方、前后、左右看。

（2）动态平衡训练：①双足分开站立，嘱患者进行各方向伸手拾物训练，要求双足不能移动。②跨步平衡：取站立位，患腿负重，健腿向前迈一步，然后退回或向后迈一步。③患者两腿分开背靠墙站立，双足跟距墙约10cm，两手交叉握拳前伸，令患者臀部前移，离开墙面，治疗师握住患者手，给予轻微阻力或助力，保证其重心持续在后。在臀部前后运动期间，治疗师注意观察踝背屈活动是否被诱导出来，若有踝背屈活动，治疗师应鼓励患者主动完成。

6. 增加训练的复杂性 患者掌握上述一般的平衡技术后，可进行如下训练以增加难度。①患者站立位，伸手去接治疗师分别从前方、侧方、下方抛来的球，之后向前跨一步去接球。②患者站立位，用单手或双手从地上拾起不同大小的物体。③用健腿或患腿向不同方向迈步（前、后、左、右），以及练习跨过物体等。

7. 将训练转移到日常生活中 在治疗以外时间进行上述练习，并给患者以书面指导，以便患者能监督自己的练习。特别要患者注意保持正确的站姿及患腿负重。可以练习靠桌子站立，也可用肢体负重监测器以确保患腿负重或部分负重。另外，站立平衡的练习还要与站起和坐下的练习结合起来。

（七）步行

1. 站立期的基本运动成分 包括：①髋关节保持伸展（髋及踝发生角度位移）。②躯干和骨盆在水平面侧移（约4~5cm）。③在足跟着地时，开始屈膝（约15°），紧接着伸膝，然后在足趾离地前再屈膝。

2. 摆动期的基本运动成分 包括：①屈膝伴早期伸髋。②当足趾离地时，骨盆在水平面上向下侧倾斜（约5°）。③屈髋。④摆动腿的骨盆旋前（约3°~4°）。⑤足跟着地前瞬间伸膝，同时踝背屈。

3. 步行的常见问题 步行的不同时期常有各不相同的问题。

（1）患腿站立期的常见问题：①髋关节伸展和踝关节背屈不够。②膝关节在0°~15°范围内的屈、伸控制不够。③骨盆过度的水平侧移。④健侧骨盆过度向下倾斜，伴骨盆过度侧移至患侧。

（2）患腿摆动期的常见问题：①足趾离地时屈膝不够。②屈髋不够。③足跟着地时，伸膝不够及踝背屈不够。

（3）步行的常见问题小结：①步行的分析和训练经常是从患腿站立期开始。②患者的重心转移或侧移困难。③患腿不能伸髋使重心前移。④在整个站立期，对膝关节的控制不够。⑤在足趾离地时，屈膝不够。⑥在摆动期末期，踝的主动背屈不够，但不作为单独的问题处理。⑦在向前迈步或行走时，支撑面扩大。

4. 步行的训练 针对步行的不同时期予以训练，各期训练的侧重点不同。

（1）站立期：站立期可进行伸髋、膝的控制、骨盆水平侧移等训练。

伸髋训练（训练臀大肌）：①卧位下，行双桥或单桥运动。②站位，嘱患者前移髋触物。③站位，嘱患者重心移至患腿，健腿向前迈步，然后退回，迈步时确保患髋伸直。

膝的控制训练：①卧位，患膝下垫一枕头，使屈60°（60°时，股四头肌在中等收缩范围易引起肌肉收缩），做伸膝和慢慢放下的动作。②坐位，治疗师坐在患者的对面，一手抵住患者的患腿足跟向其膝部施加压力，另一手给出屈膝伸膝目标，令患者在0°~15°范围内屈膝和伸膝，不超过目标。③站位，患腿负重，健腿向前迈步及向后迈步。④健腿在前分腿站立，前移髋使重心前移至健腿，保持患膝伸直，然后进行患膝屈伸的练习。⑤患腿负重，健腿上下踏板，保持患髋伸直。⑥上下踏板，患腿踏上踏板，患膝前移伴重心前移，健腿踏上踏板，伸直患膝，然后健腿退下。

骨盆水平侧移的训练（训练臀中肌）：①站立，髋位于踝的前方，患者练习将重心从一侧脚转移到另一侧脚，治疗师用手指指示其骨盆移动的距离（大约2.5cm）。②站位，髋位于踝的前方，患者练习健腿向前迈步。③扶墙站立，腿外展侧行。令患者先将重心移至健腿，再外展患腿向侧方迈步，然后患腿负重，健腿合拢，再接着迈下一步。

（2）摆动期：摆动期可进行摆动初期时屈膝、足跟着地时伸膝和踝背屈等训练。

屈膝训练（训练腘绳肌）：①俯卧位，将患膝屈曲30°左右，令其维持住。先弯上一点，再慢慢放下，重复进行，注意臀部不要翘起来。②站位，治疗师协助患者维持患膝屈曲30°左右，令患膝行屈伸运动。如先让其足趾慢慢落到地面，然后从地面慢慢提起，此时腘绳肌分别进行离心性、向心性收缩。练习中注意保持患髋伸直。③俯卧位，将患膝屈曲90°左右，令其保持住或令小腿向左、右目标摆动，训练和检测腘绳肌的控制能力。④站位，令患者用患腿向前迈步，治疗师协助患者控制迈步前最初的屈膝。⑤站位，令患者练习向后倒退走路，治疗师指导其屈膝及踝背屈。

足跟着地时伸膝和踝背屈的训练：患者健腿站立，治疗师握住患足置于伸膝和踝背屈位，患者练习将重心前移至足跟。注意对侧膝不要弯曲。

（3）辅助步行的训练：①站立，健腿先向前迈一步，再由治疗师一手扶住患膝前，一手扶住患足后跟，辅助患腿迈步前移，注意送髋，步子不要太大。②治疗师站在患者的后方，双手扶住患者的肩外侧，防止向两侧摔倒，令其迈步行走。

5. 行走练习　先用健腿迈步，然后训练用患腿迈步。如患腿迈步有困难，治疗师可用自己的腿来指导患者的腿前移。可给予一定口令，让患者有节奏地行走。同时要观察分析患者身体的对线情况，找出问题，改善其行走的姿势。

可为患者制定家庭训练计划。使用平行杠、手杖等辅助工具要适当，因其只能暂时解决患者的平衡问题，但破坏了平衡控制的正确反馈。使用踝足矫形器也会妨碍踝的背屈及跖屈。

6. 增加难度，并将训练转移到日常生活中　可去有人群和物体移动的公共环境进行行走练习。练习跨过不同高度的物体；行走时同时做其他活动，如和别人说话、拿着东西等；改变行走速度；在繁忙的走廊中行走；出入电梯；在跑台及不同地面上练习行走等。

（姚星宇）

第四章

神经系统疾病的康复评定与治疗

第一节　概述

中枢神经系统损伤后是具有一定的可塑性和功能代偿性的，即神经康复。神经康复学是专门研究神经系统疾病所致的功能障碍的诊断评估、功能修复和治疗的医学学科，是康复医学发展到一定程度后，与神经病学相互渗透并高度结合的新兴专科化的学科，也是神经病学的一个重要分支。神经系统疾病的康复目的是减轻甚至消除因疾病导致的功能障碍，帮助患者根据其实际需要和身体潜力，最大限度地恢复其生理、心理、职业和社会生活上的功能，提高其独立生活、学习和工作的能力，最终改善生活质量。神经康复学的形成改变了神经病学与康复医学的脱节状况，使神经系统疾病的诊断和治疗整体达到新的水平。

一、神经康复的理论基础

神经细胞一旦死亡是不能恢复的，因此，中枢神经系统损伤后的"宿命论"观点在过去的若干年来一直被大家所接受。近十余年来，已有越来越多的临床和基础科学研究证据充分显示了大脑具有"可塑性"，脑功能在损伤后可以进行重组。

脑的可塑性（plasticity）是指大脑可以为环境和经验所修饰，具有在外界环境和经验的作用下塑造大脑结构和功能的能力，分为结构可塑性和功能可塑性。结构可塑性是指大脑内部的突触与神经元之间的连接可以由于学习和经验的影响建立新的连接，从而影响个体的行为。功能可塑性可以理解为通过学习和训练，大脑某一代表区的功能可由邻近的脑区代替；也可以认为经过学习和训练后脑功能有一定程度的恢复。现就当前被普遍接受的神经可塑性与功能重组（functional reorganization）学说介绍如下，包括远隔功能抑制论、发芽论、替代论与突触调整论等。

（一）远隔功能抑制

远隔功能抑制（diaschisis）又称神经功能联系不能。1914 年首先由 Monakow 提出，认为在中枢神经系统中某部被破坏时，与此有联系的远隔部分功能停止，一段时间后功能又可重新恢复。失神经超敏感（denervation supersensitivity）与代偿性发芽（compensatory sprouting）被认为是远隔功能抑制消除的可能机制。通常情况下，肌纤维在神经肌肉接头处只对乙酰胆碱敏感，但一旦失神经后，接头处的敏感性下降，而其他部位的敏感性却增高，称为失神经超敏感。由此可代替原先接头部位对乙酰胆碱的反应，故是一种代偿现象。在周围神经损伤修复中比较常见，中枢神经系统损伤后也可见到这种现象。

（二）发芽

损伤后重新生长的神经突起称为发芽（sprouting）。发芽是未损伤神经元的一种反应，即未损伤神经元轴索发芽，走向损伤区域以代替退变的轴索。理论上，发芽可恢复已失去的功能并建立新的连接。发芽的种类如下：

1. 再生性发芽（regenerative sprouting）　指发芽取代已失去的轴索，即损伤近端的轴索再生以支配靶目标。此过程需数周至数月才能完成，主要见于周围神经系统损伤。

2. 代偿性发芽（compensatory sprouting）　　发芽见于远端，由同一神经元轴索的未损伤分支长出，扩伸以支配靶目标。此过程需数月才能完成，对神经修复有利。

3. 侧支/反应性发芽（collateral/reactive sprouting）　　完全完好的神经元轴索终末端在邻近另一神经元轴索损伤时长出发芽，并与之形成连接，以代替退变轴索。此过程是一种不良适应，需 8h ~ 1 个月完成，可见于中枢神经系统与周围神经系统。

（三）替代

1. 病灶周围组织替代论（substitutional theory inperilesional brain tissue）　　对猴造成皮质感觉运动区的损伤时，猴肢体运动可迅速恢复。如果再在损伤的周围切除皮质，运动缺失现象又可重现，这种现象说明病损周围组织替代了已失去的肢体运动功能。电生理研究业已证明，在皮质病损的邻近组织有未曾启用的突触重现和突触连接，这是皮质缺损边缘轴索与树状突的重组结果，与局灶性损伤后功能的恢复密切相关。康复训练因而起着非常重要的作用。

2. 对侧半球替代论（substitutional theory for contralateral brain hemisphere）　　即一侧大脑半球受损后，对侧大脑半球可代替其部分功能。如给顽固性癫痫患者进行左侧大脑半球切除术后出现的言语受损和右侧肢体运动功能障碍，经康复训练后能恢复部分功能。这说明了中枢神经系统具备强大的替代能力：一部分功能的丧失，能由其他部分的功能来代替。

（四）突触调整

神经元连接的选择是神经发育中的基本战略之一。是否存在过多的连接被抑制而不是被消除。一种可能是：在正常神经系统生理上不起作用或相对作用甚小的突触强度的调整（modulation），在中枢神经系统损伤后的功能恢复上起到了积极作用。如人脑卒中后皮质某些功能的重组在数小时内即可发生，这不能以形成新连接来解释，因为时间太短。如此迅速的改变是基于先前存在的神经环路，如潜在突触活化（重现），或调节、增加环路内突触性强度以形成功能性重组。它们在解剖上可能存在，但平时在功能上不起作用，故神经可塑性并不一定需要有神经结构上的改变。

人类在截肢后，肢体失神经，触摸近端残端，可诱发局部性感觉，也可出现幻肢。Jenkins 等 1990 年证实反复轻刷指尖皮肤数个月，可以增加皮质图代表范围。故中枢神经系统皮质图只是反映了躯体不同部位相对应用的结果，改变周围刺激可以改变中枢神经系统的接受野。因此，这对人类神经损伤康复具有重大的意义。目前脑可塑性研究的一个重要趋势是将分子、突触及细胞的可塑性与皮层功能映射的可塑性进行整合，研究皮层功能代表区可塑性的变化。

（五）功能神经影像与神经可塑性

一直以来大脑功能形态学的研究由于缺乏必要的手段而无法深入进行，直到神经功能成像技术（PET、SPECT、fMRI 等）的出现，人类才真正可以从功能影像学的水平直接观察到人脑在生理和病理状态下的活动，脑的可塑性和功能重组终于得到了客观和科学的证据。其中功能磁共振成像（functional magnetic resonance imaging，fMRI）是一项方便、无创和动态的检查手段，是目前使用最为广泛的脑功能成像技术，它可提供观察全脑范围内的病理生理状况的实时窗口。

神经可塑性已通过不同的 fMRI 显示的功能活动来证实，包括运动、感觉、语言和认知。虽然尚没有完全了解它们的共性和差异性，但这些发现突出显示了人脑功能具有动态变化的潜能。例如，脑卒中患者的 fMRI 研究显示，单侧皮质梗死后，神经中枢活动的平衡被打破，为使患肢运动功能达到最大限度的恢复而重新调整这种平衡：①激活患侧残留的运动皮质神经元。②抑制健侧已增强了的运动皮质兴奋性。③抑制梗死灶周围已增强了的皮质兴奋性。④抑制健侧已增强了的运动输出或感觉反馈。⑤抑制邻近患肢的身体部分的传入感觉信息。此外，有关训练相关性经验和康复对脑卒中恢复的影响的证据越来越多，甚至在疾病的慢性恢复期，都会发现伴随有皮质重组的临床症状的改善，这种改变有赖于干预的形式和病损的部位（皮质或皮质下）。因此，脑的可塑性和功能重组可以长期存在，脑功能的恢复亦是一个长期的过程。

二、神经康复的临床意义

神经康复是经循证医学证实的降低致残率最有效的方法之一，是神经系统疾病组织化管理中不可或缺的关键环节。但是，神经康复不是随意的，只有通过规范化的康复方案才能使患者在病后最佳恢复时间内得到充分的持续康复，将患者的功能障碍降至最低水平，最大限度地获得生活自理能力。

康复治疗引入到神经系统疾病治疗的意义在于：

1. 疾病急性期 尽早开始康复治疗，可预防相关并发症。如防止脑卒中偏瘫后出现的肩痛、肩关节脱位、关节挛缩；避免卧床后的失用综合征等。

2. 疾病恢复期 即使某些疾病已造成残疾，亦可采用综合康复措施，帮助患者发挥其自身潜力，进行病残的代偿训练以增强功能，避免因运动减少而造成的并发症或继发障碍，从而改变无功能生命状态，降低残疾程度，减少盲目、无效用药的耗资，减少社会和家庭的经济和劳力负担。

3. 疾病后期 以医院康复为依托，制订家庭及社区康复计划和方案；对患者及家属进行必要的康复教育；进行相关的居家及社区改造；进行相关的职业康复训练等。目的是提高患者的社会适应能力，使患者能真正回归社会。

康复的核心是建立一支专门的、相互协调的多学科专业团队，即神经康复小组，可为患者提供康复评价、康复治疗、定期复评、制订出院计划及随访工作。神经康复小组的成员包括医师、护士、物理治疗师、作业治疗师、言语治疗师、心理医师、康复辅助装置设计师、营养师以及社会工作者等。患者本人及其护理者或其他家庭成员，亦应被视为康复团队中重要的一分子。神经康复小组会议是神经康复小组的主要活动形式，是小组工作的核心，其目的是使小组成员之间能就患者的状况进行交流。一般是在患者住院后 1 周进行首次康复小组会议，又称康复评定会议，之后每月举行 1 次。

（姚星宇）

第二节 神经系统疾病的康复评定

康复评定是神经康复治疗过程中非常重要的内容。在康复医学领域中，一切治疗手段都是从初期评定开始，至末期评定结束，评价贯穿于治疗的全过程。只有掌握了正确的评定方法，医师和治疗师才能根据本专业的特点准确地设计患者的康复目标，制订行之有效的康复计划，从而使康复治疗工作顺利进行。

一、运动、感觉功能障碍的评定

（一）肌力评定

在神经科临床工作中，多用 Lovett 六级肌力评定来评价肢体瘫痪的程度。但上运动神经元性瘫痪与下运动神经元性瘫痪不仅在腱反射、病理反射、肌萎缩等方面存在区别，更重要的是，两者在病情的恢复过程中存在本质不同。上运动神经元性瘫痪的恢复过程是"质"的变化，下运动神经元性瘫痪的恢复过程是"量"的变化。其差别见图 4 - 1。

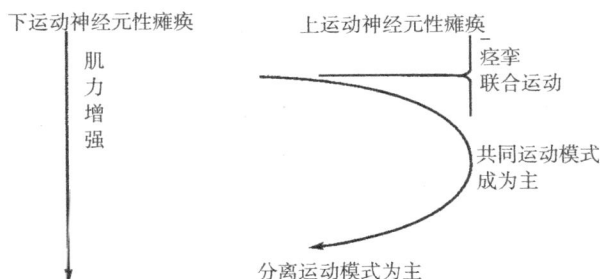

图 4 - 1 肢体中枢性瘫痪的恢复模式

　　下运动神经元性瘫痪的恢复过程是以直线形式存在，说明下运动神经元性瘫痪仅有随意运动的程度变化，即"量"的变化。上运动神经元性瘫痪的恢复过程以一个抛物线形式存在，说明上运动神经元性瘫痪不仅有随意运动的程度变化，而且存在运动模式的异常，这就是上运动神经元性瘫痪"质"变的主要表现。Lovett 六级肌力评定只能说明瘫痪肢体肌力量的变化，而不能说明运动模式的变化，所以在神经康复中，常采用 Brunnstrom 分期法来评价上运动神经元性瘫痪肌力的变化。Brunnstrom 分期共分为 6 期，具体评价标准见表 4 - 1。

表 4 - 1　Brunnstrom 分期

分期	评价标准
1 期	肌肉处于弛缓状态，无随意运动，腱反射减弱或消失
2 期	肌张力开始增高，肢体出现联合运动、初级的协同运动
3 期	肌痉挛达顶峰，肢体可随意发起协同运动，并伴有相应的关节运动
4 期	肌痉挛开始减弱，协同运动的成分逐渐减少，出现部分分离运动
5 期	肌痉挛明显减弱，协同运动形式基本消失，分离运动比较充分
6 期	协调运动正常或接近正常

（二）肌痉挛的评定

　　中枢神经系统受损后，常常出现肌肉痉挛。痉挛是感觉运动系统的功能障碍，其特征是速度依赖性的肌张力增高并伴有腱反射亢进，是肌肉牵张反射亢进所致。痉挛是上运动神经元综合征的重要"阳性"体征，可限制患者运动而导致功能障碍。目前常用改良 Ashworth 量表进行肌肉痉挛的评定。具体评定方法见表 4 - 2。

表 4 - 2　改良 Ashworth 量表

分级	评定标准
0 级	肌张力不增加，被动活动患侧肢体在整个范围内均无阻力
1 级	肌张力轻微增加，被动关节活动时，在终末出现阻力或突然卡住，然后阻力消失或仅有极小阻力
1⁺ 级	肌张力轻度增加，被动关节活动到一半后出现阻力或卡住，如继续被动活动关节则始终有小阻力
2 级	肌张力明显增加，做被动关节活动时，大部分范围内均有肌张力增加，但仍可容易地活动受累的关节
3 级	肌张力显著增加，做被动关节活动时全范围内有困难
4 级	肌张力高度增加，僵直关节僵直于某一位置上，不能活动

（三）关节活动度的评定

　　人体各关节都有自己的活动范围，各关节亦都有其正常的活动范围，也就是关节活动度（ROM）的正常值。一般使用通用量角器进行关节活动度的测量。中枢性运动障碍患者出现关节运动受限时，不能轻易下结论为关节活动度受限，因为与其他疾病有所不同，此类患者会受到上述过高的肌张力或特定的运动模式的影响，而且不论是肌痉挛还是软组织短缩导致的关节活动受限，它们的康复训练方法是有所不同的。

（四）感觉障碍的评定

　　感觉障碍，特别是深感觉障碍对运动功能障碍的恢复起到明显的阻碍作用。感觉障碍的评价除了临床查体外，目前尚无统一和公认的定量检测评定法，主要原因是感觉检查受主观影响较大，难以进行量化测定。NIHSS 量表可对肢体感觉功能进行半定量的评价。

（五）平衡功能评定

　　平衡能力应该包括各种姿势状态下的检查，即平卧位、坐位及立位下的检查。常用评定方法为 Fugl - Meyer 平衡功能评定，总分 14 分。

（六）步态分析

脑卒中偏瘫恢复期的患者通常会形成"上肢挎篮，下肢划圈"的偏瘫步态，而脊髓损伤时则会导致双足下垂，严重影响患者的步行能力。步行能力不能单纯用能步行或不能步行来判断，而是要针对步行的每个环节及步行周期的每个阶段进行详细的观察和测定。因此，对正常步态、正常步行周期的理解和认识是非常重要的。只有这样才能在患者的步态分析中，找出异常所在，并分析其原因。

1. 步行周期　从一侧足跟着地开始直至同一侧足跟再次着地的时间称为一个步行周期。足跟着地至足尖离地期间称为支撑期，相应的下肢称为支撑足，而足尖离开地面悬空、甩动后再次由足跟着地期间称为摆动期，相应的下肢称为摆动腿。

2. 影响步态的重要因素　包括骨盆的旋转和倾斜、双重膝作用以及膝、踝关节的运动配合。

（1）骨盆的旋转和倾斜：正常步行时，骨盆分别在垂直轴和水平面上做旋转运动和倾斜。

（2）双重膝作用：正常情况下，在支撑期膝关节会出现伸展→屈曲→再伸展→再屈曲的过程，这个运动的目的在于缓冲和减少重心点垂直运动的幅度。

（3）膝、踝关节的运动配合：正常情况下，足跟着地时同侧膝关节完全伸展、同侧踝关节背屈；随着重心前移，膝关节逐渐屈曲，踝关节反而跖屈。这种运动配合的目的也是为了减少重心点垂直运动的幅度。

3. 步态分析的方法　步行能力的评定过程比较复杂，应尽可能全面、详细、准确地记录。包括临床目测观察法和三维步态分析系统。

（七）常用运动功能评价量表

除上述运动功能评定量表外，目前国际上较为通用的综合性运动功能评价量表还包括 Fugl – Meyer 评定法、上田敏评定法和卒中患者运动评估量表（motor assessment scale，MAS）等。其中最常用的是简化 Fugl – Meyer 运动功能评分法，对上肢、下肢的运动功能，手腕和手的运动、平衡功能，关节活动度与疼痛、感觉功能等不同方面予以评分。这一评定法能比较准确地对偏瘫患者肢体功能做出评定，可以反映出偏瘫患者恢复过程中各种因素的相互作用，是一种有效、可靠的评定方法。MAS 评定法是运动再学习疗法的评定方法，主要用于评估患者运动功能及活动能力，而不是单纯的协同运动模式，优点是评定结果客观、准确，且比 Fugl – Meyer 评定法更省时。

二、言语障碍的评定

言语障碍是指个体利用语言（如口语、书面语及手势语等）进行交际活动的过程中，出现的言语功能障碍。言语障碍包括失语症、构音障碍、儿童语言发育迟缓、发声障碍和口吃等，其中以失语症和构音障碍最常见，也最复杂。

（一）失语症的评定

1. 定义　失语症（aphasia）是指大脑言语功能区、补充区及其联系纤维的局部损伤，导致出现口语和（或）书面语的理解、表达过程的信号处理受损的一类言语障碍。临床表现为获得性言语功能减退甚至丧失。

2. 评定内容　失语症评定的目的是通过系统、全面的语言评定来发现患者是否具有失语症并评定其程度，同时鉴别不同类别的失语症，评定患者残存的交流能力并制订治疗计划。听理解和口语表达是语言最重要的两方面，应视为评定的重点。各类失语症的测查主要针对听、说、读、写 4 个方面做出评价，包括表达、理解、复述、命名、阅读及书写 6 项基本内容，简述如下：

（1）表达：包括简单答话及自发言语的表述，判断言语流畅性，有无发音、找词困难及语法障碍，有无错语、新语、杂乱语及刻板言语等。

（2）复述：令患者重复检查者所述内容，包括数字序列、字词、短句和长句，注意有无错语及错语的性质，并观察患者的记忆广度。

（3）命名：让患者称呼实物、图片、颜色及身体各部分的名称。

（4）听理解：包括听辨认、是非判断及执行口头吩咐。

（5）阅读：包括朗读及阅读理解。

（6）书写：包括自动性书写、抄写、听写、看图写字及书写短文。

（7）其他：询问10种动作（如写字、持筷、刷牙等）时患者的利手，确定为右利、左利或双利。

3. 常用失语症测查简介　失语症的评估国内外有很多不同的工具，主要分为床边筛选测查和综合性成套测查。此外，还有一些评定交流功能的测查及针对性的失语症测查，如针对听理解的专项测查Token测验，针对双语患者的双语失语测验等。以下介绍几种国内外常用的失语症评定方法。

（1）波士顿诊断性失语症检查（the Boston diagnostic aphasia examination，BDAE）：由Goodglass和Kaplan编制，1972年发表，1983年修订后再版。BDAE是目前英语国家普遍应用的标准失语症检查。此检查由27个分测验组成，分为5大项目：①会话和自发性言语。②听理解。③口语表达。④书面语言理解。⑤书写。此检查能详细、全面地测出语言各种模式的能力，但检查需要的时间较长。河北省残联康复指导中心已将此方法翻译成中文，在我国应用并通过常模测定。

（2）西方失语症成套测验（western aphasia battery，WAB）：由BDAE衍变而来，是较简短的BDAE版本，完成测验仅需1~2h。1982年发表。WAB的测查结果可求得一个总分称失语商（AQ），可以分辨出是否为正常语言，AQ<93.8诊断为失语症。还可以测出操作商（PQ）和皮质商（CQ），前者可了解大脑的阅读、书写、运用、结构、计算、推理等功能；后者可了解大脑认知功能。

（3）汉语标准失语症测查：是中国康复研究中心以日本的标准失语症检查为基础，按照汉语的语言特点和中国人的文化习惯编制而成，故亦称中国康复研究中心失语症检查法（China rehabilitation research center aphasia examination，CRRCAE）。该检查法于1990年编制完成。检查内容包括两部分，第一部分是通过患者回答12个问题了解其言语的一般情况，第二部分由30个分测验组成，分为9个大项目，包括听、理解、复述、说、出声读、阅读理解、抄写、描写、听写和计算。完成检查用时在1.5h以内。

（4）汉语失语症成套测验（aphasia battery of China，ABC）：是由北京大学医学部神经心理研究室参考BDAE和WAB，结合我国国情及临床修改编制而成。1988年开始用于临床，已进行了信度和效度检验。

（5）Token测验：是一项专门针对失语症患者理解障碍的较常用及有效的评定方法。原版Token测验是de Renzi和Vignolo于1962年编制的，此测验由61个项目组成，适用于检查轻度的或潜在的失语症患者，是一项检查理解能力的敏感测验。缺点是做起来比较费时。为此de Renzi与Faglioni于1978年在原版基础上编制了一个简式Token测验，此测验由36个项目组成，可以检测有严重理解障碍的失语症患者。此项测验在国外一直广泛应用。

（二）构音障碍的评定

1. 定义　构音是把业已组成的词转变成声音的功能，构音过程与呼吸、发声、共鸣、发音、韵律等过程有关。构音障碍（dysarthria）是与言语有关的肌肉麻痹、收缩力减弱或运动不协调所致的言语障碍。其病理基础为运动障碍，故又称为运动性构音障碍，主要表现为言语肌肉运动的缓慢、无力、不精确或不协调。构音障碍不同于失语症，是言语产生的困难，不是言语符号内容的障碍，也不是言语理解、阅读障碍或表达时的找词困难和命名障碍。

2. 分类和言语特征　根据病因、神经生理、神经解剖等的不同，构音障碍可有不同的分类。目前常用的是基于解剖及言语声学特征做出的分类，分为6型，具体如下：

（1）痉挛型构音障碍：为中枢性运动障碍，即口部肌肉上运动神经元瘫痪，常见于脑血管病、假性延髓性麻痹、脑性瘫痪、脑外伤、脑肿瘤、多发性硬化等。言语特征为：说话费力、缓慢，不自然的中断，字音不清，可出现阵发性音量失控，单音调，粗糙音，元音和辅音歪曲，鼻音过重。

（2）弛缓型构音障碍：为周围性运动障碍，即口部肌肉下运动神经元瘫痪。常见于脑神经麻痹（吉兰-巴雷综合征等）、真性延髓性麻痹、肌肉本身障碍（重症肌无力等）、外伤、感染、神经变性病等。言语特征为：话语短、慢，不适宜的停顿，低音调，元音及辅音发音不准，气息音增多，鼻音减弱。

（3）失调型构音障碍：为小脑系统障碍，多见于脑血管病、脑肿瘤、脑外伤、多发性硬化、酒精中毒、神经遗传代谢病和变性病等。言语特征：以韵律失常为主要表现，声音高低强弱不一，常伴震颤，不规则停顿，元音和辅音歪曲较轻，初始发音困难，声音大，重音和语调异常。

（4）多动型构音障碍：为锥体外系障碍，以新纹状体病变为主。多见于舞蹈病、肌阵挛、手足徐动症、抽动秽语综合征等。言语特征：构音器官的不随意运动破坏了有目的运动而造成元音和辅音的歪曲，音的高低、长短、快慢不一，失重音，不适宜的停顿，鼻音过重。

（5）少动型构音障碍：为锥体外系障碍，以旧纹状体病变为主，多见于帕金森病、帕金森综合征。言语特征：由于运动范围和速度受限，发音为单一音量、单一音调，重音减少，可有颤音，有失声现象，言语起始时有重复（如口吃）、随言语进展有阵发加速，不合逻辑的停顿。

（6）混合型构音障碍：为运动系统多重障碍，常见于肝豆状核变性、多发性硬化、肌萎缩侧索硬化症等。临床表现为上述两种或两种以上症状的混合。

3. 构音障碍的评定　主要包含两个部分，即构音器官的测查和构音的测查。

（1）构音器官的测查：通过构音器官的形态和粗大运动检查来确定构音器官是否存在器官异常和运动障碍。①测查内容：肺（呼吸情况），喉、面部及口部肌肉，硬腭、腭咽功能，下颌反射。②测查方法：在观察安静状态下构音器官的同时，通过指示和模仿，使其做粗大运动，并分别对构音器官运动障碍的部位、形态、损伤程度、性质、运动速度、运动范围、运动的力及运动的精确性、圆滑性等进行评价。

（2）构音测查：构音检查是以普通话语音为标准音，结合构音类似运动对患者的各个言语水平及其异常的运动障碍进行系统评定。具体检查内容包括会话、单词、音节复述、文章和构音类似运动5项。

结果分析：将上述异常结果分别记录和分析，包括9项。①错音。②错误条件。③错误方式。④连贯性。⑤发声方法。⑥错法。⑦被刺激性。⑧构音类似运动。⑨错误类型：根据检查结果，依异常特点选择一项或几项类型记入结果分析表中的错误类型栏内。最后，归纳患者的构音障碍特点，结合构音运动和训练计划进行总结。

三、吞咽障碍的评定

（一）吞咽障碍的分期

由神经系统疾病引起的吞咽障碍（dysphagia）称为神经源性吞咽障碍。吞咽障碍常对患者的生理、心理健康造成严重影响。在生理方面，吞咽功能减退可造成误吸、支气管痉挛、气道阻塞窒息以及脱水、营养不良；在心理方面，可造成患者出现进食恐惧、社会隔绝、抑郁等负性社会心理，严重影响患者身心健康、康复效果及生活质量。所以，对吞咽障碍及时、正确的评估，采取适当的、有针对性的治疗康复措施，将具有重要的临床和社会价值。

吞咽障碍根据其影响的吞咽时期分为认知期障碍、准备期障碍、口腔期障碍、咽期障碍和食管期障碍5类。脑卒中所致吞咽障碍主要影响吞咽的口腔期和咽期。

1. 认知期障碍　认知期包括对食物的认知、正常的摄食程序及进食动作。意识障碍、情感障碍、严重高级皮质功能障碍的患者，容易出现认知期的障碍。

2. 准备期障碍　准备期指食物从入口腔到完成咀嚼这一过程，是为吞咽作准备的阶段。食物经由唇、齿、颌、舌、颊肌、硬腭、软腭等参与摄入口腔，经咀嚼形成食团。口唇闭锁不全、口腔感觉障碍、咀嚼肌与舌肌运动障碍、牙齿异常等均可出现此期障碍。

3. 口腔期障碍　主要由舌、腭运动障碍引起。舌前2/3的运动功能异常可造成上抬、塑型和推动食团障碍；舌后部回撤及抬高障碍、舌腭运动减弱则可导致食团在口腔内滞留及早溢等。

4. 咽期障碍　根据吞咽造影检查时钡剂进入气管位置分为误吸、渗透。误吸是指钡剂进入喉前庭达到声襞以下；渗透是指钡剂进入喉前庭但未达声襞以下。最严重的异常表现是食团误入气管。患者出现渗透或误吸后不引发咳嗽或其他临床不适症状，称之为隐匿性吸入（silent aspiration）。临床检查不能发现隐匿性吸入，随着影像学技术及内镜技术用于吞咽障碍的诊断，隐匿性吸入日益受到临床的重视。

5. 食管期障碍　由于上、下食管括约肌肌力减弱，不能形成正常的蠕动波，食物滞留在食管内，造成机械性梗阻或食物、胃内容物反流。食管肌的过度运动可引起食管痉挛，影响食管期的食物传送。

（二）吞咽功能评价

吞咽功能评价可通过临床及器械方法进行评价。临床评价又分为临床筛查及全面床旁评价。临床评价应先于器械评价，帮助言语治疗师或临床医师确定是否需要进行器械评价。

1. 临床筛查　能帮助临床医师识别高度风险患者，通常在患者入院24h内完成，以确定患者是否需进一步评价。目前国际上常用的筛查方法包括颈部听诊、饮水试验等。临床筛查无须特殊设备，所需时间短（10~20min），方法相对简单、可多次反复，对受检者的配合能力要求不高，痛苦小，患者易于接受。但应用临床筛查来确定误吸等吞咽障碍的发生率，结果差异较大。

饮水试验是较经典的临床筛查方法，实施方法是嘱患者饮温水约30ml，根据有无呛咳及分饮次数进行评定。具体评价方法见表4-3。

表4-3　饮水试验

评价方法	结果判断
A. 一次饮完，无呛咳停顿	正常：A，时间 <5s
B. 分两次或两次以上饮完，无呛咳停顿	可疑：①A，时间 >5s。②B
C. 能一次饮完，但有呛咳	异常：①C。②D。③E
D. 分两次或两次以上饮完，有呛咳	
E. 多次呛咳，难以饮完	

2. 器械检查评价　常规的临床筛查很难全面评价吞咽功能，对误吸等重度吞咽障碍可造成漏诊，尤其对隐匿性误吸临床筛查不能发现。器械检查可弥补上述不足，包括影像学检查、内镜检查、咽及上食管括约肌测压法、咽放射性核素扫描、Exeter吞咽障碍评估技术脉冲血氧饱和度测定、口咽超声检查等。这些方法都从不同侧面检测吞咽障碍，尤其是误吸的发生。其中视频X线透视吞咽造影检查是临床应用较广泛的吞咽障碍器械检查方法。此项检查是在透视下观察吞咽不同体积和黏稠度的食团时，吞咽相关结构的运动情况以及吞咽后食物残留、误吸的相关情况，来评价吞咽的有效性及安全性。可明确吞咽功能障碍的具体时期及部位，帮助设计治疗饮食的方案，提高康复治疗的针对性，是目前国际上公认的吞咽功能评价的金标准。

四、日常生活活动能力评定

对日常生活活动（activitties of daily living，ADL）能力的评定量表较多，其中最主要的评定量表包括功能独立性评定（functional independence measure，FIM）和改良Barthel指数（modified Barthel index，MBI）。

1. 功能独立性评定量表　由6个领域共18个项目组成：生活自理、括约肌控制、转移、运动、交流、社会认知，总分126分。FIM在康复治疗中的信度、效度和敏感性已得到了广泛的认可，是迄今最为常用的转归测评工具，但用时相对较长，且检测者必须事先经过专业培训并取得合格证书。

2. 改良Barthel指数　包括10个项目：进食、修饰、转移、如厕、大便控制、小便控制、穿衣、平面步行、上下楼梯和洗澡，共计100分。MBI对定期评价康复效果有较高的价值。该评定法使用简单方便，用时仅2~3min，因此临床应用广泛。但其灵敏度相对较低，对重度或轻度ADL受损的识别能力较差。

常用的生存质量（quality of life，QOL）评定量表有SF-36和WHO-QOL100等，其中以SF-36更为普遍。

五、国际功能、残疾和健康分类

世界卫生组织在 1980 年国际病损、残疾与残障分类（intemational classification of impairment, disabilityand handicap, ICIDH）与 1996 年国际残损、活动和参与分类（international classification of impairment, activityand participation, ICIDH - 2）的基础上，于 2001 年颁布了国际功能、残疾和健康分类（international classification of functioning, disability and health，ICF）。ICF 包括三大构成成分：身体结构和功能、活动和参与、环境因素。环境因素的编码可以使医师理解情景性因素对个体功能的影响。ICF 可对神经系统疾病的功能残疾和健康状况进行系统评估，为卫生信息系统提供一种全面、统一、标准的编码方法，可对临床数据进行系统的编码和处理，为循证医学等新的医疗临床技术的应用奠定了基础，同时也促进了全世界不同学科和领域的交流。

（段佳丽）

第三节　神经系统疾病的康复治疗

一、神经康复的基本原则

1. 选择合适的康复对象　并不是所有神经系统疾患都可以或应该进行康复治疗，病情较轻者无须康复训练就可自然恢复；病情过重，有严重并发症者，无论采用何种康复方法可能都不会使其获得有意义的恢复。

2. 早期开始康复治疗　早期康复的目的在于最大限度地保留患者尚存的功能，避免由于"制动"或"失用"造成的失用综合征。一般来说，一旦患者的生命体征和病情稳定48～72h 后，即使意识障碍尚未恢复，康复治疗就应予以考虑并实施。

3. 主动性康复　强调加强主动性康复训练，确定正确的康复方案。

4. 个体化、阶段性康复训练　略。

5. 身体 - 活动 - 参与的全面康复　神经康复的目标不仅是改善疾病所导致的功能障碍，还应最大限度地提高个体独立生活、学习、工作和参与社会的能力，以最终改善生活质量。

不同的神经系统疾病的康复治疗原则有所不同，以下就神经系统主要功能障碍的康复分别论述。

二、运动疗法与作业疗法

中枢神经系统损伤后常导致中枢性肢体瘫痪。运动疗法（movement therapy）和作业疗法（occupational therapy）是最主要的康复手段。

（一）运动疗法

1. 运动疗法　运动疗法是指应用各种运动训练手段来治疗肢体功能障碍，矫正运动姿势异常的方法。运动疗法一般可分为以下几种：

（1）传统运动疗法：包括维持关节活动度，增强肌力和肌肉耐力，增强肌肉协调能力，平衡功能训练，步行能力训练，增强心肺功能训练等。

（2）神经生理学方法（neurophysiological therapy，NPT）：又称神经发育疗法（neurodevelopment altherapy，NDT），亦称易化技术。它是依据神经正常生理及发育过程，运用诱导或抑制的方法，使患者逐步学会如何以正常的运动方式来完成日常生活动作。NPT 是主要针对中枢神经损伤引起的功能障碍的治疗方法，包括 Bobath 疗法、Brunnstrom 疗法、本体感觉神经肌肉促进疗法（proprioceptive neuromuscular facilitation，PNF）、Rood 疗法等。

（3）其他：包括近年来发展的神经康复新技术，如运动再学习方法（motor releaming program，MRP）、强制性运动疗法（constraint - induced movement therapy，CIMT）、运动想象（motor imagery，MI）等。

2. 训练方法 在临床康复的实际运用过程中，以上各种康复治疗方法并不能截然分开，它们之间是相互渗透的。应强调根据个体差异（不同个体功能障碍点各有不同）进行有针对性的、优化组合的康复训练。以下就主要的训练方法分述如下：

1）维持与改善关节活动度的训练

（1）维持关节活动度的训练：①保持肢体良好的体位，即良肢位的摆放，以防止畸形挛缩的发生。这在急性期康复时尤为重要。②体位转换，偏瘫患者急性期的体位转换非常重要，无论处于何种体位，如果长时间不进行体位转换，就会在该姿势下出现软组织挛缩。③适当的被动运动，可保持肌肉的生理长度和张力，保持关节的活动度。

（2）改善关节活动度的训练：①改善组织挛缩，可进行关节伸张训练和摆动训练等。②缓解肌痉挛，可进行收缩－松弛训练和维持－松弛训练等。

2）肌力增强及耐力训练：急性期即可开始进行肌力训练，可采用辅助主动运动、主动运动、抗阻力运动和等长运动等。一般情况下，3级以下肌力时可采用辅助主动运动、神经肌肉电刺激、运动再学习、生物反馈、运动想象等训练，3级以上肌力可进行主动运动、渐进性抗阻力运动、等长运动等。

3）肌痉挛的治疗

（1）去除引起痉挛的因素：疼痛、发热、压疮、膀胱和直肠充盈、心理因素等均可以使患者出现肢体痉挛或者痉挛突然加重，应当积极查找并去除这些因素。

（2）保持良肢位：患者应从急性期开始采取抗痉挛的良肢位，可使异常增高的肌张力得到抑制，并使肌肉保持一定的长度，以缓解肌痉挛。

（3）局部缓解痉挛的手法：包括被动牵拉、肌腱挤压、轻刷法和振动法等。

（4）口服抗痉挛药物：包括替扎尼定、巴氯芬、地西泮、丹曲林及乙哌立松等。

（5）局部神经阻滞治疗：目前应用最为广泛和有效的方法是肉毒素注射疗法。

（6）其他：包括功能性电刺激（刺激拮抗肌的收缩来交互抑制主动肌痉挛）、肌电生物反馈、水疗、矫形器的使用（保持不稳定的肢体于功能位，提供牵引力以防止挛缩，预防或矫正肢体畸形）以及手术治疗等。

4）提高平衡能力训练：对有平衡功能障碍者可行平衡训练。基本训练原则是：①从最稳定的体位逐步过渡到最不稳定的体位，顺序为坐位平衡→爬行位平衡→双膝跪位平衡→立位平衡；身体重心由低到高。②从静态平衡过渡至动态平衡。

5）步态训练：根据步态分析结果进行有针对性的训练。包括站立位伸髋训练，膝关节屈伸控制训练，踏步、迈步及行走训练，减重步行训练，躯干及骨盆协调性训练等。

6）感觉障碍的训练：包括功能再训练和代偿疗法。

（1）功能再训练：目前尚无规范、统一、标准的训练方法，一般多进行与运动功能有密切关系的深感觉及复合感觉功能的训练。常采用多感觉刺激法、Bobath法、Brunnstrom法、Rood法及PNF技术均可用于感觉功能再训练。

（2）代偿疗法：对于深、浅感觉完全消失或严重受损时，为避免患者受伤，应考虑使用代偿疗法。可充分利用视觉、听觉、护理等进行代偿。

（二）作业疗法

作业疗法是将作业作为一种治疗的方式，从日常生活、生产劳动、休闲游戏及社会交往等活动中有针对性地选择和设计一些作业活动，分析患者因疾病或创伤所导致的生理、心理和社会问题，治疗其躯体功能和（或）心理功能障碍，使患者在日常生活的各方面功能和独立性尽可能达到最高水平。

作业疗法以提高ADL能力为中心进行训练。训练方法包括：①运动与转移，如床上翻身、坐起训练，上、下床运动，室内、室外运动等。②个人ADL训练，如饮食训练、更衣训练、如厕训练、大小便控制及个人卫生训练等。③家务活动指导和训练。④社会活动指导等。

三、脊髓损伤的康复治疗

不同脊髓损伤平面的患者其康复目标和训练方法有所区别，下面以完全性损伤为例分别简述。

（一）C_4 完全性脊髓损伤

患者除头部能做自由活动外，四肢和躯干均不能活动，日常生活完全不能自理，完全需他人帮助。康复训练如下。

（1）由于患者头、口仍有一定的功能，应训练他们用嘴咬住一根小棍（口棍）或用头来操作一些仪器或做其他活动。

（2）由于呼吸肌大部分受损，呼吸功能差，应加强呼吸功能训练。

（3）每天应使患者有一定的站立时间，以减缓骨质疏松的发生和预防泌尿系感染。可采用起立床站立，逐渐抬高其角度，至接近90°为止。

（4）每天进行全关节被动关节活动，以预防四肢关节僵硬。

（二）C_5 完全性脊髓损伤

患者肩关节能活动，肘关节能主动屈曲，但缺乏伸肘和腕、手所有功能；由于肋间肌麻痹而致呼吸功能差；躯干和下肢完全瘫痪；不能独立翻身和坐起；自己不能穿戴辅助具；绝大部分日常生活需他人帮助。

对患者的训练主要有：①增强肱二头肌的肌力。②学习使用矮靠背轮椅，并在平地上自己驱动，有条件时可使用电动轮椅。③学会使用固定于轮椅靠背扶手上的套索前倾减压；④可把勺子固定于患者手上，练习自己进食。⑤呼吸功能训练。⑥站立训练。⑦全关节范围被动关节活动训练。

（三）C_6 完全性脊髓损伤

患者缺乏伸肘、屈腕能力，手功能丧失，其余上肢功能基本正常；躯干和下肢完全瘫痪；肋间肌瘫痪，呼吸功能减弱。患者能驱动轮椅（平地）；坐位时能给臀部减压；利用床栏能翻身；利用肘屈肌勾住系于床脚的绳梯可以从床上坐起；利用一个万能袖带可完成进食、梳洗、写字、打字、打电话等。此类患者部分生活能自理，需中等量帮助。

对患者的训练主要有：①驱动轮椅的训练。②单侧交替给臀部减压训练。③利用床脚的绳梯从床上坐起。④站立、呼吸、关节活动训练。⑤增强肱二头肌（屈肘）和桡侧伸腕肌（伸腕）的肌力。

（四）C_7 完全性脊髓损伤

患者上肢功能基本正常，但手的抓握、释放和灵活度有一定障碍，不能捏；下肢完全瘫痪；呼吸功能较差。一般情况下，患者在轮椅上能完全独立基本生活：在平地上能独立操作轮椅；在床上能自己翻身、坐起和移动；能自己进食、穿脱衣服和做个人卫生（自我导尿）；能独立进行各种转移。

对患者的训练主要有：①上肢残存肌力增强训练。②坐在轮椅上把双手撑在扶手上进行减压。③用滑板进行转换。④关节活动范围、呼吸功能能力、站立训练。

（五）$C_8 \sim T_2$ 完全性脊髓损伤

患者上肢功能完全正常，但不能控制躯干，双下肢完全瘫痪，呼吸功能较差。患者能独立完成床上活动、转移，能驱动标准轮椅、上肢肌力好者可用轮椅上下马路镶边石，可用后轮保持平衡，独立处理大小便，能独立使用通讯工具、写字、更衣、能进行较轻的家务劳动，日常生活完全自理，可从事坐位工作，可借助长下肢支具在平行杠内站立。

对患者的训练主要有：①加强上肢肌肉强度和耐力的训练。②坐位撑起减压练习。③进行各种轮椅技巧练习，以提高患者的适应能力。④转移训练。⑤由于上肢功能完好，应进行恰当的职业训练。

（六）$T_{3\sim12}$ 完全性脊髓损伤

患者上肢完全正常，呼吸功能基本正常，躯干部分瘫痪，双下肢完全瘫痪。患者生活完全自理，能独立使用标准轮椅和完成转移动作，可从事一般的家务劳动，可从事坐位的工作。

对患者的训练主要有：利用长下肢支具、双腋拐、助行器或平衡棒做站立和治疗性步行训练，这种训练虽无实用价值，但给予患者独立行走的感觉，使患者产生强大的心理支持。下肢负重可减缓骨质疏松的发生；下肢活动可改善血液、淋巴循环，促进二便排泄，并减少对他人的依赖。所以应大力开展此项训练。

（七）$L_{1\sim2}$ 完全性脊髓损伤

患者上肢完全正常，躯干稳定，呼吸功能完全正常，身体耐力好，下肢大部分肌肉瘫痪。患者能使用短下肢支具（固定踝关节）、肘拐或手杖在家中步行（距离短，速度慢）；能上、下楼梯；日常生活能完全自理。在户外长时间活动或为了方便和节省体力仍需要使用轮椅。

对患者的训练主要有：①训练患者用四点步态行走。②练习从轮椅上独自站起。③上下楼梯训练。④身体条件优越者应安全地练习跌倒和重新爬起，这对借助支具和拐杖行走的患者非常重要，以防跌倒时损伤和倒地后不能自主爬起。⑤其他训练同 $T_{3\sim12}$ 脊髓损伤的患者。

（八）L_3 及 L_3 以下完全损伤

患者上肢和躯干完全正常，双下肢有部分肌肉瘫痪，用手杖和穿高帮鞋即可达到实用步行能力，L_5 以下损伤不用任何辅助用品亦可达到实用步行的目的。

对患者的训练主要有：①此类患者残疾程度相对较轻，康复训练主要以双下肢残存肌力训练为主，可利用沙袋等各种方法来提高肌力。②用双拐练习四点步态。③用手杖练习行走。④早期的训练方法同 $L_{1\sim2}$ 脊髓损伤的患者。

四、言语障碍的康复治疗

（一）失语症的康复治疗

失语症的康复目标是通过语言治疗，最大限度地改善患者的语言能力和交流能力，使之回归家庭和社会。

1. 改善语言功能　包括多种治疗方法，例如：①阻断去除法，根据 Weigl 的理论，失语症患者基本上保留了语言能力，而语言的运用能力存在障碍，通过训练可使患者重新获得语言运用能力。②程序介绍法，是将刺激的顺序分成若干个阶段，对刺激的方法和反应的强化严格限定，使之有再现性，并定量测定正答率。③脱抑制法，利用患者本身可能保留的功能（如唱歌等）来解除功能的抑制。④功能重组，通过对被抑制的通路和其他通路的训练，使功能重组得以开发，以达到语言运用的目的。⑤Schuell 刺激法，指以对损害的语言符号系统应用强的、控制下的听觉刺激为基础，最大限度地促进失语症患者的语言再建和恢复。Schuell 刺激法是多种失语症治疗方法的基础，为应用最广泛的方法之一。

2. 改善日常生活交流能力　使失语症患者最大限度地利用其残存的交流能力，尽可能与他人发生或建立有效联系，尤其是日常生活中必要的交流能力。

（1）交流效果促进法（promoting aphasics communication effectiveness，PACE），其原则为：①交换新的未知信息。②自由选择交往手段，不限于口语，如书面语、手势、绘画等手段。③平等分担会话责任。④根据信息传递的成功度进行反馈。

（2）功能性交际治疗（functional communication therapy，FCT）。

（3）小组治疗。

（4）家庭训练指导和语言环境调整，促进患者语言能力的改善。

（二）构音障碍的康复治疗

构音障碍的治疗主要依据构音器官和构音评定的结果，对异常的言语表现进行有针对性的治疗。例如，构音器官评定所发现的异常部位便是构音训练的重点部位；构音评定所发现的哪些音可以发、哪些音不能发、哪些音不清楚等就决定了构音训练时的发音顺序。一般来说，均应遵循由易到难的原则。

1. 构音改善的训练　主要训练内容包括：唇舌运动训练、发音训练、减慢言语速度训练、辨音训练及呼吸训练等。

2. 克服鼻音化的训练　鼻音化（hypemasality）是由于软腭运动不充分，腭咽不能适当闭合，将非鼻音发成鼻音。治疗的目的是加强软腭肌肉的强度。包括"推撑"疗法和引导气流法。

3. 克服费力音的训练　由于声带过分内收，喉部听起来充满力量，声音好像从其中挤出来似的。治疗目的是获得容易的发音方式。打哈欠的方法很有效：以头颈部为中心的放松训练亦可应用；头颈、喉的松弛性生物反馈也有良好作用，可以减轻费力音，同时也可以减轻鼻音化构音。另外，咀嚼训练可以使声带放松，产生适当的肌张力。

4. 克服气息音的训练　气息音的产生是由于声门闭合不充分引起，因此主要克服途径是在发声时关闭声门。

5. 语调训练　多数构音障碍患者表现为音调低或单一音调，训练时要指出患者的音调问题，由低到高进行发音，也可以利用乐器的音阶变化来训练单一的音调。另外，还可以用可视音量、音调训练设备协助训练，患者可以通过仪器显示屏上曲线的升降调节音量。

6. 音量训练　呼吸是发音的动力，自主的呼吸控制对音量的控制和调节也极为重要，故应训练患者强有力的呼吸并延长呼气的时间。可以利用可视音量、音调训练设备协助训练。

7. 替换或增强交流系统的应用　用于重度构音障碍或重度失语患者的代偿方法。替换或增强交流系统（alterative or augmentative communication system，ACS）包括很多种类，最简单的包括图片板、词板和句子结构板，经过训练，患者通过交流板上的内容表达各种意思。近些年来，随着计算机的发展和普及，许多发达国家已研制了体积小、便于携带和操作的交流器（communicator），这些装置有的还可以合成声音。在为患者设计交流板时，要选择充分发挥患者的残余功能和最简单易行的交流手段。随着患者水平的提高，要调整和增加交流板上的内容，最终使患者能使用现代的交流辅助系统来补偿重度构音障碍所造成的言语交流障碍。

五、认知、心理、情感障碍的康复治疗

对认知功能障碍的患者可行记忆力训练、定向力训练、注意力训练、思维判断力训练等。记忆力训练包括：①促进外显记忆。②利用潜在记忆。③利用外部记忆辅助具。定向力训练用于定向力障碍及现实认识障碍的患者，可利用日历、名片、钟表、黑板等使患者充分明白自己所处状况，从而进行训练。

对情感障碍可采用 RT 联想法、环境调整、放松法等进行治疗。RT 联想法活用记忆中较易保持的记忆（长期－远期），予以患者表现情绪及情感的记忆机会，力图稳定。

六、吞咽障碍的康复治疗

吞咽障碍治疗的最终目的是使患者能够达到安全、充分、独立地摄取足够的营养及水分。神经源性吞咽障碍的康复治疗需要神经康复医师、言语治疗师、物理治疗师、作业治疗师、耳鼻喉科医师及营养师等多学科人员共同参与。如物理治疗师可帮助患者保持进食时正常的坐姿、头颈位置，而作业治疗师可帮助患者配置摄食相关的辅助器具。常用的吞咽治疗方法有以下几种：

1. 代偿性吞咽治疗　包括通过口咽腔刺激，提高对吞咽口腔预备期、口腔期的自主控制，提高咽喉结构运动功能。

（1）口咽活动度训练：通过扩大口咽结构的运动范围来刺激吞咽生理运动功能的恢复；增强口轮匝肌、颊肌、咬肌等口面肌功能及运动协调性；加强闭口能力，增强口腔对食团的控制力；防止食团过早通过口腔而引起吞咽前误吸；增强吞咽反射；增强喉上抬能力，保证喉入口闭合；增大咽部空间，增强使食管上括约肌开放的被动牵引力等。

（2）行为学方法：指通过体位、头位调整及特殊吞咽手法来促进对食团的控制与传递。使用这些方法需要患者具备遵从复杂指令的能力，需要肌肉运动，对于那些理解力差或那些易于疲劳的患者不适宜。行为学疗法可以在短时间内帮助患者克服感觉运动障碍，但不能使患者吞咽生理的变化持续较长时间。

2. 刺激技术 可能改善患者长期的吞咽能力，使感觉运动障碍恢复，提高肌肉自主运动功能。

（1）咽部温度/触觉刺激：咽部温度/触觉刺激、特定的冷刺激是激发吞咽的最好刺激，其目的是提高吞咽前口腔的感觉感知，缩短口腔期吞咽与咽期吞咽之间的时间。常用于那些吞咽时口腔期与咽期间存在延迟的患者。

（2）神经肌肉电刺激：目前已较广泛应用于临床，但其吞咽康复效果尚有待评价。

3. 饮食管理 神经源性吞咽障碍患者的饮食管理包括进食方式的调整、食物性状调整、心理支持及护理干预等。

（1）进食方式的调整：对于不能经口进食的患者需要考虑营养支持的替代治疗。通常采用两种基本的进食方法：肠内营养，可采用鼻胃管途径；肠外营养，可采用静脉途径。对于需要长期肠内给食或不能限定肠内给食时间的患者，可考虑给予侵入性给食方式，如经皮内镜胃造瘘术等。

（2）食物性状的调整：根据美国饮食协会颁布吞咽障碍患者的饮食分级，对于轻度吞咽障碍的患者可进行食物性状的调整以保证患者进食安全及营养补给充足。

此外，尚有药物治疗和外科治疗等，但目前都未经大规模实验证实，临床上较少用于神经源性吞咽障碍的治疗。

七、神经康复新技术

（一）运动再学习方法

运动再学习方法（motor releaming program，MRP）将中枢神经系统损伤后运动功能的恢复训练视为一种再学习或再训练的过程，以生物力学、运动科学、神经科学、认知心理学等为理论基础，以作业或功能为导向，在强调患者主观参与和认知重要性的前提下，按照科学的运动学习方法对患者进行再教育，以恢复其运动功能。MRP 包括 4 个基本要素：①减少不必要的肌肉活动，尽量用小力、合适的力，以免兴奋在中枢神经系统中扩散。②反馈，通过视觉、语言等进行反馈。③以特定作业为导向的练习。④姿势调整，MRP 在促进运动功能障碍的恢复训练方面，显示出较大的潜力，比常规康复方法具有更好的治疗效果。

（二）强制性运动疗法

强制性运动疗法（constraint induced movement therapy，CIMT）是近 20 年来最有影响的康复技术之一，该方法通过限制健侧上肢，达到强制使用和强化训练患肢的目的。其理论基础来自于行为心理学和神经科学的研究成果——"习得性失用（learned non‑use）"的形成及其矫正过程。CIMT 能明显提高脑卒中患者上肢运动功能和日常生活能力。运用 CIMT 的特殊前提条件是，患侧肢体腕伸展达到 20°、手指伸展达到 10°，没有感觉和认知的缺损。

（三）减重步行训练

通过使用减重步行器来提高下肢功能及步行能力，在下肢的康复方面是行之有效的训练方法。研究表明，减重步行训练能促使患者早期进行步行训练，加速下肢运动功能的恢复，显著提高步行速度和步行能力。

（四）运动想象

运动想象（motor imagery，MI）是指运动活动在内心反复地模拟、排练，而不伴有明显的身体运动。即在暗示指导下，在头脑中反复想象某种运动动作或运动情境，从而提高运动技能和情绪控制能力。研究显示，运动想象时虽然没有明显的身体动作，但想象时脑部的生理变化、脑电波活动通路和区域与实际动作时大部分相似，或重叠在实际动作时的动作表征系统，是一种新兴的康复治疗方法。

（五）音乐治疗

音乐疗法是通过精心选择的音乐使不舒适的、不健康的生理和心理状态转变为较为合意状态的一种治疗方法，是艺术和科学的结合，是医学、心理学与音乐等多学科相互结合交叉的产物。由于它具有安全、经济、无刺激等优势，临床应用越来越广泛，也成为康复治疗的一种新兴方法。

（六）计算机相关辅助技术

科学技术的突飞猛进，为现代神经康复技术的发展提供了不断提高的契机。计算机相关辅助技术的应用带来了神经康复领域的一次新的革命，尽管目前这些研究均刚刚起步，还有许多极具挑战性的问题尚未解决，但它为严重功能障碍患者的康复和生活质量的提高带来了新的希望，包括康复辅助机器人技术、脑、计算机接口技术和虚拟现实技术等。

（段佳丽）

第四节　神经心理功能评定

神经心理学评定源于 19 世纪后期和 20 世纪早期。神经心理功能评定的范围包括感觉、知觉、运动、言语、注意、记忆、思维、情绪和人格，涉及脑功能的各个方面，主要是通过心理测验和量表评定的方式来进行。

一、神经心理功能评定的意义

神经心理功能评定其主要目的是以一定的刺激反应情景下，评价个体的行为，以此推论人脑结构与功能的关系。神经心理功能评定主要依靠心理测验来完成，其应用范围也不仅仅限于神经病学，在精神病学、康复医学、环境医学等方面得到了广泛的应用，神经心理功能评定的意义主要体现在以下方面：

（一）辅助诊断

神经心理功能的评定最初在临床上的应用是为了辅助诊断，由于神经心理学测量的方法都是针对各种心理活动能力所包含的不同功能环节的工作状态以及总的特点来设计的，可以给出精确的症状学依据，过去在神经影像学未能发展之前，神经心理功能的评定主要用于脑损伤的定位诊断，近期由于影像技术的发展，神经心理功能评定在诊断与定位中的作用减弱，但其在痴呆的诊断和鉴别诊断上的作用则突现出来。如早期阿尔茨海默病患者通常并无神经解剖、生化等方面的明显改变，也没有明显的体征，只表现出认知功能和心理行为的障碍，出现记忆减退、人格改变等，只有通过神经心理功能的测量和评定为临床诊断提供依据。在遭受过脑外伤或中毒性的慢性脑损伤的患者，神经心理的缺陷可能是仅有的、残留的证据。

（二）疗效评定

神经心理功能的测验结果是精确的，量化的，在治疗的前后分别进行神经心理功能的评定，可以对各种药物、心理治疗、手术等治疗的效果进行较客观和量化的比较与评估。

（三）康复指导

通过神经心理功能的评定，可以了解哪些功能完好，哪些功能障碍，准确把握脑损伤患者心理功能受损的性质和程度，可以据此制订和更改康复训练的计划和措施，对患者进行有的放矢的康复训练，同时测验操作的本身也可以转变成康复训练的作业，促进功能再造与恢复，以获得神经心理功能的康复。

（四）预测预后

通过多次神经心理功能的评定，比较测量的结果，以了解神经心理功能障碍改变的情况，从而预测心理功能改善的程度和质量或是对退行性病变患者心理功能减退的程度和质量进行预测。

（五）研究价值

神经心理功能评定是测量心理与认知功能的手段，是研究脑形态结构与精神行为关系的必不可少的方法，既可以用于研究正常人脑与行为之间的关系，也可以研究各种脑损伤后对心理与行为的影响。

（六）社会学应用

在司法鉴定中神经心理功能评定也是重要的环节，对量刑和定罪均有参考价值。神经心理功能的评定为患者及其家属提供与之工作与生活相关的所需信息，如患者能否恢复工作或何时恢复是可行的，患者的日常生活是否需要人照顾，是否需要在专业的机构中接受照顾或是回家等，这在西方国家比较普及，我国目前也比较重视。

二、影响神经心理功能评定的主要因素

神经心理功能评定的主要对象是人的心理现象，而心理现象是复杂多变的，不可能直接测量，只能通过行为表现进行间接的测量，因此会受到很多因素的影响，只有充分认识这些影响因素，才能有助于正确的选择测验方法，并对测验结果进行准确的分析与评估。

（一）采用的神经心理测验量表自身的影响

神经心理功能评定主要依靠的工具就是测验量表，目前国内应用的神经心理测验和评定的量表多数是从国外引进的，由于文化背景的差异，可能影响测验的信度和效度，因此，在选用神经心理学测量的量表时一定要注意选用经过中文修订的版本，它们经过了在国内进行的信度和效度的检验，检测内容和评价指标更符合国人的情况。

（二）存在于被测试者的影响因素

神经心理功能的评定主要是通过心理测验的方式来进行。在测验过程中，由主试呈现刺激，对被试提出要求，由被试根据主试的要求对刺激做出反应，主试根据被试的反应进行质和量的分析，做出评价，只有二者密切的合作，才能获得真实可靠的结果。被试只有在充分理解了测验的意义之后，才能积极合作，反映出真实的神经心理功能状态；同时被试的情绪和身体状况也会影响测验结果，大脑损伤的患者除了心理功能障碍外，不同程度存在一些诸如瘫痪、头痛之类的躯体征状，情绪低落，容易疲劳，难以坚持接受复杂的测验，因此必须根据他们的具体情况，选用他们能够胜任的相对简单的测验或是分段进行测验，在被试出现疲劳、注意力不集中或厌倦情绪时及时停止测验，才能保障评定结果的真实可信；另外被试的文化程度、年龄、职业等因素也可能影响测验的结果，有时测验成绩的高低并不能完全反映脑功能的问题，在一定程度上与受教育程度和职业的影响相关，受教育程度高和职业层次高者，能力得分也较高，年龄越大，测验成绩越差。

（三）存在于主试者的影响因素

主试对所使用的测量工具的熟练程度、具备的心理学知识和临床经验对测验结果有影响。对测量工具越熟悉，严格遵守指导语，按照测验量表的标准程序进行测验，测验的结果可信度越高；心理学知识和临床经验越丰富，对测验结果的解释也越能综合全面的信息，评价更为可信。在康复工作中，因为神经心理功能的评定是反复进行的，可以是由不同的机构或不同的主试对被试进行测验与评价，尽管他们均是经过专门培训的，但也有可能出现个人之间的细微差异，从而影响测验结果的可信度，因此，对同一被试的多次评定最好由同一主试进行，以避免评价的不一致性。

（四）测试时间与环境的影响

成套测验内容多、范围广，需要的时间长，被试可能因躯体不适而出现疲劳、注意力分散，影响测验结果，因此选择测验时必须全面考虑患者的身体状态，选择既能帮助临床诊断，又能为患者接受的测验，可以选择一些单项测验、快速简易的测验或是将成套测验分段进行。另外，测验应该在安静的环境中进行，最好是在专门的检查室中进行，如果因为病情所限只能在病床边进行测验时，应该请与测验无关的人员离开，以避免外界的干扰，同时防止一般人员熟悉测验内容，致使测验失效。

三、神经心理功能测验的选择

（一）量表的分类

神经心理测验的量表很多，一般分为成套测验和单项测验两类。

1. 成套测验　成套测验中有专门为神经心理学研究而设计的，如 HR 神经心理学成套测验和 LN 神

经心理学成套测验，也有一些是一般的心理测验，如智力测验中的韦氏成人智力量表，韦氏记忆量表，我国学者编制的临床记忆量表。

2. 单项测验　单项测验一般是专为检测某一种或几种神经心理功能而设计的，如记忆测验中有数字广度的记忆、词的记忆、故事的记忆等语文记忆测验和本顿视觉保持测验等非语文记忆测验；注意测验中有划消测验、同步听觉系列加法测验、符号－数字模式测验、连线测验等；知觉测验中有视知觉、听知觉测验；还有各种概括能力测验和执行能力与运动操作的各种测验。

（二）测验方式

可以有两种不同的方式进行。

1. 成套测验与单项测验结合　先进行能全面评估被试神经心理功能的成套测验，根据测验结果再选择必要的单项测验进一步检查。这种方式的检查优点是评估具有全面性，形式多样，范围广泛，可以防止遗漏心理功能障碍的发现。缺点是测验所需要的时间长，有些躯体障碍的患者难以坚持，可能影响测验结果的可信度。

2. 单项测验　根据患者病变的部位和性质，选择一些相应的单项测验。这种方式的检查优点是项目单一，重点突出，需要的时间短，患者较易接受。缺点是测验项目的选择主要依靠的是临床医生的个人经验，临床上认为没有受损的功能的测验项目就不会选择，可能遗漏心理功能障碍的发现，同时也可能影响对测验结果的解释，不能完全准确的反映被试的神经心理功能状况。

（三）选择原则

1. 根据测验的目的选择　每个测验都有它的特殊目的和适用范围，如果我们要了解被试的智力情况，就应该选择适当的智力的测验，如韦氏成人或儿童智力量表等；希望通过测验了解大脑损伤的定侧情况，则可以选择能提供定侧信息的测验，如左半球功能的检测可以选择各种类型的言语测验和测量抽象思维的一些测验如韦氏智力量表中的言语测验，各种记忆量表中的语文记忆部分，算术测验、范畴测验等。右半球功能的检测可以选择各种与空间知觉和定向有关的测验，与非言语材料的感知和记忆有关的测验，如触摸操作测验、无意义图形再认、面容认知等测验。如果要通过测验得到大脑损伤的定位信息，则应根据大脑皮层不同部位参与不同的功能来选择适当的测验。

2. 根据病变的性质选择　在不同的疾病时，可能造成不同的心理现象的改变，为了协助诊断、观察疗效，可以根据不同疾病状态下可能出现的神经心理功能异常来选择相关的测验。如通常认为癫痫患者的神经心理异常主要表现为记忆障碍、注意障碍和知觉－运动等心理过程的速度有障碍，因此可以选择 HR 神经心理成套测验中的部分测验项目如触摸操作的总时间、记形、记位，手指敲击测验，连线测验；韦氏记忆量表中的逻辑记忆和视觉记忆部分；在帕金森病患者的神经心理功能异常主要有视空间知觉障碍、记忆和智力障碍，部分与额叶有关的功能的障碍，据此可以选择与此相关的神经心理学测验。

3. 根据研究的目的选择　为了对照检查和研究的需要，可以选择与研究目的相关的多项测验。

四、神经心理功能测验结果的解释

由标准化的神经心理学测验所得到的分数是神经心理学评定的重要工具，通过它可以比较个体在多次测验中同一能力的变化，不同个体在同一测验中的成绩的比较。但测验分数只是测验时的一个量的表现，还必须结合被试的综合情况，完成测验时的方法和策略等进行综合的解释，才能得到最能反映被试真实情况的评价。在很多神经心理测验的量表中包含有多方面的因素，在测验中，某些项目的操作和完成需要多种功能系统的整合，如 HRB 中的连线测验，它的完成就有赖于完整的知觉、眼球运动、手的精细运动等心理功能的整合，因此，此测验的低分结果既可以是其中任何一种功能障碍，也可以是几种功能障碍共同造成，这就必须全面掌握被试的生理状态，才能给出合理的解释。与此相关的另一方面的情形是，由于大脑的功能是既有相对的分工，同时又是互相整合的，具有较强的可塑性，有些测验作业可以采取不同的策略，通过多种途径得以成功地完成，如果只注意结果而进行量的评价，忽视了对被试完成测验时策略和方法的观察而进行质的评价，就不能反映神经心理功能障碍的真实情况，因此，选择的测验一定要有明确的目的，要熟练掌握测验量表的内容、测验项目的目的和相关因素才能得到正确的评价。

（段佳丽）

第五节　神经康复中心理治疗的主要方法

1. 支持性心理治疗　支持性心理治疗是 1950 年由 Thorne 创始，它指医生用治疗性语言，如劝导、启发、鼓励、支持、解释、积极暗示、提供保证、应激、改变环境等方法，帮助患者表述自己的情感和认识问题、消除疑虑、改善心境、矫正不良行为、增加战胜疾病的信心，从而促进心身康复的过程。支持性治疗的主要方法有以下几种：

（1）倾听：治疗师满怀热情投入地、认真地听，用当事人的眼光理解他，治疗师必须能够辨别当事人的感受，准确地听懂他们所传递的信息，以及反射出他们所欲沟通的深层次含义。"倾听"患者的谈话不仅仅是一个被动的记录事实与听取对方谈话的过程，而是一个主动引导、积极思考的过程。治疗者要真正"听"出对方所讲的事实，所体验的情绪、所持有的观念。倾听的基本技巧主要有：①多用开放式问题，少用封闭式问题提问。②及时用简单肯定的词语及躯体的语言回应谈话。③重复对方说话的内容表示关注对方的谈话。④简单说明对方谈话内容，确认对方传达的信息。⑤肯定、感受、接纳和表达对方的情绪（共情）。⑥对谈话进行小结。

（2）指导、鼓励患者表达情感：通过交谈首先建立良好的医患关系，同时治疗者要表现出对患者的关心和理解，使他们愿意表达深层的情感体验。对不善于表达的患者应有意识地指导或示范表达；对患者的情感表达要表现出宽容、理解，并及时给予肯定、强化。通过心理要求和问题的表达，可以疏导患者情绪。

（3）解释：解释就是向患者讲明道理，帮助患者解除顾虑、树立信心、加强配合，为治疗创造良好的心理条件。对患者的解释不能都一样，要根据疾病的性质和规律，注意掌握解释的方法和技巧，且不同的情况要区别对待。如对那些不了解自己的病情而又积极配合治疗的患者，可暂时实行保密，使患者安心接受治疗；对那些知道自己病情，对预后悲观失望的患者，应对他们进行科学的解释，树立其战胜疾病的信心。对那些心情稳定、开朗而又意志坚强的，可坦诚相告病情，以求最大限度地调动他们的积极性来配合治疗。

（4）鼓励和安慰：患者致残或患重病后，心理反应往往很强烈，特别是在治疗一段时间后效果不明显，患者情绪波动会更大，经常表现出恐惧、忧虑、焦虑、抑郁、悲观、绝望，甚至企图自杀。因此，医生应及时给予患者鼓励和安慰，使他们振作精神，增强信心。鼓励和安慰要热情中肯，根据患者的心理问题和特点有的放矢，切忌简单化和刻板化。

（5）保证：对患者的检查和治疗结果做出他们能接受的保证，以坚定其战胜疾病的信心，但是，只能根据病情做出有限的保证，切不可做出不切实际的保证。如一些患者总关心自己的病能否治好，我们要结合病情给他一个中性或在一定条件下的保证，以缓解患者的心理压力，增强患者信心。

（6）促进环境的改善：改善环境主要指改善与患者有关的人际环境。医务人员一方面要帮助患者消除人际关系中不利因素，同时又要帮助增添一些新的和有利的因素。特别要注意寻求家人和其周围人对患者心理上的支持，帮助他们与家属进行有效沟通。

支持性心理治疗是康复患者心理治疗中常用的方法，通过支持性心理治疗可以及时帮助患者疏导压抑的情绪，解除他们对康复治疗过程的担心，增强他们对康复治疗的信心，改善他们的人际关系，建立积极的、治疗性的医患关系。

2. 认知治疗　认知治疗是根据认知过程影响情感和行为的理论假设，通过认知行为技术来改变患者不良认知的一类心理治疗方法的总称。所谓认知，一般是指认识活动或认识过程，包括信念和信念体系、思维和想象等。认知治疗的基本观点是，认知过程是行为和情感的中介，适应不良的行为和情感与适应不良的认知有关。治疗者的任务就是与患者共同找出这些适应不良的认知，并提供"学习"或训练方法矫正这些认知，使患者的认知更接近现实和实际。认知治疗的策略主要有：

认知心理治疗的方法以理性情绪疗法（rational emotive therapy，RET）最为常用。

理性情绪疗法是认知治疗（也有学者称其为认知行为治疗）的一种，由艾利斯（Ellis）在20世纪50年代创立的，以强烈矫正患者的不合理信念，激励适应的合理的信念产生为目标，结合行为矫正技术来改变患者的行为和认知。它的理论基础是心理功能失调的A－B－C理论，这个理论假设：心理失调并不是事件（events）或生活境况直接引起的，而是由个体对它们的解释或评价所引起，A代表个体在环境中所感受的刺激事件（activating events），B代表个体认知领域的观念系统（belief's system），C代表个体在刺激作用下产生的情绪上、行为上的后果（emotional and behavioral consequences），C并不是A直接导致，而是以B为中介所致。由于情绪来自思考，所以改变情绪或行为要从改变思考着手，既然是人们对事件的错误判断和解释造成了问题，那么人们也能够通过接受理性的思考，改变自己的不合理思考和自我挫败行为。合理情绪疗法就是促使患者认识到自己的不合理信念及这些信念的不良情绪后果，通过修正这些潜在的非理性信念，最终获得理性的生活哲学。

艾利斯将不合理信念归结为三大类：人们对自己、他人以及周围环境和事物的不合理信念。这些不合理信念具有三个特征：①要求绝对化如"我的病必须要治愈，否则，我的生活毫无价值。"②过分概括化如在治疗过程中，某一治疗方法效果不理想，患者就认为病情治疗没有希望了。③糟糕透顶当一个人做了一件没达到自己满意标准的事时，就认为会导致可怕的或灾难性的后果。如需要气管切开的患者常常会认为"气管一旦切开了，我的生命就快完了"。为了矫正患者的不合理信念，治疗者扮演一位积极的指导教师的角色，劝说、诱导患者对那些心理失调赖以存在的假设、推理、人生观进行反思。艾利斯指出，成功的治疗不仅是改变人们处理问题的思维方式，也包括转变行为方式，为此，治疗者可给患者布置家庭作业，保证患者从事一些能加强合理人生观的行动。

理性情绪疗法可以从认知和行为两个方面来帮助康复患者处理焦虑、抑郁、恐惧情绪，以及人际关系方面的问题。由于RET强调理性，故治疗对象需要有较好的学习领悟能力。文化程度低、年长者以及认知功能有障碍康复者不适用于本疗法。

3. 行为治疗　行为治疗或条件反射治疗，是以行为学习理论为指导，按一定的治疗程序，来消除或纠正人们的异常或不良行为的一种心理治疗方法。它的主要理论基础是巴甫洛夫的经典条件反射原理和斯金纳（Skinner）操作条件反射理论（强调个体从操作活动中自己获得奖罚）。行为治疗强调，患者的症状即异常行为或生理功能，都是个体在其过去的生活历程中，通过条件反射作用即学习过程而固定下来的。因此，可以设计某些特殊的治疗程序，通过条件反射作用的方法，来消除或矫正异常的行为或生理功能。行为疗法的主要种类有六种。

（1）系统脱敏：此法可用于治疗康复患者焦虑和恐惧等情绪障碍。治疗原理基于对抗条件反射。实施治疗时，首先要深入了解患者的异常行为表现（焦虑和恐惧）是由什么样的刺激情境引起的，把所有焦虑反应由弱到强按次序排列（0~10分，0表示完全平静，10表示极度焦虑）。然后教会患者一种与焦虑、恐惧相抗衡的反应方式，即放松训练，使患者感到轻松而解除焦虑。进而把放松训练技术逐步、有系统地和那些由弱到强的焦虑阶层同时配对出现，形成交互抑制情境。这样循序渐进地、有系统地把那些由于不良条件反射而形成、强弱不同的焦虑反应，由弱到强一个一个地予以消除。

（2）厌恶疗法：是一种帮助患者将异常行为同某种使人厌恶的或惩罚性的刺激结合起来，通过厌恶性条件作用，从而达到戒除或减少这些异常行为出现的目的。厌恶刺激可采用疼痛刺激，如橡皮圈弹痛刺激、耳针疼痛刺激等。临床上厌恶治疗可矫正一些患者的吸烟、强迫等不良的行为。

（3）行为塑造法：行为塑造法是通过正强化而造成某种期望的良好行为的一项行为治疗技术。此法对于矫正患者的被动行为、提高注意力和行为的依从性等方面比较有效。实施时，可采用一项适中的作业让患者去完成，在患者完成作业的过程中，对患者取得的进步及时反馈并进行正强化如表扬、鼓励、奖励等。

（4）代币制疗法：代币制疗法是通过某种奖励系统，在患者做出预期的良好行为表现时，马上就能获得奖励，即可得到强化，从而使患者所表现的良好的行为得以形成和巩固，同时使其不良行为得以消退。代币作为阳性强化物，可以用不同的形式表示，如记分卡、筹码和证券等象征性的方式。

（5）暴露疗法：暴露疗法可用于治疗患者的恐惧心理的行为治疗技术。其治疗原则是让患者较长时间地想象恐怖的观念或置身于严重恐怖环境，从而达到消退恐惧的目的。此法与系统脱敏疗法有某些相似之处，如让患者接触恐惧的事物或情境。但它们的不同之处，是在暴露疗法实施过程中，首先，恐怖情境出现时无需采用松弛或其他对抗恐惧的措施；其次，暴露疗法需让患者暴露于恐惧情境的时间比较长，每次治疗时间1～2h；另外，系统脱敏法一般仅能对较轻的恐惧症有效，而暴露疗法则常用于治疗严重恐惧的患者。

（6）放松疗法：放松疗法是指通过自我调整训练，由身体放松进而导致整个身心放松，以对抗由于心理应激而引起交感神经兴奋的紧张反应，从而达到消除心理紧张和调节心理平衡的目的。放松疗法主要用于治疗康复患者的焦虑、抑郁情绪和睡眠障碍等。

放松训练的种类很多，主要包括：渐进性放松、自生训练、瑜伽、超觉静默、放松反应、想象放松、生物反馈训练等。由于伤残患者需要经常卧床，且他们的伤残部位和伤残程度也各不相同，选择适合他们放松训练的方法和内容很重要。一般认为自生放松训练、渐进性肌肉放松训练和想象放松训练比较适合伤残患者使用，但这些方法都需要结合患者的伤残情况选择适合的放松训练内容。原则上患者身体上没有感觉的部位，或截肢的部分最好不要作为放松的内容，否则不仅放松的效果不好，而且还可能引起他们的反感。例如，对于高位截瘫患者来说，选择放松的部位，主要选择在头部，上肢和胸、背部。

自生训练主要由练习身体沉重感、热感、心脏跳动感、平稳呼吸感、胃部温暖感和额部凉爽感6个部分组成。渐进性肌肉放松训练是临床中最常用的方法。主要操作过程是从头到脚按照一定的顺序，逐渐对身体的主要部分进行先紧张后放松训练。想象放松是指通过人的意念想象来逐渐达到放松的方法。在临床伤残人员的心理康复中，可以结合伤残人员的具体情况，将自生放松训练、渐进性肌肉和想象放松训练结合起来，对他们进行治疗训练。运用此方法对他们进行放松训练，不仅操作简单，而且放松的效果也很好。

具体做法是，首先让患者体会紧张和放松的区别，然后调整呼吸，让他们安静下来，接着让患者按顺序体会或想象有关身体部位放松、舒服、温暖、沉重等感觉。这里与渐进性放松训练不同的是：在整个放松训练过程中，不需要对放松的每一个部位进行先紧张后放松的操作，只需要在放松前让患者体会一下紧张与放松的不同即可，并且有的患者这一步也可以省去。这么做的原因是因为一些伤残人员遭受的心理创伤程度较重，他们往往情绪低落，行为被动，如果让他们连续去做主动紧张和放松的活动比较难，有的甚至拒绝往下进行。

放松部位和顺序与渐进性放松训练也很不相同。具体部位和顺序为：额头的感觉→眉毛或眼眶的感觉→眼球（可以加上想象眼前发亮等内容）→鼻腔呼吸的感觉→两边嘴巴的感觉→嘴唇的感觉（可以想象喝水的感觉、嘴唇湿润的感觉等）→牙根和牙隙舒服感觉→舌头的放松感觉→吐液甜甜的感觉→口腔清爽的感觉→肩关节→肘关节→双手（想象十个手指完全放松的感觉、温暖的感觉等）→胸部（呼吸起伏的感觉等）→腹部→大腿→膝关节→小腿→双脚→整个大脑内部→全身完全放松感觉等。上述放松线路中，之所以加上更多面部部位的放松内容，主要是考虑到伤残者肢体可能有丧失或者有残疾。如果一位伤残者肢体有严重的残疾，放松的部位可以多集中在头部和面部具体的部位，这样做可以避免放松残疾部位给患者心理造成负面影响。

行为治疗主要直接应用于治疗康复患者的焦虑、恐惧情绪和不良行为，治疗时主要直接针对患者某一障碍的体征和症状（靶问题），帮助改善他们的心理生理和行为指标，指导他们学习应对自己不良情绪和行为的技巧，提高他们适应环境和社会交往能力。

4. 催眠治疗　催眠治疗即利用催眠的方法对患者进行心理治疗。一般意义上说，是指治疗师者运用催眠手段，将患者引入催眠状态，并在这种特殊心理生理状态下，通过治疗者的特定的暗示指导语来达到治疗目的的一种心理治疗方法。催眠现象是人类一种特殊意识状态，处于催眠状态中的人暗示性会明显提高，会毫无阻抗地顺从暗示指令。根据人的这种特性，通过诱导催眠来达到治疗的目的，已经成为心理治疗中的一种有效方法。特别需要指出的是，催眠本身并非是治疗，确切地说它仅是心理治疗所借助的一种手段或技术。

催眠治疗的标准程序分五个步骤，分别是：

（1）询问解疑：了解被催眠者的动机与需求，询问他对催眠既有的看法，回答他有关催眠的疑惑，确定他知道等一下催眠时哪些事情会发生而没有不合理的期待。很多时候，催眠师可能要花点时间做个催眠简介，因为大多数人对催眠的了解很少，这很少的了解中又大部分是误解。

（2）诱导阶段：催眠师运用语言引导，让对方进入催眠状态。一般而言，常用的诱导技巧有渐进放松法、眼睛凝视法、深呼吸法、想象引导、数数法、手臂上浮法等方法。

（3）深化阶段：引导被催眠者从轻度催眠状态，进入更深的催眠状态。常用的深化技巧有手臂下降法、数数法、下楼梯法、搭电梯法、过隧道法等，除了这些常用技巧，这个阶段常常随机应变，随时创制新招。催眠师有多少想象力，就有多少新的技巧问世。

（4）治疗阶段：视被催眠者的需求来治疗，催眠师需要相当好的心理治疗与精神病理学背景，最好在宗教、哲学层面也有所涉猎。

（5）解除催眠：让被催眠者从催眠状态回到平常的意识状态，适当给予催眠后暗示，帮助他在结束催眠后，感觉很好，并且强化疗效。通常以数数法为主。

进行催眠治疗时，房内光线要雅淡，安静，室温适中。让患者坐或躺在舒适的沙发上，然后，催眠师将患者导入催眠状态。催眠导入的要点是，一方面，要诱使患者的意识进入一种（除接受催眠师指令外）全面抑制状态；另一方面，又要保持患者与催眠师之间的信息联系畅通。催眠的类型可分为自我催眠与他人催眠。

催眠治疗可用于缓解和治疗康复患者的焦虑、恐惧、抑郁情绪，以及在康复治疗过程出现的失眠、头痛和强迫等症状。同时，也可用于帮助患者分析心理病因，矫正不良行为以及健全人格等。如与其他心理治疗方法配合使用效果更佳。另外，如果能教会患者一些催眠的方法和技巧，让他们每日在睡眠前进行自我催眠，可大大改善患者的情绪，巩固心理治疗的效果。

5. 家庭治疗　家庭治疗（family therapy）是指将家庭作为一个整体进行心理治疗，治疗者通过与某一家庭中全体成员有规律地接触与交谈，促使家庭发生变化，并通过家庭成员影响患者，使之症状减轻或消除。

家庭治疗家认为，心理障碍的发生与发展除了生物或心理社会因素制约外，还与不良的家庭内情感及观念交流模式有关，这些模式的改善将对病情产生有益的影响。健康的家庭应有健全的"家庭结构"，包括适当的领导、组织与权力分配，而非散漫或独断；成员的角色清楚且适当；有良好的交流，没有畸形的联盟关系；成员间能相互提供感情上的支持，能团结一致应付困难，对内有共同的"家庭认同感"，对外有适当的"家庭界线"。健康的家庭应有适当的家庭关系模式以及共同的生活重心与方向，并能随着家庭的发展变化及时调整，维持家庭平衡。假如一个家庭在其发展过程中发生困难，在家庭结构、组织、交流、情感表现、角色扮演、联盟关系及家庭认同等方面有不适应的现象，影响其家庭的心理状态，难以由家人自行改善或纠正时，应由专业人员协助辅导，经由家庭治疗来改进其家庭心理功能。家庭治疗有助于协助一个家庭消除异常或病态的情况，执行健康的家庭功能。

当代家庭治疗将家庭看做是一个系统性的结构与功能单位，个人的行为影响系统，而系统的行为也影响每个成员，系统内任何成员所表现的行为，都受其他成员的影响。这种紧密的相互关系，可导致许多病态的家庭现象；而某个人的病态行为，也常因符合其他成员的心理需要而被维持。因此，要改变病态的家庭现象或某个成员的病态行为，应以整个家庭系统为治疗对象。

在进行一般性家庭治疗时，治疗师与患者和有关家属一起讨论他们当前存在的问题，并观察家庭成员间的交流方式，然后给予适当的解释和指导，帮助他们对家庭人际关系和交流方式作适应性调整。治疗应该有计划、有步骤地进行，开始时每周一次，目的是为了找出问题，以后可以每隔两三周一次，以便让他们有充分的时间在家庭的实践中尝试，并检验实践的结果。

家庭治疗的过程大致分为三个阶段：①开始阶段：开始时应将家庭治疗的性质做简要的解释，说明互相要遵守的原则，以便使治疗工作顺利进行。治疗者在早期要重视与家庭建立良好的治疗关系，并共同寻找问题所在及改善方向。②中间阶段：运用各种具体方法，协助家人练习改善个人状况及彼此间的关系。在这个阶段，最重要的是要时刻去处理家庭对行为关系改变所产生的阻力，适当的调整家庭"系统"的变化与进展，以免有些成员变好时，相对的另一些成员却变得更坏，协助其平衡的发展。③终结阶段：养成家庭成员能自行审察、改进家庭行为的能力与习惯，并维持已修正的行为。治疗者宜逐渐把家庭的领导权，归还给家庭成员，恢复家庭的自然秩序，以便在治疗结束后，家庭仍能维持良好的功能，并继续发展及成熟。

（段佳丽）

第六节　康复患者的心理变化阶段与心理康复

一、康复患者心理变化阶段划分

康复患者因疾病或某种原因导致躯体严重的功能障碍，其心理将会出现一系列变化。Grzesiak 在 1979 年提出了一种阶段学说，用以解释伤残人对失能的反应，即①否认。②愤怒。③谈判。④抑郁。⑤承认和接受。Kmegor 等在 1984 年提出心理：①休克期。②否认期。③抑郁反应期。④依赖反应期。⑤适应期。国内有学者根据康复患者得病或伤残后所表现出心理上的认知、情绪和行为等方面的特点，将康复患者心理变化分为无知、震惊、否认、抑郁、反对独立、适应六个不同的心理阶段。

1. 无知期（ignorance）　　无知期是指一个人患病或身体功能出现障碍后，对自己的真实病情不了解、没有认识到病情的严重性，心理上没有长期应对病情和残障的准备。主要心理和行为表现为，患者认为自己的病情不重，治疗一段时间就可以痊愈，不关注临床治疗的具体细节，情绪表现多与病情变化、家庭和社会因素有关，而对病情愈后没有太多的忧虑。无知期持续的时间因人而异，多与个人的年龄、文化程度、职业以及本人对医学知识的了解程度有关。持续时间一般从数天到数月不等。

2. 震惊期（shock）　　震惊期是指患者听到或意识到自己病情的严重程度后，心理上出现的情感上的麻木或休克状态。由于此前患者对病情愈合或残障情况没有心理准备，当突然受到这种打击时，心理上难以应对。患者心理上表现为，当时头脑会感到一片空白，思维反应迟钝，表情惊讶、发呆，行为上不知所措，沉默不语，对周围的人和事无感觉、无反应。震惊期一般出现在无知期之后，一般持续几秒到数天的时间。

3. 否认期（denial）　　否认期是指患者在经过震惊期打击之后，为避免出现更大的精神痛苦，心理上对已经发生的事实采取否认的态度。心理上主要表现为，患者不相信自己的病情不能痊愈，坚信自己的病一定能好，并且四处向有关专家咨询病情，不愿意别人负面地评价他的真实病情，不加分析地收集病情治疗的有关的信息。患者心理上对病情的否认程度，与其本人的性格、周围人的支持，以及自己收集到对病情的正面和负面信息有关。此时患者心理上对病情是敏感的、矛盾的，容易出现焦虑和紧张情绪，易激惹，并可出现骂人、摔物、不合作等攻击行为。此阶段一般要持续数周或数月的时间。

4. 抑郁期（depressive reaction）　　抑郁期是指患者完全意识到自己的病情的严重性和可能出现的结果后，心理防线彻底瓦解，对自己的疾病和今后的生活评价多是负面的，情绪持续处于抑郁状态。当病情持续得不到好转或反复发作，患者对治疗的信心开始动摇，开始重新评价自己的病情，并逐渐意识到病情的严重性，对今后的生活表现出忧虑，既而出现情绪低落、不稳定，心境压抑，对外界事件失去兴趣，说话很少，不愿与人交往，并且常伴有睡眠障碍。此阶段大部分患者常会出现自杀的想法，有的出现自杀行为。抑郁期持续时间一般为数月或更长时间。

5. 反对独立期（reaction against independence）　　反对独立期是指患者经过抑郁期后，情绪已趋于稳定，但行为上出现倒退，缺乏积极独立的谋生心态和行为。主要表现为，患者能被动接受自己的疾病和残障，但在生活上过多地依赖他人，自己能干的事常需要他人帮助，害怕出院，不敢一人在家或出行，总希望身边有人陪伴，无回归社会的愿望。此阶段持续时间从数月到数年不等。

6. 适应期（adaptation） 适应期是指患者经过上述几个阶段后，心理上对自己的病情和愈后不再过分担心、恐惧，并主动面对自身的疾病和今后的生活，积极配合各种治疗，心理上基本适应了因疾病给自己造成的不适。主要表现为，患者生活态度积极，正向评价自己的生存价值，充分发挥现有的能力，合理安排作息时间，生活比较规律，行为比较独立，行动上不再过多地依赖他人，愿意参与家庭和社会生活，并常伴有积极的情绪体验。

上述六个阶段的划分不是绝对的，在实际上患者常常具有相连的两个阶段的心理特点，这是很正常的，因为患者的心理状态，往往是一个连续的变化过程，而不是突然从某一个阶段过渡到下一个阶段。心理康复的最终目标就是要帮助康复患者在心理上达到适应期。

二、不同心理阶段康复患者的心理康复策略和方法

在心理康复工作中，需要对康复患者心理阶段进行评定，然后根据其心理特点制订心理康复计划、采用心理康复的策略和方法，以最大限度地消除和缓解患者的负性情绪，矫正不良行为和症状，调动他们康复治疗的积极性，使其心理方面更快、更好地过渡到适应期阶段。

1. 无知期康复患者的心理治疗策略和方法

（1）建立治疗性的医患关系：心理治疗的前提是良好的医患关系，由于人交往中的首因效应的缘故，治疗者与患者的最初接触很重要，要尽可能给患者留下良好的印象，才能取得他们的信任和认同，为下一步深化心理治疗做准备。

（2）不必过早涉及真实病情：患者发病初期要承受许多身体上的痛苦，如果此时过早谈及他们的真实病情，必定会引起患者强烈的情绪反应，增加患者的心理负担，不利于临床各方面的治疗，所以，治疗者最初与患者进行接触时，不宜过早涉及真实病情。如果治疗过程中患者询问病情，治疗人员应巧妙回答，必要时对患者的病情做出有条件的、积极的保证。

（3）以缓解患者的负性情绪为首要目的：此阶段的心理治疗并不急于要求患者面对实际病情，而是让他们有机会谈及心理上的困惑，充分释放心理上的压力，以缓解压抑的心理状况，以及紧张、焦虑和恐惧的情绪。为了更好地达到上述目的，谈话的环境也很重要，心理医生尽可能与患者单独会谈，会谈时不要让外人在场。

（4）经常与患者的家属进行沟通：家人对患者心理的状态应该是最清楚的，经常与患者的家属进行沟通，不仅更全面、更准确发现患者的心理问题，而且还能争取他们对心理工作的支持和理解。另一方面，家属一般都知道患者的真实病情，他们心理压力很大，加上整日照顾患者很辛苦，很容易出现心理方面的问题，并影响到与患者的交往。因此，治疗者有必要帮助家人调整好心态，指导他们如何与患者交往和沟通。

此阶段多采用支持性心理治疗、系统脱敏和放松训练治疗。

2. 震惊期康复患者的心理治疗策略和方法

（1）提供更多的关怀：由于震惊期患者情感麻木、行为反应被动，因此，提供更多的关怀，对于震惊期阶段的患者来说是最为重要的。心理治疗者应用更关切和友好的语言与患者交流，使患者心理获得更大的支持和安慰。

（2）合理运用心理防御机制：心理防御机制是指个体处在挫折与冲突紧张情境时，内心自觉和不自觉地解脱烦恼和不安，以恢复情绪平衡与稳定的一种适应倾向。心理医生可利用心理防御机制，帮助患者缓解心理压力。心理防御机制的形式很多，此阶段我们多采用否认的防御机制，即治疗人员根据具体情况，收集一些对患者病情恢复有利的信息，让他们相信病情恢复仍有希望，从而缓解患者对病情的极度恐惧，使心理早日进入下一个阶段。

此阶段多采用支持性心理治疗的方法。

3. 否认期康复患者的心理治疗策略和方法

（1）尊重患者，避免争执：否认期患者由于害怕残疾，往往坚信自己的病能好，他们经常向治疗

者表达类似的想法，并且不愿听相反的意见，因此，治疗人员要尊重患者，认真倾听他们的想法，不要批判，不要把自己的意见强加给对方，避免与他们发生争执。否则，不利于医患关系的建立和治疗顺利进行。

（2）渐进透露真实的病情：在良好的医患关系的基础上，当患者的情绪相对平静后，心理医生应有计划、有策略地向患者渗透病情，使患者在不知不觉中，逐步接受自己的病情和残疾。根据我国的实际情况，在最初阶段，不宜采取告之真实病情的、冲击的心理治疗方法。因为，这样不仅会引起患者强烈的情绪和行为反应，而且也容易引起患者家人及有关人员的误解，从而影响心理治疗和其他康复治疗的顺利进行。

（3）劝导患者接受康复治疗：由于患者对康复治疗不够理解，他们往往只相信或关注药物治疗、手术治疗、中医治疗以及祖传秘方等临床方法，而对现代康复治疗不理解，故治疗很被动，有的甚至拒绝治疗。因此，心理治疗者要实事求是地宣传康复知识，强调康复对其病情的重要性和意义，并让患者相信康复是帮助他们更好地恢复病情，劝导他们尽早接受康复治疗。

此阶段一般多采取支持性心理治疗、精神分析治疗、认知心理治疗、放松训练治疗和催眠治疗。

4. 抑郁期康复患者的心理治疗策略和方法

（1）主动对患者进行心理干预：由于患者情绪抑郁，行为被动，对生活绝望，多数患者往往不愿与人接触，对心理治疗比较敏感，有的甚至拒绝与心理医生接触。因此，心理医生需要主动对患者进行心理干预，及时了解患者的心理状况，帮助患者尽早度过抑郁期。

（2）预防自杀：大部分患者在抑郁阶段会有自杀意念和自杀倾向，一些患者表面上装着什么事都没有，而内心里可能对自杀已有准备；一些患者在抑郁的心理状态下，身体上的疼痛和家庭的矛盾都可能导致情绪上的剧烈变化而出现自杀行为。因此，预防自杀应是此阶段心理治疗的重点，心理治疗人员要根据患者的情况，及时与医生、护士和患者的家人沟通，加强对患者的保护。

（3）增强患者生活的信心：抑郁期患者一般很自卑，看问题消极，往往看不到自己的价值，对残疾生活过分悲观。因此心理治疗必须帮助患者积极面对病情或残疾的现实，客观合理地评价面临的各种问题，发现存在的价值和优势，增强患者生活的信心。

（4）使用抗抑郁药配合治疗：抑郁是由于患者受打击后，心理长时间紧张、压抑等因素所致。患者不仅在心理和精神方面出现障碍，而且伴随着还出现生理和躯体的异常反应，心理治疗可以帮助患者面对挫折和困难，缓解和消除患者的抑郁情绪，但心理治疗需要一定的时间，且治疗效果受治疗者、患者及抑郁程度的影响，因此，对于中、重度抑郁的患者，在进行心理治疗的同时，临床上应配合一定的抗抑郁药协助治疗。

此阶段多采用支持性心理治疗、认知心理治疗、行为治疗、催眠治疗。

5. 反对独立期康复患者的心理治疗策略和方法

（1）积极发现患者心理方面的变化：任何心理问题和障碍的治疗效果，是在心理治疗过程和患者的生活中逐步体现出来的。此阶段患者心理已有某些积极的变化，因此，治疗者在与患者交往和治疗过程中，要有意识地去发现患者在认知、情绪和行为等心理方面取得的进步，并及时反馈给患者。这样不仅能强化患者的好的想法，塑造正面行为，而且可以更好地巩固心理治疗师与患者的关系。

（2）帮助患者建立起一个合理的认知模式：随着患者心理状态的改善，和良好的医患关系的建立，患者已经比较愿意讨论自己残疾和以后生活中面临的困难，希望有人对他提出建议。因此，必须帮助患者建立的一个比较合理认知的模式，让他们学会应对各种问题的策略和方法，这样不仅有利于调整心理平衡，而且可以提高他们适应环境的能力。

（3）消除自卑和恐惧心理：经过抑郁期后，虽然患者负性情绪得到很大改善，但由于病情较重，多数患者仍存很强的自卑和恐惧心理，他们觉得自己的形象见不得人，整天需要别人照顾，不能回报亲人和社会，认为自己是一个没用的人，心里很内疚、自责，不愿出门，对社会很恐惧。所以，及时消除患者的自卑和恐惧心理，对于帮助他们早日适应患病后的家庭和社会生活至关重要。

此阶段多采用认知心理治疗、行为矫正治疗、催眠治疗。

6. 适应期康复患者的心理治疗策略和方法

（1）帮助患者掌握人际交往技巧：由于患者带着一定的功能障碍或残疾重新面对家庭和社会生活，许多患者在人际交往过程中，仍然不够自信，行为比较被动；有的患者以自我为中心，不顾别人感受，因而影响人际关系的协调和发展，表现为常常处理不好与家人和周围人关系，因此，要帮助患者学习一些人际交往和应对特殊情况人际关系的技巧，以便更好地适应家庭和社会生活。

（2）对回归后的生活进行指导：患者出院后需要合理安排每天锻炼身体和日常生活，才能巩固康复治疗效果，提高生活质量。因此，需要医生从专业的角度，对患者回家庭后的生活进行必要的指导。特别是对那些生活可能不能完全自理，需要别人照顾的患者，以及一些害怕回归社会的患者，需要在出院前根据具体情况重点进行指导和治疗。

（3）鼓励患者参与社会生活：每个人都必须与社会保持一定接触，否则，自我封闭，对人会产生许多不利的影响。对于康复患者来说，回归社会、参与社会活动不仅可以发挥他们的才智和潜能，而且可以使患者心理与社会保持一种正常的联系，有益于他们的身心健康。因此，当患者的心理进入适应期阶段后，一定要帮助患者认识到参与社会的重要性，在不影响身体的情况下，鼓励他们走出家门，参与社会生活。

此阶段多采用认知心理治疗、行为治疗、催眠治疗。

（陕大艳）

第五章

脑血管病的康复

第一节　运动功能的康复

一、常用治疗技术

易化技术是一类改善脑病损后运动控制障碍的治疗技术，依据神经正常生理及发育过程，运用诱导或抑制的方法，使患者逐步学会如何以正常的运动方式去完成日常生活动作。

(一) Bobath 技术

Bobath 技术是原籍德国后移居英国伦敦的物理治疗师 Berta Bobath 于 20 世纪 40 年代和 50 年代初研发出来的针对小儿脑瘫 (cerebral palsy) 和成人脑血管意外 (cerebral vascular accident, CVA) 的治疗方法，由 Berta Bobath 的丈夫 Karel Bobath 给予理论基础的补充。从 20 世纪 40 年代起，Berta Bobath 将她的方法应用在临床偏瘫患者的运动功能康复训练中，取得了很好的效果。从 70 年代起，Berta Bobath 开始著书教学，在世界各地成立 Bobath 中心，使得 Bobath 技术广为流传，是偏瘫运动功能康复技术中最为普及的治疗技术之一。

1. Bobath 偏瘫治疗技术的基本观点　她认为，脑血管病患者常见的运动功能障碍，主要是由于大脑高级中枢对低级中枢失去控制、低级中枢原始的反射失去抑制所致。表现为异常的张力、姿势控制的减弱或丧失、异常的协调、异常的运动模式和异常的功能行为。如痉挛模式出现，上肢表现为屈曲内收内旋，下肢表现为伸展外展外旋。从动物猿猴的上、下肢的动作行为到胎儿在子宫里的姿势及婴幼儿的发育过程，从脑瘫患儿到成人偏瘫患者，莫不如此。脑卒中患者的主要问题是运动控制障碍，而不是直接的肌力问题，只有抑制异常的运动模式，才有可能诱导正常的运动模式。因此治疗的重点在于改变患者的异常姿势和异常运动模式。

2. 临床应用 (以偏瘫患者的训练为例)　如下所述：

(1) 弛缓期：在偏瘫患者的急性期，肌肉松弛，肌张力低下，不能进行自主性的运动。Bobath 着重强调急性期良肢位的摆放，如：仰卧位时，头应处于中立位，患侧上肢肩胛带外展、肩关节呈外旋、外展位、前臂旋后位、下肢患侧骨盆旋前、膝关节轻微屈曲等。侧卧位时，强调肩胛带前伸，避免将肩关节压在身体的下方导致疼痛的产生。患侧肢体由初时的被动活动逐步过渡到主动进行运动，如：治疗师把患侧上肢上举至 90°时，治疗师用手通过患者的手掌向患侧上肢施加挤压，诱导患者反向推并学会控制这一位置，可开始定位放置训练。

(2) 痉挛期：这一阶段的特征是肌张力过高，患者以异常的运动模式移动肢体。此期的训练目的是抑制病理性反射和异常运动模式的加重，诱导患者学会放松肌痉挛的一侧肢体。对于躯干肌肉痉挛的患者，可通过对胸骨柄 (中心关键点) 的控制来缓解肌张力，操作如下：患者取坐位，治疗师位于患者身后，双手放在胸骨柄的中下端，操作时让患者全身放松，放在胸骨柄上的手可交替把患者向左右拉动，做出 "∞" 弧形运动，重复数次，然后治疗师将一只手放在患者的背部，另一只手放在胸骨柄上向下挤压，使患者塌胸，放在背部的手向前上方推，使患者挺胸，重复数次，即可降低躯干的肌张力。

对于手部屈肌张力高的患者，治疗师可通过控制拇指的关键点来缓解痉挛：治疗师一手握住患手拇指，使其呈外展、伸展位，另一手握住其余四指，持续牵拉片刻即可解除手指痉挛。偏瘫患者在训练中，同时要注意避免出现联合反应，如训练下肢的屈曲动作时，同侧上肢会出现痉挛和屈曲，抑制的方法是：让患者 Bobath 握手，用健手带动患手，使之伸展过头且处于伸展位。当患者学会如何放松痉挛的肢体后，再诱导其逐步学会如何在放松的状态下控制肢体，并进行一些主动的分离运动。

（二）Brunnstrom 技术

第二次世界大战以后，美国各个康复中心的中风患者越来越多，瑞典移民美国的物理治疗师 Signe Brunnstrom 在进行了大量的临床观察后，综合了 Sherrington、Twitchell 等前人的研究结果，于 20 世纪 50 年代提出了治疗脑血管病患者的 Brunnstrom 治疗体系。Brunnstrom 通过多年针对脑血管病的评定与治疗，归纳出颇具影响力的脑血管病后肢体功能恢复的六个阶段划分法，至今仍被康复治疗界广为应用，而且后来北欧的学者在此基础上发展出了 Fugl－Meyer 评定法，日本的学者发展出了上田敏评定法。

Brunnstrom 还认为完成协同运动模式并不会增强痉挛程度。应当将协同运动模式看作为系统发生中正常运动的一个环节，并加以利用。从早期开始就应考虑到抑制痉挛的问题。

1. 基本概念　如下所述：

（1）联合反应（AR）：这是脊髓水平的异常的随意运动反应模式，出现在瘫痪恢复的早期。表现是患肢无随意运动，由于健肢的运动引起患肢的肌肉收缩。对称性联合反应时，上肢呈现对称性；下肢的内收外展运动为对称性，而屈伸运动为相反的表现。同侧性联合反应时，上肢屈曲，下肢伸展；下肢伸展，上肢屈曲。Brunnstrom 疗法中常利用联合反应来诱发患肢的随意运动。联合反应的存在容易导致脑损伤后的异常姿势，即 Mann－Werniche 姿势，也是形成肌肉缩短及关节挛缩的原因之一。在出现联合反应时，患者无法用自我意识来控制联合反应。打哈欠、打喷嚏、咳嗽也可以诱发出联合反应。在打哈欠的吸气过程中，可以诱发出患侧上肢的屈肌协同运动，随着哈欠的结束这种诱发出的屈肌协同运动也逐渐消除。但在一些偏瘫患者，在睡醒后，坐起前伸懒腰打哈欠时，患侧上肢可伸展开来，手指可以张开。

（2）协同运动（synergic movement）：由人们的主动意志所引起的肢体运动，但只能按一定模式进行的肢体运动称之为协同运动。其组成是部分随意运动，部分不随意运动，是脊髓控制的原始性运动。一般出现在瘫痪恢复的中期。在患侧上下肢的运动模式中各有两种：伸肌协同运动模式与屈肌协同运动模式。无论在哪一个协同运动模式中，踝关节均无外翻的运动。另外，在成人的伸肌协同运动模式中难以产生髋关节的内旋。

（3）姿势反射（postural reflex）：这是由于体位改变而引起四肢的屈肌、伸肌张力按一定模式发生改变，称为姿势反射，为脊髓控制的原始的姿势性反射。在瘫痪的早期，由于大脑的损伤，高级中枢的整合作用减弱，姿势反射有可能出现，随着病情好转，姿势反射逐渐减弱，高级中枢的作用重新体现出来。

2. 临床应用　如下所述：

1）软瘫期：促使患肢肌力的恢复。

（1）利用患者健侧上肢的屈曲诱发患侧上肢的联合反应：对患者健侧屈肘施加抵抗，由于联合反应而出现患侧上肢的屈肌收缩。

（2）利用健侧下肢的屈曲诱发患侧下肢的伸肌收缩：患者仰卧，健侧下肢呈伸展位，指示患者屈曲健腿并对其施加阻力，通过联合反应便可引起患侧下肢的伸肌协同动作，还可让患者面部转向患侧，由于非对称性颈紧张性反射的关系，从而提高患侧上下肢的肌张力。

（3）利用 Raimiste 现象：偏瘫患者健侧在进行抗阻活动时，能够不同程度地增加患肢的肌张力，或使患肢出现相应的动作，这种反应称为联合反应。

2）痉挛期

（1）利用各种反射活动，降低肌张力，促进恢复的进程。

（2）利用拍打肌腹和刺激局部皮肤来促进较弱肌肉的收缩。

（3）恢复期：患侧的肌张力开始减弱，肢体运动功能进入第Ⅳ～Ⅵ阶段后，可诱发患侧肢体逐步过渡到较困难动作的训练。此期患者应学习抑制共同运动，促进分离运动，加强他们的随意运动。

（三）PNF 技术

神经肌肉本体感觉促进技术（proprioceptive neuro – muscular facilitation，PNF），又称之为 Kabat – Knott – Voss 技术，是由神经生理学家、内科医师 Herman Kabat 提出理论，由物理治疗师 Margaret Knott 和 Dorothy Voss 完善具体治疗方法。PNF 是一种通过治疗性锻炼达到改善运动控制、肌力、协调和耐力，最终改善功能的方法。它是利用通过对角线和螺旋形的方式，运动肢体和（或）脊柱，并利用各种技术组合这些运动，来刺激本体感觉器和其他感觉器官以获得最大的运动控制。PNF 可应用在神经系统疾患和骨骼肌肉系统疾患，但是 PNF 在脑血管病或脑外伤的患者中应用，则颇有争议。有人认为 PNF 适合于脑血管病偏瘫患者，而有人则反对，认为 PNF 的最大抗阻的不恰当的应用，可以增强痉挛和异常姿势。关键在于我们是否能够正确掌握和正确运用 PNF 技术。

1. PNF 技术手法　如下所述：

（1）最大阻力：在肌收缩可以完成的活动范围内给予适当抗阻，利于产生兴奋扩散，使更多肌肉收缩，促使肌收缩强度增加，活动范围加大。最大阻力是针对患者的最大阻力，其标准是：治疗对象可以自主完成动作。

（2）扩散和组合：在同侧肢体产生的是协同作用，在对侧肢体产生的是同名肌肉的过度扩散。扩散又分从上肢向下肢扩散、从两侧上肢向上部躯干扩散、两侧下肢向下部躯干扩散等组合。若不希望出现扩散现象，则需降低阻力。

（3）用手接触：手触及和挤压无力肌群，可以加强感觉刺激，促进肌肉收缩。用手接触要用蚓状肌握法。

（4）语言刺激：中等强度的声音易于引起运动神经元的活动，较大声音可以改变 α 运动神经元的活动。在 PNF 治疗中不强调安静，常用柔和的声音以促进稳定，用较大的声音以促进运动。

（5）视觉引导：眼的转动影响运动和姿势的控制，所以在运动过程中应尽可能向运动的方向看。

（6）牵张：由皮层传出的冲动使被牵张的肌肉兴奋。牵拉肌肉到最大长度，调节本体感觉的兴奋性，快速牵拉，肌兴奋；缓慢牵拉，肌抑制。

2. 基本运动模式　在 PNF 中的基本运动模式是对角线运动模式。这是根据神经生理运动学和运动行为方面的学术成果而总结出来的。对角线运动是屈伸、内外旋、内外展这三对拮抗肌的组合运动，是运动发育的最高形式，在对角线运动中总含有一种旋转成分。对角线运动都要越过身体中线，有促进身体两侧的相互作用。

3. 临床应用　PNF 是促进技术中应用很广泛的一种。特别适用于肌无力和控制能力差的患者。应针对患者存在的主要问题，选择最适应的技术，以便患者能达到最佳的康复效果。

（1）肌肉障碍：肌无力选用重复收缩、慢逆转技术来增加肌力和耐力；肌张力低下可快速牵拉、节律性发动技术使肌肉收缩，产生运动；肌张力过高应用保持－放松、节律性稳定、慢逆转技术降低肌张力，增加肌肉的弹性。

（2）关节障碍：关节疼痛肿胀活动受限的患者，为了防止肌肉萎缩，维持关节活动度，可选择等长性收缩的技术，而不使关节产生运动，如保持－放松，由于肌肉、肌腱僵硬使关节受限的患者，可选择收缩－放松、慢反向－维持－放松技巧来放松肌肉、增加关节的活动度；对关节不稳定者，节律性稳定、慢逆转均可增加关节的稳定性、增加本体感觉性反应。

（3）共济失调障碍：慢逆转－保持、节律性稳定技术可增加稳定性和协调性。

（四）Rood 技术

Rood 技术又叫多种感觉刺激治疗法或皮肤感觉输入促通技术。由物理治疗师 Margaret – Rood 创立，是神经发育学治疗方法中最早的方法。Rood 认为感觉刺激可以对运动产生促进或抑制作用，中枢神经损伤后运动功能恢复是按照运动发育的顺序。因此，治疗师可以应用各种感觉刺激促使运动功能康复。

起初 Rood 运用各种感觉刺激，如刷擦、拍打等，后期 Rood 更多地强调本体感觉刺激对运动的作用，为 PNF 技术奠定了基础。因此有学者认为，Rood 感觉运动治疗方法是 PNF 技术的雏形。在治疗中 Rood 强调感觉刺激的使用要适当，治疗从患者的实际运动功能水平出发，为诱发患者对运动的主动控制，要让患者明确训练动作的目的。

1. Rood 治疗方法的基本前提 运动模式是从出生时所表现出的基本反射模式发展而来，通过感觉刺激，这些反射活动被使用和逐渐地改变，最后获得了皮质水平有意识的更高级的控制；在正常的发育顺序中，使用正确的感觉刺激，遵循神经生理学原则，可以建立正常的运动记忆痕迹。

2. 技术方法 Rood 技术诱发肌肉反应的感觉刺激方法有促进方法和抑制方法。

1）促进方法

（1）快速擦刷：医生用毛刷快速擦刷肌肉表面的皮肤 3～5s，若 30s 后无反应，可重复刺激 3～5 次，此方法使用后可维持效果 30min，且潜在效果较长。

（2）轻微触摸：用手指轻微触摸患者的手指、脚背面、手掌或足底，可引起受刺激的肢体屈曲反应。常用驼毛刷子、棉棒、手指进行接触刺激，频率 1s 2 次，每回反复 10 次，每次治疗 3～5 回。

（3）冰刺激：用冰块压在受刺激部位 3～5s，或快速摩擦患者手掌、足底，引起受刺激的肢体回缩反应。对肌张力低下，处于弛缓状态的患者可用冰冻和快速冰冻刺激法。

（4）快速、轻微牵伸肌肉。

（5）轻叩肌腱或肌腹：用手指尖轻轻叩打肌肉肌腱或肌腹。治疗师通过 3～5 次的叩打，使被叩打肌肉得到易化，用于患者进行随意的肌肉收缩之前和让其完成肌肉收缩的过程中。

（6）挤压肌腹：用手对肌腹进行挤压或用器械压在上面。

（7）继发牵伸：在活动范围末期继续牵伸。

（8）牵伸手或足的内部肌肉。

（9）抵抗阻力：能使一块肌肉的许多肌梭或全部肌梭均被刺激。

（10）强力挤压关节：可激活感受器，促进关节周围肌肉的收缩。

（11）对骨突处加压。

（12）听节奏强的音乐。

（13）在有兴趣的周围环境可使人兴奋。

（14）香味。

2）抑制方法

（1）轻微的关节挤压：可抑制肌肉痉挛，如用此法来减轻偏瘫患者因肩部肌痉挛所致的肩痛，医师可握住患者肘部，将臂外展至 35°～45°，轻柔地把肱骨头推入关节窝并保持在此位置。

（2）缓慢触摸与轻微挤压背侧脊神经区。

（3）将患者由仰卧慢慢转向侧卧：治疗师扶住患者的肩部与髋部，慢慢转动患者。此法一般起抑制作用。

（4）中度温热刺激：用棉毛毯、围巾将要抑制的部位包住 10～20min 维持体温。

（5）对肌腱止点处加压：在手部肌腱上持续加压可抑制手肌痉挛。

（6）持续牵伸：此法使肌梭呈较长状态，可抑制痉挛。

（7）放松摇摆：是常用的抑制手法之一。

（8）听轻音乐。

（9）单调、阴沉、令人无兴趣的环境，将促进人的抑制。

（10）振动刺激：振动是快速接触刺激的连续，可抑制牵张反射，使肌群紧张度下降。此法适用 3 岁以下小儿，65 岁以上老人；小脑障碍患者不宜。

（五）运动再学习技术

运动再学习方法主要以生物力学、运动科学、神经科学、行为学等为理论基础，以任务或功能为导向，强调患者参与和认知重要性，强调早期康复避免废用综合征，科学训练避免误用综合征，循序渐进避免过用综合征。

1. 概述　20 世纪 80 年代初澳大利亚学者 J. Carr 和 R. Shepherd 所著的《A Motor relearning program for stroke》一书问世，对传统的促进技术（或易化技术）提出挑战。1999 年以黄永禧为主译的北京大学第一医院康复科医师们翻译并出版了该书中文版——《中风患者的运动再学习方案》，受到同行和患者的广泛关注。2003 年，J. Carr 和 R. Shepherd 所著的《stroke rehabilitation guidelines for exercise and training to optimize motor skill》出版发行，并于 2007 年以王宁华为主译的北京大学第一医院康复科医师们翻译并出版了该书中文版——《脑卒中康复 - 优化运动技巧的练习与训练指南》。

运动再学习方法是一种运动疗法，它把中枢神经系统损伤后运动功能的恢复训练视为一种再学习或再训练过程。它主要以生物力学、运动科学、神经科学、行为学等为理论基础，以任务或功能为导向，在强调患者主观参与和认知重要性的前提下按照科学的运动学习方法对患者进行再教育以恢复其运动功能。具有以下几个特点：

（1）主动性：患者是主动参与者，治疗人员只是指导者。

（2）科学性：此法在生物力学、运动科学、神经科学和行为学理论的指导下，针对脑卒中患者常见的运动障碍，从 7 个功能活动方面，通过 4 步骤分析并制订出一套科学的学习（训练）方法。

（3）针对性：此法强调从患者现存功能出发，针对患者运动功能存在的主要问题进行有针对性的学习或训练。

（4）实用性：学习运动要与实际日常生活的功能活动紧密联系。

（5）系统性：运动再学习不只是在治疗室练习，要考虑向实际生活环境的转移和长期坚持，要创造丰富和具有挑战性的学习环境，并要求亲属和有关人员参与。

强调早期康复避免废用综合征，科学训练避免误用综合征，循序渐进避免过用综合征。

2. 运动再学习方法的新进展　上运动神经元综合征的表现：Hughlings Jackson（1958）认为上运动神经元损害有关的失控特点为阳性特征（positive features）或阴性特征（negative features）。Carr 等学者根据近年临床研究的进展提出上运动神经元损害后还有一组适应特征（adaptive features），认为神经系统、肌肉和其他软组织的适应性改变和适应性运动行为很可能是构成一些临床体征的基础。

（1）阴性特征：主要指急性期的"休克"，肌肉无力、缺乏运动控制、肌肉激活缓慢和丧失灵巧性等。阳性特征主要指所有夸大的释放现象，如过高的腱反射和阵挛、过度的屈肌回缩反射、伸肌和屈肌的痉挛及阳性病理征等。

（2）适应特征：主要指身体容易产生适应性变化。它主要指肌肉和其他软组织的生理学、物理学和功能的改变及适应性的运动行为。急性脑损伤后，肌肉和其他软组织的适应是直接由于脑损伤造成的肌肉无力及随后继发的废用。制动可引起肌肉、肌腱、结缔组织特性的改变，因而造成肌肉萎缩、僵硬、张力过高。适应性行为是病损后患者根据可能得到的最好的神经系统功能来做出反应，它尝试用不同于正常使用的运动模式或方法来达到目的。病损后运动模式的形成受以下因素的影响：①过度使用较强壮的肌肉。②肌肉延展性的丧失。③体位和环境的影响。

由此可见，早期积极主动和具有挑战性的康复训练可预防或使适应性的肌肉和行为的改变以及阴性特征等减少到最小的程度。缺乏活动和制动会导致软组织的适应和"习惯性弃用"。早期康复的目的是针对患者在功能性运动活动中学习运动控制及发展力量和耐力。

3. 运动再学习方法的基本要点　如下所述：

1）限制不必要的肌肉过强收缩，以免出现异常代偿模式及兴奋在中枢神经系统扩散。

2）反馈对运动控制极为重要，通过明确目标、视、听等反馈和指导，使患者学到有效的运动及控制。

3）调整重心：只有当身体各部分处在正确对应关系时，仅需肌肉极少的作功及能量消耗就能保持姿势平衡。运动时人体姿势不断变化，其重心也不断改变，因此，需要体位调整才能维持身体的平衡。平衡不仅是一种对刺激的反应而是一种与环境间的相互作用。

4）训练要点

（1）目标明确，难度合理，及时调整，逐步增加复杂性。

（2）任务导向性训练，与实际功能密切相关。

（3）闭合性与开放性训练环境相结合。

（4）部分和整体训练相结合。

（5）指令明确简练。

（6）按技能学习过程设计方案，即通过认知期和联想（或过渡）期，达到自发期。

（7）避免误用性训练。

（8）患者及其家属积极参与。

（9）训练具有计划性和持续性，患者应学会自我监测。

5）创造学习和恢复的环境：适宜的环境可以促进脑的可塑性和功能重组，使患者能按照运动再学习的方法持续练习，确保训练从医院到日常生活的泛化和转移。

4. 脑损伤后运动再学习方法的基本内容　针对脑损伤后的运动再学习方法由 7 部分组成，包括了日常生活中的基本运动功能：即上肢功能、口面部功能、从仰卧到床边坐起、坐位平衡、站起与坐下、站立平衡、步行等。治疗人员可根据患者情况可选择最适合于患者的任何一部分开始治疗。每一部分一般分 4 个步骤进行：分析患者运动中存在的问题；练习丧失的运动成分；练习任务导向性功能；练习转移到实际生活环境中。由于篇幅有限，下面主要介绍的对日常生活中的 7 个基本运动功能的训练重点和方法。

1）上肢的功能训练

（1）上肢功能练习：训练上肢肌肉收缩并伸向物体的运动控制；肌肉牵拉训练，以维持肌肉长度，防止肌挛缩，诱发手功能运动控制训练，如伸腕的训练、抓握物体的训练、拇外展训练、拇对指活动训练等。

（2）日常生活动作的练习：将训练转移到日常的生活中去，在日常生活中要鼓励患者多使用患肢，限制健肢的代偿活动等。

2）口面部功能训练：用冰刺激患者的口腔、双唇和颊部、帮助患者闭颌及闭唇，在患者的嘴张开时提醒他闭嘴、可用手指向下压患者舌头前 1/3，并同时做小幅度震动、用手指压患者的舌前部，并向后推，以使口腔后部能够关闭，模拟吞咽时的情况、控制健侧面部的过度活动、加强对呼吸的控制。

3）从仰卧到床边坐起训练

（1）翻身坐起练习：旋转、屈曲头部的训练，肩、前臂屈伸训练；屈髋屈膝训练；颈部侧屈训练等。

（2）日常生活动作中的练习：患者在病房中做翻身坐起训练，床上搭桥训练等。

4）坐位平衡训练

（1）坐位平衡练习：身体重心侧屈、前屈的训练；患侧上肢负重的训练。

（2）日常生活中的练习：坐在轮椅上或床上进行身体向前、向后的移动训练两侧臀部交替抬起，放下训练等。

5）站起与坐下

（1）站起坐下练习：正确的站起方法；正确的坐下方法；增加训练动作难度的训练，包括从不同高度、不同硬度的床上站起和坐下。

（2）日常生活中的练习：重心前移、扶物站起；轮椅上扶物站起等。

6）站立平衡训练

（1）立位平衡练习：髋关节的屈伸训练；膝关节屈曲训练；膝关节伸展训练；身体重心前后移动训练；患侧下肢负重支撑训练，增加动作复杂性训练等。

（2）日常生活中的练习：患腿负重训练；坐下与站立相结合训练。

7）行走训练

（1）行走练习：站立相训练包括站立伸髋训练、站立膝关节小范围的屈伸训练、踏步训练、加强骨盆水平前移动作；摆动相训练包括膝关节的屈曲控制训练、迈步训练、行走训练等。

（2）日常生活中的行走练习：按照制定的训练计划进行，包括上下楼梯，利用手杖、四足拐、平行杠等进行行走训练。

5. 注意事项　如下所述：

（1）使患者及家属了解运动再学习的概念和主要方法，以获得患者的积极配合。

（2）掌握学习时机。在患者病情稳定后立即开始，避免给肌肉有学习错误活动的机会。

（3）在运动学习的早期，保持注意力，避免分散。

（4）应充分了解应用运动再学习方法不是为了增加肌力，而是增加运动的控制能力，完成功能性活动。

（5）要练习与日常生活功能相联系的特殊作业，要模仿真正的生活条件，练习要有正确的顺序。

（6）要学习的不是某种运动模式，而是有现实意义的日常工作能力。

（7）充分利用反馈，视、听和言语反馈均非常重要。

（8）学习和训练要循序渐进，制订的目标符合患者的现状，多给以鼓励，不要使患者丧失自信心。要及时调整目标。

（9）注意患者疲劳问题。

（六）强制性运动疗法

强制性运动疗法就是通过限制健肢的使用、塑性任务和集中、重复强化患侧肢体训练，使"习得性废用"得以永久性逆转。和传统康复方法相比，能明显提高患者上肢的运动能力，并能把这种能力转换到日常生活环境中，提高日常生活能力。

强制性运动疗法（constraint - induced movement therapy，CIMT）是近年来针对脑血管病等神经疾病开展的新的康复疗法，该疗法来源于对猴子的实验，通过对猴子一侧肢体的去感觉神经的传入，而发现了"习得性失用"（learned nonuse）现象。而克服"习得性失用"后，可以显著提高动物患侧肢体的功能水平。这种方法扩展到人类脑血管病和脑外伤的康复，并取得了很好的治疗效果。即在患者清醒时间的90%使用此方法来限制健侧上肢的活动2～3周，同时患侧上肢进行大强度的康复训练（每天6h）。目前CIMT疗法已经不局限于对脑血管病和脑外伤上肢康复的治疗，已扩展到对失语症、儿童脑瘫、患肢痛和局部手指张力障碍的康复治疗。

1. 习得性失用　所谓"习得性失用（learned nonuse）"是指偏瘫患者从神经和行为层面对患侧肢体的放弃。中枢神经系统在受到严重损伤后会出现暂时的休克现象，运动神经元受到抑制。一方面患者试图使用患肢时的失败，产生负性反馈，进一步抑制患侧肢体的使用；另一方面，健侧肢体的代偿成功经验形成了正性反馈，强化健侧肢体的使用。神经休克阶段过后，神经功能开始恢复，患肢重获部分运动能力，但由于患者已经在急性期学会了不去使用患肢，因而难以主动或有目的地使用患侧肢体，即形成神经和行为上的"习得性弃用"。"强制性使用"运动治疗就是通过限制健肢的使用、强迫使用患肢，使"习得性失用"得以永久性逆转。

2. CIMT的研究　如下所述：

（1）CIMT用于人脑血管病运动功能康复的研究：1981年Ostendorf和Wolf对1例偏瘫患者进行了世界上第一例应用CIMT治疗，在早期使用的名字为forced use，主要着重于限制健手克服习得性失用，后来逐步在限制的同时加入强化训练并引入重塑（shaping）训练技术其名称也变为CIMT。国内学者毕胜于2000年进行国内第一例脑外伤所致偏瘫患者CIMT治疗并取得良好疗效。CIMT疗法在临床中已有多家应用的报道，特别是在慢性脑卒中的康复治疗中取得明显的效果。

在脑卒中急性期的应用，Dromerick等研究了23例急性脑卒中患者随机分为2组，使用盲法评价，其患者人选标准为卒中14d之内，持续的一侧上肢瘫痪，有一定的认知功能。经过14d的强化治疗，CIMT治疗组使用ARA（action arm test）评分与对照组相比有明显提高，在日常生活能力评分方面没有明显差异、其长期效果有待于进一步观察。但在动物试验中早期过度训练患侧肢体会导致神经损害加重和肢体功能恶化，所以对于急性期患者，毕胜等认为应该谨慎应用CIMT。

有些专家认为由于这种疗法依靠治疗师与患者的相互作用，所以需要多中心、基于循证医学的研究，因此，美国6所大学在NIH的资助下于2003年进行了目前世界上第一次对CIMT疗法的大样本、多中心的随机对照研究，来检验CIMT疗法的有效性和行为学结果，一共对222例患者进行了研究。在评价过程中大量使用录像来增强评价的客观性，并使用加速度计进行上肢功能的客观评价，对治疗结果采用单盲评价，最终结果尚未报道。

（2）与CIMT有关的脑功能重组研究：现有的研究证据表明，人类成人大脑皮质代表的区域大小依赖于对这部分使用数量的多少，而近年来使用经颅磁刺激（transcranial magnetic stimulation，TMS）、功能性磁共振（functional magnetic resonance imaging，fMRI）及皮质内微刺激技术（intracortical micro stimulation technique，ICMS）提示强制性使用运动疗法的疗效与大脑皮质的功能重组有关。

首先证明强制性使用运动疗法在人类会产生使用性依赖的是德国的Liepert教授研究组，他们使用TMS技术研究了6例进行强制性使用治疗的患者。发现在2周的治疗后，患侧肢体使用的皮质代表区域明显地扩大。在后续的研究中发现其运动功能进步与大脑功能的改变持续了6个月，强制性使用运动疗法可以使募集更多的支配患侧上肢神经元来参与活动。Kopp等对实施强制性使用运动疗法的患者治疗后的3个月发现，出现大脑半球的同侧激活，显示出大脑的可塑性变化与实施强制性使用运动疗法后，患者的患侧上肢使用增加有关。

Levy等使用。fMRI发现在强制性使用运动疗法前后，脑内激活区域有明显变化。Wittenberg等使用TMS和PET研究CIMT疗法前后脑内功能重组的变化，发现在实施CIMT疗法之后，PET检查在动作任务的模式下，其小脑激活明显降低，而患侧大脑TMS兴奋的面积增大。毕胜等应用fMRI在CIMT治疗前，患手运动时可以发现对侧中央前后回，对侧额叶前部，同侧大脑皮质中央前回激活。

这些发现都说明CIMT方法具有2个既关联又独立的机制，首先，CIMT限制了健侧肢体的活动，从而逆转了在急性期或亚急性期所形成的习得性失用。其次，持续反复的使用患侧上肢而使对侧大脑半球皮质支配上肢的区域扩大，同时同侧皮质出现新的募集。这种使用性依赖的皮质功能重组是患侧上肢使用增加的神经学基础。

3. CIMT的适应对象　　"强制性使用"运动疗法的基本概念强调的是患侧肢体的反复、强制使用。它的适用范围很广，包括慢性和亚急性脑血管意外偏瘫患者、慢性脑外伤患者、不完全性脊髓损伤患者、髋关节骨折后患者以及肢体幻痛患者。

目前，文献报道较多用于慢性偏瘫患者（发病6个月~1年后，有的长达10年）的上肢治疗。Areerat等（2004）报道的临床观察研究中，被治疗患者的入选标准是：年龄18~80岁的单侧脑血管病患者，偏瘫1~10年；患侧上肢至少具备20°伸腕和10°伸指；无明显的平衡障碍；无严重的认知障碍；无严重失语和感觉缺失。有些报道还强调患肢无严重的痉挛和疼痛（肌张力改良阿氏评分MAS＜2分，疼痛评分VAS≤4分）。

4. CIMT的其他领域应用　　如下所述：

（1）失语症：研究者对失语症患者也进行CIMT治疗，失语症患者接受10天，30h的强制性语言治疗，随访6个月的结果显示，强制性语言治疗组比对照组语言功能进步更加显著。一些在运动功能康复时所应用的CIMT康复程序也应用于语言的治疗，其中包括广泛的，强化的实践。在进行语言游戏时强制性使用语言进行交流，抑制其他代偿方式的交流，注重引导在日常生活中使用语言等。

（2）幻肢痛：在Weiss等的研究中发现，佩戴需要使用截肢残端的功能性假肢与不需要使用截肢残端的装饰性假肢的患者相比会明显的减少患肢痛。Flor等的研究显示残肢痛的程度与由于损伤传入减少而致皮质功能重组高度相关，而使用功能性假肢增加了残端的使用，产生了使用性依赖传入增加的皮质功能重组，减低了与损伤传入减少而致皮质功能重组，从而抑制了患肢疼痛；这种治疗与脑损伤的CIMT治疗有所不同，不需要克服习得性失用，而是增加截肢残端的使用程度来产生使用性依赖皮质功能重组，产生治疗作用。

（3）局部手指张力障碍：治疗适应证包括手的协调功能障碍，例如需要广泛和强力使用手指的音乐家。研究者使用磁共振发现，患有局部手指张力障碍的音乐家呈现出在感觉运动皮质有张力障碍所代表的手指的区域使用性依赖的重叠或模糊现象。患有局部手指张力障碍的职业音乐家治疗发现，使用夹板制动其他手指，张力障碍的手指进行反复的练习与训练，每天 1.5~2.5h，共进行 8d；在治疗结束时取下夹板，所有的患者在音乐表现方面有明显的进步，一半的患者手指的活动范围回到正常或接近正常。与 CIMT 的治疗有关一些因素为：增加练习的数量、塑造手指的位置和其他的运动表现，在进行练习的时候制动其他的手指。

（4）儿童疾病：Pierce 等报道了使用 CIMT 疗法治疗 1 例一侧肢体瘫痪的脑瘫患儿，经过 3 周的强化训练，患者每天训练 3h，并用连指手套限制健侧上肢的活动，结果显示患侧上肢的运动功能有很大的提高。儿童偏瘫患者进行 CIMT 随机对照研究，发现治疗组的上肢运动功能比对照组有很大提高。Glover 等对 2 例儿童偏瘫患者实施 CIMT 也取得了良好的效果。DeLuca 等对 1 例 15 个月的婴儿实施分 2 阶段的 CIMT，每个阶段都取得运动功能的进步。Gordon 等改进成人 CIMT 方法应用于儿童，主要保留 2 个主要的训练因素，即重复训练和重塑诱导训练，2~3 例儿童组成治疗小组进行互动训练，作者发现这种方法适用于大多数儿童。

（七）运动想象疗法

运动想象依据心理神经肌肉理论，通过部分活化损伤的运动网络改善脑血管病偏瘫患者的运动功能，适用于脑血管病的任何阶段，同时这种疗法不依赖于患者的残存功能，又与患者的主动运动密切相关。

"运动想象"（motol imagery，mental practice）是指运动活动在内心反复地模拟、排练而不伴有明显的身体运动。Decety 认为运动想象是一种代表特殊的运动功能状态，这种状态在工作记忆中内在再激活而没有任何明显的运动输出，并且遵循中枢运动控制的原则。Hossack 早在 1950 年提出心理意象的概念，即在中枢神经系统的参与下，在感官没有受到相应的刺激时，产生了一种类似感受器受刺激所产生的反应（体验）。心理意象也称想象或心灵呈像，往往是以往意识经验的一种重塑，而且有一定的可预见性，在记忆、动机中占有重要的位置，在视空间推理及发明创造中，也占有很大的比重。运动想象以后被提出，但没有很明确的定义。

"运动想象"和身体锻炼相结合具有改善肌力、耐力和活动的精确性，促进运动或新技巧的学习，提高老年妇女的平衡能力，矫治异常脊柱弯曲患者的姿势，增强活动能力等作用。20 世纪 80 年代末、90 年代初运动想象技术开始逐渐应用于功能训练。近年来的研究发现"运动想象"还可改善脑血管病偏瘫患者的运动功能，可作为激活运动网络的一种手段，作为"另辟蹊径"的治疗方法，适用于脑血管病的任何阶段，同时这种疗法不依赖于患者的残存功能，又与患者的主动运动密切相关。

1. 基本原理　目前公认的"运动想象"疗法改善运动学习的最有力的解释依旧是心理神经肌肉理论（psychoneuro muscular theory，PM 理论）。PM 理论是基于个体中枢神经系统已储存了进行运动的运动计划或"流程图"这一概念，假定在实际活动时所涉及的运动"流程图"，在"运动想象"过程中可被强化和完善，因为想象涉及与实际运动同样的运动"流程图"。想象通过改善运动技巧形成过程中的协调模式，并给予肌肉额外的技能练习机会而有助于学会或完成活动。任何随意运动，总是在脑内先有运动意念，然后才有兴奋冲动传出直至出现运动。脑血管病不全偏瘫肢体在运动时也总是先有运动意念，然后才有肌肉收缩和肢体运动，康复的作用之一是反复强化这一从大脑至肌群的正常运动模式，运动意念更能有效地促进这一正常运动传导通路的强化。对于完全瘫痪的患者，通过运动想象，可促使受损运动传导路的修复或重建，这也支持中枢神经损伤后有部分休眠状态的突触能苏醒并起到代偿作用，其阈值随频繁的使用而降低的理论。较之被动活动肢体，运动想象可能更符合正常由大脑到肢体的兴奋传导模式，从而更能有效地促进正常运动反射弧的形成。

2. 基本原则　运动想象疗法要求患者具备以下几个能力。

（1）患者应具备一定的想象能力：运动想象能力的常用评估工具有三种，即运动想象问卷（movement imagery questionnaire，MIQ），运动想象清晰度问卷（the vividness of motor imagery questionnaire，

VMIQ)，和运动觉－视觉想象问卷（the kinesthetic and vistlal imagery questionnaire，KVIQ）。MIQ、VMIQ都有改良版本，较新的评价方法KVIQ已在健康和残疾受试者的评估上得到证实。运动想象控制能力量表（the control lability of motor imagery seale）则是一种常用的替代评估方法。

（2）任务的种类和熟悉程度：熟悉是运动想象疗法成功使用的前提，患者对某项活动的体验越深，"运动想象"疗法的效果越好。

（3）工作记忆：包括储存和处理信息的复杂程序，可分为视觉、言语和肌肉运动觉记忆等，工作记忆是否完整对治疗效果有重要影响。

（4）动力：动力大、焦虑少的患者运动想象疗效更好，而治疗本身可增加患者的动力和自信，因此，动力小而较焦虑的患者应鼓励加入，不应该排除。

（5）依从性：虽然已出现几种评估依从性的方法，但目前尚无有效的评估工具来排除不依从患者。尽管运动想象训练不要求出现活动，但在实际操作中，好强或急于康复的患者不停地想象肢体的运动，可能导致焦虑或痉挛加重，也可能把一些不必要的因素人为地掺杂进去。因此，对脑血管病患者的依从性的激活活动要简单，应在尽量短的时间内完成，同时加强对患者的练习进行监督和指导，叮嘱患者注意休息。对依从性较差者的操作比较困难，但却是有效手段。

3. 适应证 "运动想象"疗法目前在脑血管病康复中的临床应用还不是很多，但已有研究表明此疗法可应用于急性或慢性、轻度或严重的偏瘫患者，有利于提高患者手、踝、坐－站、日常生活活动能力（ADL）和功能性任务再学习（家务、做饭、购物等）能力，改善单侧忽略等障碍，对慢性脑血管病患者的功能恢复也有较深入的研究。近几年随着对该疗法在脑血管病康复领域应用的关注，相关研究及探讨也逐渐增多。"运动想象"疗法的最佳适应证还不清楚，目前的应用研究主要针对瘫痪的患侧上肢。有资料显示患者对某项活动的体验越深，"运动想象"疗法的效果越好。但对脑血管病患者下肢功能的康复作用近来也逐渐引起研究者的关注。

4. 治疗方法 通常包括6个操作步骤：说明任务，预习，运动想象，重复，问题的解决，实际应用。"想象"的活动应是有针对性地从功能训练活动中选择出来的一些动作，可结合电脑技术予以实施。运动想象疗法治疗时间应短于物理疗法，一般12～15min为宜。

一般操作是在每次功能训练后，让患者移至安静的房间听10min"运动想象"指导语录音带（头两次治疗可有人陪伴）。患者闭目仰卧于床上，用2～3min进行全身放松。指导患者想象其躺在一个温暖、放松的地方，让其先使脚部肌肉交替紧张、放松，随后是双腿、双上肢和手。接着用5～7min提示患者进行间断的"运动想象"，想象的内容应集中于某项或某几项活动，以改善某种功能，同时强调患者利用全部的感觉。最后2min让患者把注意力重新集中于自己的身体和周围环境，告诉患者回到了房间，让其体会身体的感觉，然后让其注意听周围的声音，最后解说者从10倒数至1，在数到1时让患者睁开眼。

在患者的功能训练中，技巧学习首先是产生运动意念，随后发展适应环境需要的运动模式控制能力。当患者对简单活动获得较好控制能力和力量后，对这些活动的直接注意力就会减少，因此治疗师应注意提供适当的训练条件，且应注意引导患者把从特定的康复环境中学会的活动技能不断在其他复杂多变的环境中应用。可在作业治疗中加入运动想象等技术，注重日常生活活动能力的训练。

"运动想象"疗法面临适应证的选择、认知和依从性的筛选、指导语的规范、脑血管病患者实施难度较大及缺乏有效的检测工具证明患者确实进行了有效的运动想象等尚需解决的问题。一种新技术，新项目的开展会遇到很多困难。但是如果恰当使用，运动想象疗法无疑是一种有效触通运动网络、改善脑血管病患者功能的康复手段。

（八）部分减重平板运动

部分减重平板运动训练是通过让患者不断重复步行周期的一整套复合动作来学习步行的方法。减重（body weight support，BWS）步行训练是一种特定任务式训练（task-specific training），源于1982年Rossignol等人用脊髓损伤的猫所进行的步行训练实验。1986年，Barbeau等开始将其应用于偏瘫患者。减重支持系统由活动平板（患者在上练习行走，其运行速度和倾斜度可调）部分减重装置组成。部分减重装置由固定架、电动升降机和吊兜构成。这种训练方法不同于以往传统运动疗法（physical therapy，PT）中分别改善肌力、肌张力、关节分离运动和平衡能力等的专项训练，而是通过让患者不断重复步行周期的一整套复合动作来学习步行。传统方法取坐位或立位进行训练，直至患者具备步行能力；而减重步行训练在患者下肢尚无充分负重能力时即可直接开始步行练习，通过悬吊和保护装置负担患者部分甚至全部体重，帮助下肢不能负担全部体重的患者处于直立状态，并且易于在治疗师的辅助下进行步行周期全套动作的练习，这样就使在传统运动疗法中被认为尚不适宜开始步行训练的患者可以早期开展步行训练，也使病程较长、以往认为不大可能再有进步的患者得以继续改善步行动作，提高步行能力。减重步行训练既可在地面进行，又可在活动平板（treadmill）上进行。采用后者的称为活动平板上减重步行训练（body weight support treadmill training，BWSTT）。

1. 基本原理　如下所述：

（1）步行中枢：步行是一种"简单"活动。一般情况下，步行不需要大脑皮质参与。一些动物在去大脑后仍然可以爬行，提示脊髓存在爬行或"步行"中枢。但是人类步行又与大脑皮质的功能有密切联系，在复杂情况和特殊任务时，大脑皮质直接参与步行姿态控制。Fukuyama等采用PET研究发现，步行时大脑皮质能量代谢活动增加，提示大脑皮质参与了步行活动，而在大脑功能障碍时，皮质下和脊髓中枢的作用就释放或强化，导致异常的代偿性活动。大脑皮质、脑干、小脑和脊髓功能直接受损或传导通路障碍可导致不同类型的步行功能障碍，其内在的调控机制十分复杂，以致学术界迄今为止仍无法确定人类步行中枢的部位及功能。

（2）神经系统可塑论与功能重组（functional reorganization）：神经系统的可塑性是指神经系统可以通过学习和训练完成因病损而丧失的功能，其机制包括远隔功能抑制消退、发芽、替代、潜在突触的活化等。成年人脑损伤后，在结构上或功能上有重新组织的能力，以承担失去的功能，即完成功能重组，而这一过程必须通过定向诱导才能逐步实现。步行训练正是一种有效的诱导方式，即将步行周期作为一个整体反复练习以期恢复良好的步行模式。

（3）关于运动控制的"动力系统"学说（dynamic system theory）：该学说认为，对运动的控制产生于有目的的行为。因此，对运动中枢受损的患者所进行的康复治疗应着重于有实用意义的各项任务，其中包括下肢的主要任务 – 步行。通过步行训练可使大脑运动中枢重新学习对下肢运动的控制。近年来的研究证实，特定任务练习有助于脑血管病和脊髓损伤患者的运动再学习取得最佳效果。在进行BWSTT时，从足底和髋关节传入的感觉在脊髓运动区被加强，而传出冲动又在不同程度上被小脑和高级运动中枢下传复制系统所放大。这种传入感觉可能会扩大皮层和皮层下运动区，使运动中枢对运动的控制能力加强。

2. 临床应用注意事项　如下所述：

（1）患者的选择：在选择患者时应注意其原发病的病情是否已经稳定。此外，还应排除体位性低血压、心力衰竭、下肢深静脉血栓、骶尾部等处的压疮、认知功能障碍、下肢关节挛缩影响站立等不利因素。关于何时开始训练的问题，Dobkin建议脑血管病患者在发病后3周内即应开始；脊髓损伤患者因为存在体位性低血压、骨折、皮肤破损等并发症，可将训练开始时间延至伤后8周左右。

（2）训练器械的选择与使用：包括减重系统、吊带、活动平板的选择。

（3）训练参数的设定：包括减重量、步行速度、训练时间根据不同患者的不同情况来选择。

（4）工作人员配备：进行BWSTT时，开始需2~3名治疗师，其中1名坐在活动平板旁帮助患者摆动患腿，保证足跟首先着地并防止膝关节过伸；另一名站在患者身后，帮助其将重心转移到支撑腿上并保持髋关节伸展，躯干挺直；如长期卧床未经锻炼，还需有第三名治疗师帮助摆动健侧下肢。如果是脊髓损伤患者，则两名治疗师帮助下肢摆动，另一名帮助重心转移。

3. 临床应用　如下所述：

1）缺血性脑卒中

（1）恢复期：影响偏瘫恢复期患者步行速度和步态的主要因素是双足站立期和健侧站立期的延长。因此类患者的步行训练也应着重于缩短步行周期中的这两个时相。患肢负重能力差是这两个时相延长的重要原因之一。另外，对跌倒的恐惧感也可使患者加快步频，减小步幅，加强错误的步态。临床试验显示，减轻体重的20%可使患侧与健侧的站立期时间之比延长148%，摆动期时间之比缩短68%，步行对称性改善，同时步行速度提高；可使患侧站立期延长，伸髋加强，双腿站立期缩短，摆动期屈膝和足跖屈减弱，双侧对称性提高，Tinetti平衡分数显著提高，患侧股四头肌和胫前肌的肌电活动趋于正常，只需一名治疗师帮助即可做重心转移。

（2）急性期：通过对脑卒中急性期患者进行BWSTT，证明患者能够耐受BWSTT，并且使患者的功能性步行能力、步行速度和步幅提高，步行时患侧站立期延长，腓肠肌的肌电活动改善。脑卒中后早期开展常规康复训练结合BWSTT与单纯采用常规康复训练的方法相比，训练2~3周即可使患者在功率自行车测试中的最大摄氧量、总做功和蹬车持续时间等项指标高于治疗前，说明BWSTT有助于提高患者的心肺功能和耐力。在2001年进行的一项多中心随机对照试验中，73例患者被随机分为BWSTT组和运动再学习法治疗组，每天进行步行训练30min，每周5次，为期2个月。结果显示，两组在FIM评分、FAC分级、Fugl - Meyer评分和Berg平衡指数以及10米步行速度等方面均无显著性差异，说明这两种较新形式的康复手段对脑卒中急性期患者步行能力的恢复同样有效。

2）脊髓损伤：在较快速度的活动平板上进行BWSTT时，如使髋关节伸展幅度加大并控制好重心转移的节奏，则能使完全性脊髓损伤患者完成迈步动作，而治疗师只需帮助摆放脚的位置即可。动态肌电记录则显示，完全性和不完全性脊髓损伤的患者在进行人工辅助BWSTT时，下肢主要肌肉产生相似的肌电活动，且肌电变化与步行周期的时相同步，波幅和波宽随步行速度和下肢负重的改变而改变，站立期末的伸髋常引起不自主的屈髋动作，从而自动进入该侧下肢的摆动期，当不完全性脊髓损伤患者试图自主迈步时，某些肌肉的肌电活动与被动迈步时相似，只是波幅和波宽加大。近年来，一些将BW-STT用于不完全性脊髓损伤患者的小规模临床试验显示，此项技术有利于脊髓损伤患者下肢运动功能的提高、步行中步幅的加大、站立相的延长、步行耗氧量的降低（即步行效能的提高），以及步行速度和耐力的提高。

3）小儿脑瘫：2000年，奥地利的一项临床试验初步肯定了BWSTT对改善脑瘫患儿步行能力的作用。10例患儿接受了为期3个月的BWSTT，每次训练25min，每周3次。训练前后各项评价结果对比显示，患儿FAC评分显著提高，粗大运动功能测评（grossmotor function measure）中的站立和行走部分评分的提高分别达47%和50%；6例原本不能行走的患儿中，有4人转移能力提高，其中2人能在辅助下行走，2人能短距离独立步行，而4例原来就能在辅助下行走的患儿全部达到独立站立水平，其中1人能独立上楼梯，另3人行走只需有人监护即可。

4）帕金森病：2000年，日本大阪的一家医院对比了BWSTT与传统PT对帕金森病患者步行能力的影响。10例Hoehn和Yahr分级为2.5级或3.0级的患者先后分别进行BWSTT和传统PT各4周，两种训练顺序随机而定。对比结果显示，无论是对下肢运动功能的改善、步频的降低、步行速度和耐力的提高，还是对日常生活能力及统一帕金森病分级指数（unifled parkinson's disease rating scale）的提高，BWSTT的效果均优于传统PT。

5）骨科疾病：对于截肢术后的患者，影响步行训练的主要障碍是疼痛、残肢末端皮肤的耐受性和患者的心肺功能状况。而使用BWSTT，特别是在减重时训练，能明显降低截肢术后患者步行时的心率、耗氧量和能量的消耗。对于髋关节成形术后的患者，BWSTT与拐杖一样能起到降低步频、加大步幅、提高双下肢步行对称性的作用，而BWSTT较拐杖更易提高患侧臀中肌的收缩能力，促进髋关节的外展。

（九）主动性肌电生物反馈

主动性肌电生物反馈将患者主动有意识的肌肉收缩产生的微弱肌电信号放大后再输出，刺激相应肌肉引起明显肌肉收缩运动，并让患者根据这些信号通过指导和自我训练学会控制自身不随意功能的治疗方法。

肌电生物反馈疗法是生物反馈疗法中的一种，于20世纪50年代末首先在美国应用于临床，涉及物理医学、控制学、生理学、解剖学、心理学及康复医学知识和技术的多学科、综合应用的新技术。它将患者主动有意识的肌肉收缩产生的微弱肌电信号放大后再输出，刺激相应肌肉引起明显肌肉收缩运动，对患者而言，此种可感知信号的输入充分调动了患者主动有意识的参与，使其能更加积极主动地配合训练，增强自信心和主观能动性，经长期反复训练能形成相应的条件反射，并在大脑皮质相应部位形成兴奋灶，有助于重组或再塑中枢神经功能。将人们平时不易感知的体内功能变化转变为可以感知的视听信号，并让患者根据这些信号通过指导和自我训练学会控制自身不随意功能的治疗方法。

反馈对早期康复有一定的疗效。传统康复治疗是患者在医务人员的指导下，进行被动的躯体锻炼。对于此类患者，医务人员易忽视患者心理、情感等方面的变化，由此导致症状的加重或复杂化，给康复造成困难。而肌电生物反馈则将生理和心理治疗融为一体。对于患者，首先进行心理疏导，使患者克服抑郁、自卑及焦躁的心理，患者认识疾病的水平提高，信心得到加强，树立战胜疾病的必胜信念，从而促使疾病向痊愈的方向发展。

在偏瘫患者中的应用：对处于 Brunnstrom 期患者，由于患肢肌肉无主动收缩，治疗时采用手动刺激，通过神经肌肉电刺激使患者产生肌肉收缩，从而产生和完成腕背伸动作，并通过视听信息的反馈使这一过程在大脑中得到强化。应用肌电生物反馈疗法进行肌力训练能显著增加腓肠肌、比目鱼肌的肌力恢复程度，缩短脑血管疾病后患肢腓肠肌萎缩与无力的康复时间，并可降低拮抗肌的兴奋性，促进麻痹肌的恢复，从而起到交替抑制作用。在脑血管疾病后的软瘫期联合应用生物反馈和神经肌肉电刺激，能提高活动度，促进下肢运动的协调性。应用生物反馈疗法对脑血管疾病后早期患者下肢功能及生活能力的恢复有良好作用，能降低致残率，提高脑血管疾病患者的生活质量。而 Brunnstrom Ⅰ期及Ⅱ期以上的患者采用自动刺激的方式，利用患者自身肌肉收缩所产生的肌电信号诱导出神经肌肉电刺激，从而完成闭环刺激模式。基于脑的可塑性理论，通过一定方式的训练和大强度不断刺激与学习，肌电生物反馈作为辅助性治疗，结合运动疗法可提高患者的康复效率，而且单纯长期应用反馈技术同样可刺激大脑诱发运动。现代的肌电生物反馈大多已经不带有神经肌肉电刺激，所以除了大量主动的视觉肌电生物反馈训练诱发运动，就是增强肌力训练。但对于已经出现痉挛的患者，痉挛肌拮抗肌重复性的主动锻炼在过多强调 ROM 的同时有时会适得其反，使痉挛加重。这时，就需要一种带有神经肌肉电刺激的肌电生物反馈训练。在主动运动和休息阶段的中间期加以辅助的神经肌肉电刺激，通过刺激痉挛肌的拮抗肌反射性地抑制痉挛，帮助患者降低肌张力，更好地参与主动运动。

肌电生物反馈疗法对脑梗死患者认知功能障碍的有效性可能与仪器的反复机械刺激，促进脑内侧支循环建立和全身血液循环加快，调节脑缺血区神经递质水平，抑制其过量引起的神经毒性作用，以利自愈。肌电生物反馈技术治疗脑血管病偏瘫患者，可减少神经功能缺损，提高脑血管病患者的肢体运动功能及日常生活活动能力。肌电生物反馈治疗不仅可以提高偏瘫肌肉的紧张度，使瘫痪肌肉恢复机能，而且在医务人员言语强化指导下，充分调动患者的主观能动性，增强治愈疾病的自信心和耐力，把心理状态调节至最佳水平，从而改善其生活质量。我们发现，在治疗中只要肌电值有微小的升高，就可以使患者产生愉快的情绪，使其有意识地控制，促进功能恢复。

二、急性期康复治疗

急性期的治疗重点是预防并发症，如预防肌肉痉挛、关节挛缩、变形等，以及良肢位的摆放。关于偏瘫后康复治疗开始的时间，虽众家说法不一，但 Pat Davies 的观点："康复治疗应开始于发病之日，而不是待到康复中心之时"是最有积极意义的。以往认为只要患者清醒就开始进行康复治疗即认为是早期介入，这种观点仍然是有缺陷的。因为脑血管病后的许多患者会有数日不等的昏迷，此阶段足以产生继发性损害，如深部血管血栓（deep vessel thrombosis，DVT）、肺栓塞、关节活动受限，以及褥疮、肺感染等临床问题。而这些问题都是可以通过康复治疗得到预防的。

美国的 J. W. Sharpless 主张，只要生命体征平稳，发病第二天就鼓励患者离开床，即使是昏迷的患者也是如此。目前较为公认的早期康复标准为：患者生命体征稳定、神经学症状不再发展48h 后、用 Glasgow 昏迷量表评定意识障碍分数大于 8 分，即可以进行。从康复治疗的角度出发，就应该尽量缩短卧床期，尽早坐起、下床，开展系统的康复恢复治疗活动。主要的康复治疗目的在于避免并发症，防止废用综合征。脑血管病的康复治疗观念改变了以往将急性期脑血管病患者予以安静卧床的观念，但这一观念至今仍然不能广泛普及至国内所有的与脑血管病治疗有关的人士的观念中。

急性期是指病情尚未稳定的时期。因严重并发症或并发症不能耐受主动康复训练者及因严重精神症状、意识障碍等不能配合康复训练者，康复处理基本同此期。此期应积极处理原发病、继发病和并发症，以便尽可能减少脑损伤并尽快顺利地过渡到下一个康复阶段。本期康复的目的主要是预防废用性并发症。

（一）被动活动

卧床期的被动活动是早期治疗中不可缺少的有机成分。它可以帮助保持患者的运动觉，保持肌肉和软组织的弹性，从而保持关节活动度完整、预防关节粘连和挛缩的产生。做被动活动时，患者应于舒适体位，允许关节做最大的活动。多数情况下被动活动可在仰卧位下完成。一般先从近端关节开始，从近至远各个关节依次进行，操作者一手固定关节的近端，另一手活动同一关节的远端，而不能跨越数个关节握住肢体的末端。那样不容易控制关节的确切活动，并可能引起小的损伤。每个关节均要全范围、全方位、平滑而有节律地进行。一般每天2~3次即可。进行肩关节侧方上举和外展时，要使手心朝上，以免造成肩关节损伤；软瘫期要防止被动活动范围超出正常范围，活动中注意保护肩关节，避免牵拉，以免引起韧带松弛、破坏，从而出现肩关节半脱位。有报道称偏瘫患者若做反复大量的被动活动可引起滑囊炎而致关节疼痛。

（二）良肢位的摆放

1. 卧位　此体位是发病初期不能耐受其他体位时应用的。头部由枕头给予足够的支撑，患者肩胛下、骨盆下要垫高2~3cm，以使肩胛和骨盆前伸并防止肩胛回缩和髋关节外旋。枕头不应过高，以避免引起胸椎的屈曲，以及迷路反射所致的颈部屈曲时上肢的屈肌、下肢的伸肌处于优势的倾向。为对抗可能产生的上肢屈肌共同运动和下肢伸肌共同运动模式，平卧位时应取上肢各关节伸展位和下肢各关节的屈曲位。为了防止屈髋后的过度髋外旋，应在患膝外置于枕头，使髋外旋限制在60°以内。为避免刺激足底的阳性支撑反射，不应在足底处放置支撑物试图抵抗踝跖屈。仰卧位时紧张性颈反射和迷路反射的影响最强，以及骶尾部和外踝等骨突出部位受压过多使发生褥疮的危险性大大增加，所以在可能的情况下，不提倡长时间的仰卧位。

2. 健侧卧位　多数患者容易接受健侧卧，在该体位下头仍由枕头良好支撑以保证舒适。躯干的横轴要基本保持与床的水平面垂直，避免半仰卧或半俯卧，在胸前放枕头支撑患侧上肢于肩屈80°~100°为宜。患侧下肢也要用枕头支撑，以保持髋、膝关节微屈，踝关节于中间位，患侧上肢应保持肩关节前伸90°左右的各关节伸展位。健侧肢体放在任何舒适的体位即可。

3. 患侧卧位　患侧卧位是最重要的体位，虽然有些患者不愿意接受该体位，但实际上此体位对患侧是很好的感觉刺激。头于舒适的体位，躯干稍向后仰，腰背部放枕头支撑以确保患侧肩胛前伸，肩关节屈曲80°~100°，肘伸展、前臂旋后，从背部看肩胛内缘紧贴胸壁，患者无不适感。健侧上肢可放在身体上或后边的枕头上，如果健侧上肢放在前面，患侧不易保持肩胛前伸，患侧下肢可置于屈髋、屈膝和背屈、外翻踝的肢位，健侧下肢放在舒适体位。

注意事项：床应放平，不主张抬高床头及半坐卧位，此体位受迷路反射的影响使下肢伸肌张力增高。患手内不应放任何物体，避免引起抓握反射使指屈肌痉挛。有些患者不能明确自己与周围物体的关系，所以最好使躯干长轴与床边平行，不应斜卧。床上卧位期间应从患侧多给予刺激，这样由于非对称性紧张性颈反射，有助于患侧伸展。特别是有左侧忽略症时，如床头柜摆在患侧，所有的人员都从患侧接触患者。另外要强调变换体位，任何舒适的体位均不应超过2h，以防发生压疮。

（三）体位转换

主要目的是预防褥疮和肺感染，另外由于仰卧位强化伸肌优势，健侧卧位强化患侧屈肌优势，患侧卧位强化患侧伸肌优势，不断变换体位可使肢体的伸屈肌张力达到平衡，预防痉挛模式出现。一般每60~120min变换体位并拍背一次。被动的体位变换一直要持续到患者可自主翻身为止。

（四）增强和改善肺功能的训练

对于长期卧床或体弱多病的患者（尤其肺部疾患），肺部残余气体较多，痰不易排出，肺部感染的概率高。除了常规治疗以外，还可用运动疗法的肺功能康复训练方法，来提高或改善肺的功能，简介如下：

1. 腹式呼吸训练方法　患者坐或卧于床上，腹肌充分放松，一手或双手放于胸骨下角，头、双肩及上肢放松，用鼻吸气，用口呼气。吸气时，双手应随腹部膨胀而上升，呼气时，双手随腹部缩小而降低。另外，应尽可能地把呼气的时间延长，这样，肺底部的残余气体才可能被排到体外。

2. 胸廓扩张训练方法　治疗师的手或患者的手摆放于所需训练肺叶的体表位置，例如肺尖的扩张训练，手应摆放于同侧锁骨下方；外侧肺底部的扩张训练，手应沿着该侧腋部纵轴，放置于第7、第8和第9肋骨外侧。当手的位置摆放好以后，均衡的阻力应从呼气末端开始一路施加于吸气的过程，并在吸气末端时，阻力突然消失，完成一完整的呼吸胸廓扩张训练。

3. 体位排痰训练方法　根据肺叶的不同位置，选定不同的体位，患处在上，并叩击相应胸部，摆放 10～20min，就可使淤积于该处的痰沿着支气管，像水由高处流向低处一样，排出体外。例如肺的上叶部排痰体位应取坐位或半坐位；肺的中叶部排痰体位取患者头低位，身体侧卧，呈45°抬起，下方摆放一枕头支撑；双侧肺下叶部排痰的体位是患者头低位，右侧卧，骨盆处放一枕头支撑。

4. 常用的肺功能康复训练手法　如下所述：

（1）叩打法：患者呈侧卧位，治疗师手指合拢，使手掌呈空心窝形，双手轻轻地、轮换地叩打于胸的侧面或后部，力的释放应由肩带动肘，肘带动手腕，所发出的声音就像马蹄奔跑时的声音。

（2）震颤法：治疗师双手放于患者外侧胸廓，当患者吸气时，治疗师双手不施加阻力，而呼气时，双手给予一颤动频率适当的、均衡的、逐渐向内的力，直至呼气过程终止。

以上方法可加速黏液物质与支气管壁分离，再加上体位排痰或诱导患者咳嗽，可使淤积于肺内的痰排出体外。

（五）促醒治疗

对意识障碍患者及植物状态患者应积极处理可逆性的影响因素，应用药物、手术治疗等降低颅内压，改善脑循环、减少神经元损伤、促进神经功能恢复和苏醒。慎用镇静剂。在不使患者病情加重的前提下，还应该增加各种刺激输入，以促进患者苏醒、恢复意识。

1. 声音刺激　用适当的音量让患者听病前最喜爱听的曲目、广播节目、录音。患者家属讲述患者喜欢和关心的话题、故事，以及读报纸给患者听等唤起患者的记忆。在每次护理和治疗时大声对患者说明、强化。

2. 视觉刺激　已经自发睁眼的患者可用光线、电视画面等进行视觉刺激。

3. 深、浅感觉刺激　对四肢和躯干进行拍打、按摩，从肢体远端至近端用质地柔软的毛刷或毛巾轻轻地摩擦皮肤，用冰摩擦后颈部皮肤等方法增加痛、温、触觉刺激。进行四肢关节被动活动等增加深感觉刺激。神经肌肉电刺激不但可增加感觉刺激，而且能减轻废用性肌肉萎缩。

4. 针灸治疗　在一定部位施以针灸、电针，也有较强的深浅感觉刺激作用，有利于催醒患者，同时也能减缓患者的肌肉萎缩。

5. 高压氧治疗　施以高压氧能升高血氧浓度，在一定程度上可改善脑细胞的代谢状态，具有促醒和促进功能恢复的作用。

这些治疗不但有利于促醒，对改善注意力、智力等也有一定的作用。但应注意各种刺激和兴奋性的药物有可能诱发癫痫发作。

（六）辅助管理

1. 饮食管理　有意识障碍和吞咽障碍者经口进食易发生吸入性肺炎，通常需靠静脉补充营养，如3d后仍不能安全足量地经口进食，可鼻饲营养。另外，要加强口腔护理。

2. 二便管理　此期患者易出现尿潴留、失禁及便秘，必要时可予导尿，应用开塞露、缓泻剂等。

注意预防泌尿系感染和压疮。

3. 呼吸管理 加强呼吸管理，防治呼吸系统并发症。

4. 宣教和培训 对家属进行脑血管病及其护理和康复知识的宣教和培训。

因病情不稳定以外的原因使患者不能进行主动训练者，可取被动坐位、起立平台站位，以预防直立性低血压、肺炎和颈部支撑能力下降等。

由于翻身和关节被动运动只能预防压疮、肺炎和关节挛缩，并不能预防废用性肌萎缩等其他废用，也没有明显促进功能恢复的作用，所以要尽早地开始下一阶段的主动训练。

三、恢复期康复治疗

恢复期的治疗重点是运用中枢性促通技术，促进肌张力恢复，预防痉挛发生，促进分离运动，使动作的完成更加协调、精细完善。

恢复期是指病情已稳定，功能开始恢复的时期。一般而言，患者意识清楚、生命体征稳定且无进行性加重表现后 1～2d，就应该开始主动性康复训练。对于有意识障碍的轻症脑卒中，病后第二天就可在严密观察下开始主动训练，但开始活动量要小。由于蛛网膜下隙出血和脑栓塞近期再发的可能性大，在未行手术治疗的蛛网膜下隙出血患者，要观察 1 个月左右才谨慎地开始康复训练。在脑栓塞患者康复训练前如查明栓子来源并给予相应处理，在向患者及家属交代有关事项后再进行训练比较稳妥。

主动性康复训练应遵循瘫痪恢复的规律，先从躯干、肩胛带和骨盆带开始，按坐位、站位和步行，以及肢体近端至远端的顺序进行。一般把多种训练在一天内交替进行，有所偏重。此期要应用各种偏瘫康复技术促进功能的恢复。关于患侧肢体训练，在软瘫期要设法促进肌张力和主动运动的出现；在出现明显痉挛后要降低痉挛，促进分离运动的恢复，改善运动的速度、精细程度和耐力等。要注意非瘫痪侧肌力的维持和强化。此期在继续预防废用性并发症的同时，注意防止误用性并发症。

此期的主要训练内容包括坐位训练、平衡训练、站起训练、平衡训练、步行训练、上下楼梯训练、平行杠内的步行训练、二点及三点步行训练、手杖步行训练、言语训练、认知训练等。

1. 翻身训练 作为自理生活的第一步，患者利用残存肢体能力带动瘫痪肢体，在辅助下或独立地进行翻身活动。偏瘫患者翻身训练包括以下几种方式。

（1）辅助下向健侧翻身：仰卧位，将患者健侧下肢放于患侧下肢下勾住患肢，健手拉住患手，将身体翻向健侧。治疗师于患侧帮助抬起患者肩胛、骨盆，翻身至健侧。

（2）向患侧翻身：仰卧位，将患侧上肢外展防止受压，屈起健侧下肢。头转向患侧，健侧肩上抬，健侧下肢用力蹬床，将身体转向患侧。

（3）自己向健侧翻身：健侧手握住患侧手上举，健侧下肢插到患侧腿下面；健侧腿蹬床，同时转头、转肩，身体转动，完成翻身动作。

（4）向侧方移动：患者腿屈曲，脚放在床上，臀部抬起，并向一侧移动。训练者在其患侧膝部向下压，并向足侧拉膝部，以促进抬臀。然后，患者将其头和肩侧移，使身体成直线，同时防止肩胛骨后缩。

上述训练每日进行多次。必要时训练者给予帮助或利用床栏练习。注意翻身时头一定要先转向同侧。

2. 桥式运动 目的是训练腰背肌群和伸髋的臀大肌，为站立做准备。患者取仰卧位，双腿屈曲，足踏床，慢慢地抬起臀部，维持一段时间后慢慢放下；在患者能较容易完成双桥式运动后，让患者悬空健腿，仅患腿屈曲，足踏床抬臀（单桥式运动）。如能很好地完成本动作，那么就可有效地防止站位时因髋关节不能充分伸展而出现的臀部后突。训练早期多需训练者帮助固定下肢并叩打刺激患侧臀大肌收缩。

3. 坐起训练 如下所述：

（1）辅助下坐起：患者的健侧脚插到患侧腿下，将患侧手放到辅助者肩上，辅助者扶住患者的双肩；辅助者扶起患侧肩，同时患者用健侧肘撑起上身；患者将双下肢移至床边放下，伸展肘关节；坐起，并保持坐位。

（2）偏瘫患者的独自坐起动作：健手握住患手，患者的健侧脚插到患侧腿下，双腿交叉，用健侧腿将患侧下肢放至床边，同时颈部前屈，身体转向健侧，双腿放至床下，健手松开患手；健侧肘于体侧撑起身体，抬头。肘伸直，坐起至床边坐位。

4. 坐位平衡训练　靠物辅助坐起：高龄偏瘫、四肢瘫、损伤较重的患者因长期卧床，在坐或站起时容易出现体位性低血压。为防止此现象，早期使用靠架或摇床坐起。一般2周左右可以完全坐起。第1d坐起30°，上、下午各5min；每隔一两天增加10°，5min，为防止腘绳肌疼痛膝下放毛巾卷。能坐起20min后，可在坐位进食。

5. 长坐位平衡训练　其训练过程如下：治疗师在患者身后，用身体和双手扶助患者保持平衡；在患者身前，双手拉住患者保持平衡；患者双手扶腿保持平衡；患者单手扶腿保持平衡；双上肢外展位保持平衡；双上肢前屈位保持平衡；双上肢上举位保持平衡等。

以上是长坐位的常规训练方法。其他，还有外力破坏下保持长坐位平衡的训练，如治疗师前、后、左、右变换位置并且力度不定的推动患者，让其保持平衡及抛、接球等。

6. 床上坐位移动训练　根据手放置的位置不同，移动方向也不同。训练过程如下：健侧手放在身体前方（或后方），支撑身体；健侧下肢向前方（或后方）健手处移动，再将臀部向前（或后方）移动。

7. 坐位和卧位的转换训练　在坐位训练的同时，要练习坐位和卧位的转换训练。从健侧坐起时，先向健侧翻身，健侧上肢屈曲置于身体下，双腿远端垂于床边后，头向患侧侧屈，健侧上肢支撑慢慢坐起。从患侧坐起时，稍困难些，一般也要用健侧上肢支撑坐起，不过要求躯干有较大的旋转至半俯卧位。必要时训练者用一只手放在患者头下，协助患者头部向健侧侧屈，另一只手放在健侧髂嵴，向下压，协助躯干侧屈。从患侧坐起可牵拉患侧躯干，有助于减轻躯干肌痉挛。从半卧位坐起较容易，患者取侧卧位，摇高床头至一定角度（视患者情况而定），然后用单手支撑抬头抬肩、直至能支撑坐起。由坐位到卧位的动作相反。

8. 床椅转移训练　如下所述：

（1）被动床椅转移：适用于不能主动配合的患者。帮助者把患者移到床边，使其两脚平放在地上。帮助者用膝部在前面抵住患者的膝关节，同时注意防止患者膝关节倒向外侧，并将患者前臂放在自己的肩上，把自己的手放在患者肩胛部，抓住肩胛骨的内缘，使其向前，用伸直的上肢托住患者的上肢。然后将患者的重心前移至其腿上，转身把患者放在轮椅或椅子上坐下。轮椅应放在患者的健侧。由轮椅转移至床上的方法同前。

（2）部分主动转移：在患者的前面放一个凳子或椅子，患者双手交叉、前伸放在上面，使重心移至腿上，然后患者将其臀部从床上抬起，转身坐到轮椅上。帮助者把手放在患者的两侧大转子部位，协助重心前移、转身，并维持平衡。

（3）主动转移：患者可独立站立片刻后就可练习床椅转移。患者先站起，健手扶轮椅，以健腿为轴转身、坐下。

9. 站起训练　如下所述：

（1）起立平台站立：在坐位训练之前就可进行。目的是预防和治疗直立性低血压、防治尖足、内翻，训练下肢持重，促通下肢肌肉。

（2）辅助站起：患者双足平放于地面上，患脚在前。辅助者用膝顶住患者膝部，双手抓住患者腰部。患者躯干前倾、重心前移，在治疗师的帮助下伸直、伸膝慢慢站起。

（3）独立站起：双足着地，双手交叉（bobath握手），双上肢向前充分伸展，身体前倾；当双肩向前超过双膝位置时，立即抬臀，伸展膝关节，站起。

10. 坐位和立位的转换训练　起立训练要求患者双足分开约一脚宽，双手手指交叉，上肢前伸，重心前移至双脚，臀部离床，双腿均匀持重，慢慢站起。此时训练者坐在患者前面，用双膝支撑患者的患侧膝部，双手置于患者臀部两侧帮助患者重心前移，伸展髋关节并挺直躯干。在患膝不能充分屈曲者由坐位起立时，总是使健足置于患足之后，并将全部体重置于健腿上。治疗师应指导患者在起立前，将双足放在平行位上，或健足稍前于患足。有一些患者常常是开始摆放得很好，而在即将站起来的最后一刻，健足又迅速自动向后拉，这与以往的不正确活动有关。由立位向坐位的转换与由坐位向立位的转换活动顺序相反。先屈髋屈膝，重心下移，臀部接触座位后，重心再后移。

因为患者有向座位上"跌落"的倾向，所以在即将坐下的最后一刻，对患者来说是最难控制的。为了增加控制能力，应当进行坐－站转换运动中间过程的控制训练：即站起一点再向下坐，但又不实际坐下，逐渐地增大这种中间控制的幅度，直到获得完全的控制为止。还可以通过调节座位的高低来训练，开始时椅子可以逐渐降低座位的高度。座位越低，站起来就越困难。

11. 站位平衡训练　静态（Ⅰ级）站位平衡训练是在患者站起后，让患者松开双手，上肢垂于体侧，训练者逐渐除去支撑，让患者保持站位。注意站位时不能有膝过伸。患者能独自保持静态站位后，让患者重心逐渐移向患侧，训练患腿的持重能力。同时让患者双手交叉的上肢（或仅用健侧上肢）伸向各个方向并逐渐增加距离，以便患者不得不转身、弯腰、屈腿并伴随躯干（重心）相应的摆动，自动态（Ⅱ级）站位平衡训练。这时，虽然患者身体活动幅度较大，但平衡反应的速度很慢。为了提高平衡反应的速度，应进行被动态（Ⅲ级）站位平衡训练，诱发多种姿势反射活动。如在受到突发外力的推拉时仍能保持平衡，说明已达到被动态站位平衡。

12. 步行训练　一般在患者达到自动态站位平衡、患腿持重达体重的一半以上，并可向前迈步时才开始步行训练。但由于老年人易出现废用综合征，有的患者靠静态站立持重改善缓慢，故某些患者步行训练可适当提早进行，必要时使用下肢支具。不过步行训练量早期要小，以不致使患者过度费力而出现足内翻和尖足畸形并加重全身痉挛为度。对多数患者而言，不宜过早地使用拐杖，以免影响患侧训练；但年老体弱、平衡差及预测步行能力差者可提早练习持杖步行，否则会拖延恢复步行能力的时间，甚至因废用加重使患者丧失恢复步行能力的机会。在步行训练前，先练习双腿交替前后迈步和重心的转移。多数患者不必经过平行杠内步行训练期，可直接进行监视下或少许扶持下步行训练。步行训练早期常有膝过伸和膝打软（膝突然屈曲）现象，应进行针对性的膝控制训练。

13. 上下楼梯　上下楼梯是日常生活中非常重要的活动，对患者而言也是较难的活动。可视患侧下肢的控制能力，采用两脚交替向前或双脚上同一个台阶的方法。

（1）上楼梯：一般开始练习时，先让患者健手尽可能轻地扶着扶手，控制能力改善之后再不扶扶手。帮助者站在患者患侧，用一只手置于患侧膝部前面，防止膝屈曲；另一只手绕过腰部置于健侧髂部，协助维持平衡、骨盆旋转和重心转移。患者先将重心转移到患侧下肢，用健侧脚上第一个台阶；当患者将重心充分前移至前面的健足上时，帮助者置于患侧膝部的手从患侧膝部滑到胫骨前面，协助患腿屈曲并将患足放在第二个台阶上。患足放好后，健足上台阶时，帮助者再把手上移至患侧膝部上面，向前下方推压，使膝部前移至足的前方，然后将重心转移到患侧下肢，健侧脚上第三个台阶。双脚上同一个台阶的方法较简单，健腿先上台阶，然后患腿迈上。当患者的能力和信心提高后，在健手不扶扶手的情况下，练习上楼梯。患者能主动控制其下肢运动时，帮助者仅在骨盆两侧支持，并逐渐减少支持，直到最后患者能独立上下楼梯。

（2）下楼梯：对于大多数患者来说，下楼梯要比上楼梯更困难。当患腿帮助向前移时，由于精神紧张、费力等原因，患腿出现明显的伸肌痉挛模式，呈髋内收（剪刀步）、尖足内翻，不能将该足平放在下一个台阶上，或做起来很困难。一般开始练习时，先让患者健手尽可能轻地扶着扶手，控制能力改善之后再不扶扶手。帮助者站在患者患侧，用一只手绕过腰部置于健侧髂部，协助维持平衡、骨盆旋转和重心转移，另一只手置于患侧膝部前面，防止膝屈曲。在健腿下台阶时，患者先将重心转移到患侧下肢，帮助者向前拉患膝，使膝部充分屈曲，重心移向前下方，以便健足能够着下一个台阶。健足放稳后，将重心转移到健侧下肢，帮助者协助患腿移向下一个台阶，并防止其内收。患足放稳并开始负重时，帮助者协助重心前移、防止膝过伸。为矫正足内翻，在早期训练时可用绷带缠绕患足和患侧小腿。双脚下同一个台阶的方法较简单，患腿先下台阶，然后健腿迈下。

14. 失语症的治疗　失语不但影响患者的交流和生活质量，而且不利于其他障碍的康复，易引起患者的情绪障碍。故积极进行康复治疗是必要的。失语治疗的目的，主要是提高患者的语言理解和表达能力（包括提高听理解、阅读理解能力和语言表达、手势表达以及语言书写能力），最终目的是恢复患者的言语交际能力。

15. 认知的康复治疗　认知康复（cognitive rehabilitation，CR）是发展脑损伤患者的认知能力，以克服知觉、记忆和语言障碍的一种康复治疗方法。Perna 提出认知康复通过改善患者在处理和解释信息方面的障碍或改变环境来提高其日常功能性能力。

认知康复有多种模型，如：①功能重组模型。②发育模型（the developmental model）。③学习模型（the leaming theory model）。④加工模型（the process model）。⑤实用模型（the progamatic model）。⑥整体模型（the holistic model）。其中纽约大学（new york university）的整体模型是目前比较成熟的认知康复方案。该模型不仅包括针对认知缺陷的训练，还考虑患者的性格、主动性、自制力、人际交往和社会调节技能、就业技能和现实环境，使患者尽可能在日常生活活动能力、人际交往能力和社会调节技能、就业能力等方面恢复到最佳程度。

治疗方法包括：

（1）单维或多维法：单维（unidimensional）法即单独地治疗认知障碍中的某一功能如知觉、记忆等，实践证明这种方法的效果一般都较差。多维（multidimensional）法是一种环境治疗（milieu therapy），即治疗不仅针对某一种认知缺陷，而是将患者的性格、情绪、生活和社会等多维因素都考虑到康复计划之中，是较公认的治疗方法。

（2）直接法和代偿法：直接法是直接针对功能缺陷进行治疗，从而提高或恢复其功能的方法；代偿法是通过其他完好部分的功能或外界的辅助来代偿有缺陷的功能。对于重症患者，代偿法常比直接法有效。两者常互相配合应用。

注意障碍、记忆障碍、失认症、失用症等康复方法详见本章第六节内容。

四、后遗症期的康复治疗

后遗症期的治疗重点是手杖、助行器、轮椅和支具的使用；ADL 训练和自助装置；家庭改造。

后遗症期是患者功能恢复已达平台期，但通过技巧学习、使用辅助器具、耐力训练及与环境相互适应等仍可有一定的能力恢复的时期。经积极训练一般在发病 3～6 个月后进入后遗症期，对于早期活动少或较长时间卧床者，运动功能恢复可持续更长的时间。此期患者的运动耐力和日常生活活动能力仍可进一步提高。

对进入功能维持期的患者要定期检查确认其状态，这可以每隔几个月进行一次有关的检查评定。具体可以在患者看门诊时或者在上门为患者服务时，就日常生活活动情况、扩大日常生活活动情况、社会作用情况、活动量情况、步行量情况，姿势及动作模式情况予以检查评定；明确患者的功能状态，决定是否进行有关的治疗训练。当然也要注意患者的心理问题，以便及时提出对策。

（一）治疗原则

对于回归家庭后不同功能状态的患者，康复治疗服务应各有所侧重。具体可参考如下：

1. 需护理的回归家庭患者　对于达到回归家庭的患者，应该减轻护理者的负担，提高患者的日常生活自理水平。

（1）不能步行者：指导确认每天要做的体位改变、清洁、更衣辅助等的辅助操作情况，指导可以维持关节活动范围的辅助护理方法。确认在床上可以保持坐位的时间，根据体力情况来增加保持坐位的时间。需要使用轮椅及椅子时，确认坐起及转移的方法，指导可以引出残存功能的方法。当然也要选择好合适的床、椅子等用品用具。需要核实床、轮椅是否合适，避免形成不良姿势及压疮；确认其他护理用具及家庭改造是否合适。要维持目前的日常生活活动水平，坚持进行有关的训练。

（2）需要监视下的辅助步行者：维持进食、排泄、入浴时的移动能力（步行能力），维持活动性，限制卧床时间来维持体力，指导患者及家属不予帮助自己进行可独立完成部分（动作能力、肌力、关节活动范围的维持），确认起居动作及步行的辅助方法，指导用合适的方法引出残存功能，研讨是否应安扶手及消除台阶，入住有关设施时多可使用步行器等，多合用轮椅，不监护时用轮椅，如白天监护步行，晚间用轮椅。

2. 普通的回归家庭患者　对于不肯去就诊的患者也可以提供上门服务。主要指导家属尽量不辅助患者或者指导患者自己尽量不接受帮助。主要进行针对日常生活活动的训练，重点维持患者自己可以完成的部分。对于可以采用轮椅方式、步行方式、汽车移动方式去门诊的患者，可以在门诊进行有关的训练指导。患者为了维持自己的步行能力，需要每天进行散步，具体应当确认路线、休息时间、步行时间。具体可以用计步器及能量计来帮助统计。

如果患者来门诊的次数少于一周一次，则应该指导患者在家中的生活方式及有关的家庭计划，比如限制白天的卧床时间，鼓励患者自己完成日常生活活动，养成散步的习惯，进行有关的体操活动等。注意不要过多鼓励，以免加重患者及家属的心理负担。患者也要经常进行维持关节活动范围的训练。

（二）日常生活能力与环境

无论对于哪一类的患者，均要对患者的日常生活能力进行指导训练，并针对患者的障碍进行有关环境改造的指导工作。

1. 日常生活能力的指导顺序　如下所述：

（1）自我评定的阶段：首先要使患者认识到自己不能完成的动作部分，比如在如厕时，患者在立位下穿脱裤子比较困难，但是完成过程中，比如进行如厕中的转移、站起、蹲下等动作并无困难。通过评定可以明确完成具体生活动作中的困难环节，从而为解决问题提供依据。

（2）计划阶段：针对评定中找到的具体障碍情况，考虑有关的对应措施。就患者目前的功能状态，需要治疗者与患者一起来考虑如何才能更好地完成。比如在立位下穿脱裤子时，可以采用头倚在墙上的方法来保持立位的稳定性。

（3）训练开始的阶段：先实际演示，治疗者与患者用同样方法实际去做。患者做时，必要时支撑患者身体使患者放心。不断支持并反复练习。做不好时，一边教一边辅助。

（4）口头命令来完成的阶段：仅用口头命令使患者练习，仅用言语而不用具体帮助。为了安全，不离开患者的旁边。

（5）监护下完成的阶段：监护下练习，不予口头命令，仅在可保证患者安全的范围内。就安全性、花费时间、是否在实际生活中有用予以判断。

（6）独立的阶段：患者独自可完成，治疗者可离开患者，时时过来看看。此时指导病房及实际生活。要避免环境稍加变化即不会做的情况，要整顿好实际生活的环境及进行具体的指导。另外，就未来生活中要使用的自助具以及房屋改造，要尽早同有关人员一起研讨实施。

2. 居家及有关环境的改造　在居住房子的改造方面，要决定使用床的位置、高度、是否用床档及用什么样的床档等，要确保地面防滑、平整，要消除门槛的不利影响，尽可能保持走廊宽敞。对于厕所，最好使用坐便，安好扶手，扶手可按在健手侧，可采用竖直式或"L"字式，高度以接近坐便时易用健手抓住及坐在坐便器上易健手用力为好。如厕处应保持宽敞、明亮，对洗漱处也要进行改造等工作，如调整洗漱池高度便于轮椅进出。

对住宅的外部环境，住楼房时最好有电梯，确定楼梯扶手能否使用，确认照明情况并予以改造，注意出口处有无坡路，小区内路面是否平整等具体情况，采取相应对策。

（三）矫形器的使用

由于脑血管病患者常出现一些异常的运动模式，使患者的治疗和生活都出现了很大的困难，所以，经常要使用矫形器来纠正患者的这些异常模式。

1. 常用的上肢矫形器　如下所述：

（1）分指板（finger spreader）：分指板通常由塑料制成。它将手指和拇指固定在外展位。主要用来训练手指分开和伸展，保持手指于正确位置。分指板用于矫正偏瘫手痉挛患者的手指姿势、防止畸形。经常坚持训练，可以防止指间关节挛缩变形，可以防止手的屈肌挛缩，防止偏瘫患者出现"钩形手"

畸形。分指板能实现腕部和手指的伸展。有些学者推荐在白天使用这种夹板。对于偏瘫患者，使用分指板比不使用分指板能够诱发出更多的肌电活动。分指板对保持指屈肌的长度有一定作用，但却没有考虑腕关节，因此治疗师必须清楚腕关节的位置。使用时，患者对矫形器力量调整是相对敏感的。考虑到患者较低的耐受性、夹板的形状及患者较低的痛阈，使用这种矫形器需要对患者进行详细解释说明。

（2）锥形筒（firm cone）：锥形筒是由低温热塑材料制成，它以 Rood 理论为基础。Rood 理论认为，在手掌和手指屈肌表面坚硬和长久的压力可以导致屈肌的抑制。锥形筒窄的一端位于手虎口的桡侧空间，特别在手较紧时正是这种姿势。当手开始放松时，理想的生物力学姿势的锥形筒为与上面相反姿势，即锥形筒宽的一端在桡侧的虎口，窄的一端在尺侧。扣带可以使锥形筒保持合适的位置。

从神经生理学原则来说，对于指长屈肌长期挛缩患者，锥形筒可能是较有效的保持位置的器具。锥形筒与标准腕部伸展夹板的结合使用是可行的，可以分别控制腕部和手指的伸展。当患者的功能进步时，锥形筒的尺寸和伸腕的角度可以调节。锥形筒另一个实际用途是防止患者手指出现中等或严重的组织松弛（maceration）。保持手指屈肌的长度是卫生和美观的需要。单独使用锥形筒不能提供腕部支撑，因此应事先把腕部放在放松的姿势。穿戴与去除锥形筒的过程很简单。开始，锥形筒窄的一端位于手的桡侧虎口，当手开始放松时，锥形筒宽的一端在桡侧的虎口，窄的一端在尺侧。

（3）痉挛降低型夹板（spastic reduction splint）：痉挛降低型夹板有降低张力和张力正常化的作用。当处理手痉挛时，它可作为一种治疗工具。这种夹板用低温热塑材料制成。前臂的支撑以背侧为基础，并继续延伸到手指掌侧。腕关节的位置为伸腕30°，掌指关节屈曲45°，指间关节完全伸展，手指有分指器分开，拇指位于外展和伸展的位置。如果存在屈肌挛缩，夹板的位置有可能在中立位或小于中立位，因而不能产生明显的效果。

（4）充气压力型夹板（空气夹板）（inflatable pressure splints）：充气压力型夹板作为一种调节的治疗方法首先是由 Johnstone 提倡的。这些夹板可以对它们所使用的区域提供持续和间隙的压力。夹板的压力不应该超过40mmHg（5.33kPa）。据充气夹板用于脑血管病后的患者，可降低张力、易化关节周围肌肉的活动、易化感觉的输入、控制水肿和减轻疼痛，其研究中包括神经生理学原理在充气夹板的应用。尽管充气夹板似乎并没有出现原来预想的效果，但在承重活动时一些治疗师认可使用这种夹板以加强功能性活动。

（5）休息位凹型夹板（resting pan splints）：休息位凹型夹板可以用于背侧和掌侧。推荐的位置是腕部伸展20°~30°，掌指关节屈曲40°~45°，指间关节屈曲10°~20°，拇指在其余4指的对侧。休息位凹型夹板在临床上经常使用，尽管对脑血管意外的患者可能在很长时间仍有效，治疗师必须仔细的分析对急性期和亚急性期患者的疗效。这种夹板能阻断任何主动运动的努力，完全覆盖手的表面（这样可以防止感觉的输入），并给予腕和手指完全的支撑，这有可能与治疗患者时训练患者手指安放的位置和伸展手指相矛盾，因此，需要考虑替代这种夹板的方法。夜间使用休息位夹板有可能防止软组织挛缩，但它可以完全阻断自发的功能、感觉的输入和手的自我控制。

（6）拇指环状和拇指外展夹板（thumb loop and thumh abduction splint）：拇指外展夹板是一种半动力型夹板，重点是腕与拇指的排列。夹板制造的位置是使拇指位于外展位，腕关节轻度向桡侧伸展。手处于此位置有利于操作、抓握和释放物体并提供双向运动的自由度。夹板的另一个用途是抑制其他任意的联合动作，特别是在健侧肢体表现出很好的动作时引起患侧肢体拇指外展动作的增加。因此，这种夹板同时具有固定位置和加强功能活动的功能。对于有固定外展肌挛缩的患者其功能常常较差。

（7）MacKinnon 夹板（mackinnon splint）：尽管 MacKinnon 夹板是在儿童中使用发展起来的，在一些情况下也同样适用于成人。这种夹板包括一个基于背侧的前臂支撑，其带扣的3/4位于前臂的前一半，销钉位于手掌内对掌骨头产生压力，橡皮筋与销钉和前臂的支撑相连；手指处于功能位的自由状态。使用这种夹板的目的是降低手指屈肌和拇指内收肌的过分活动以取得与腕部肌肉的平衡。

（8）亚极限范围夹板（submaximal range splint）：临床中观察到肌肉在夹板的作用下完全伸展或达到最大范围的运动导致紧张度的增加，亚极限范围夹板设计是根据这种现象所设计的。这种夹板是一种手休息位的夹板。拇指与其余手指相对，掌指关节和近端指间关节成45°，屈曲，远端的指间关节呈伸展状态，腕部位于10°～20°的伸展位；这种夹板应该给掌弓提供压力，如果患者不能达到这种理想的范围，每个关节可以向下调整5°～10°。其制造的过程与那些休息位夹板相同。

（9）螺旋形夹板（serpentine splint）：螺旋形夹板常规由热塑材料所制成。最初是为抓握物体困难的脑瘫患儿设计的，在神经损伤的成人患者中也经常使用。螺旋形夹板给拇指外展提供了足够的支持，使手和腕处于更佳的功能位，可增强中等强度紧张的儿童腕关节的功能。夹板的设计者认为螺旋形夹板可以通过拇指外展位抑制拇指对掌反射（thumb－in palmreflex）。有些学者已经给脑血管意外后的患者使用了螺旋形夹板，得到了肯定的结果。螺旋形夹板适用于轻度到中等的骨骼肌活动增强的患者，不推荐给扁平手的患者使用，也不适用于抑制重度骨骼肌活动增强的患者。

夹板的位置为腕关节位于20°～30°伸展位，拇指位于30°～40°外展位，夹板材料的长度大约可以绕前臂2～3圈。夹板使手位于抓握练习和活动更有利的功能位，在白天活动时使用，手腕须有支撑。晚上去除夹板。使用螺旋形夹板需要的最大帮助是穿戴，其次是去除夹板。对传统的静力性夹板来说，这是一种实用的替代。由于它是一种开放式夹板，无封闭而且重量轻可以使空气流通，减少了出汗、减轻了皮肤浸软，因此降低了皮肤破损的潜在可能性。制作这种夹板时，治疗师把低温热塑材料卷放在患者手掌内，然后从手的尺侧向下缠绕，绕过手的背侧穿过虎口，绕过大鱼际肌的隆起处到达拇指近端的下方，然后，再向下绕前臂2～3圈。夹板材料的边缘应避开皮肤以防止对皮肤的刺激和破损。

（10）下垂式开放夹板（drop－out splint）：下垂式开放夹板是一种为脑血管病患者降低肘部痉挛所制造的常规夹板。夹板使用热塑材料制成，放置在患者肱骨的掌侧面，从腋窝一直延伸到远侧的掌横纹。这种夹板制成肩部和肱骨外部可似旋转的式样，前臂尽可能处于旋后位置。运用本章提到的低强度长时伸展的治疗原则，夹板定制成使用低强度的力量来对抗肘关节的痉挛，夹板在休息时应用，以最大限度用低负荷来伸展肘部。应用夹板前，肘部的挛缩程度用量角器测量，并每周根据所需要伸展程度进行合适的调节。对于脑血管病患者使用的所有类型的夹板，特别是使用低强度长时伸展的治疗原则的夹板，治疗师必须频繁的监测上肢皮肤的浸软和破损。

2. 下肢矫形器 如下所述：

1）踝足矫形器：踝足矫形器（ankle foot orthosis，AFO）是脑血管病患者康复中最常用的下肢矫形器。踝足矫形器直接作用于踝足部。它不仅直接影响和控制踝关节的运动，而且通过对踝足的控制，还可以影响膝关节运动。使用控制阻止踝关节背屈运动时，患者在站立时踝关节不能背屈，从而防止膝关节屈曲或打弯。如果使用阻止踝关节跖屈的踝足矫形器，患者站立时可有效防止膝过伸（膝反张）。

踝的动态力学特性是踝足矫形器最重要的特性，也是踝足矫形器最重要的功能。当患者踝关节进行跖屈运动或有跖屈运动趋势时，矫形器产生阻碍患者跖屈的背屈辅助力矩；而当患者踝关节进行背屈运动或有背屈运动趋势时，矫形器产生阻碍患者背屈的跖屈辅助力矩。矫形器控制踝关节的这种辅助力矩特性就是踝的动态力学特性，它取决于踝关节的结构和材料。研究表明，在偏瘫康复中，背屈辅助力矩对步行具有重要的意义，而对于单纯的软性的"足下垂"跖屈辅助力矩甚至是不利的。

踝足矫形器按制作材料分为下列两种：

（1）塑料踝足矫形器：偏瘫康复训练中的AFO常用聚丙烯或聚乙烯等高温热塑材料制成，也称塑料矫形器。同用于上肢矫形器的低温热塑材料相比，聚丙烯和聚乙烯有更好的强度和刚性，更适合应用于下肢。它们的热塑变形温度在160～180℃，需用专用的加热设备进行热塑变形。常用的塑料AFO为后片式整体结构。在这种结构中，对患者支撑期踝关节活动影响较小，不妨碍患者支撑期的正常活动。

（2）金属踝足矫形器：金属矫形器是20世纪70年代以前矫形器的主要类型。如今，对那些因某些原因不能适应塑料AFO的患者。或者对矫形器的强度和动态力学特性有严格的要求，才用金属矫形器。金属AFO通常由一对置于小腿内外两侧的金属支条、内外侧踝关节（踝铰链）和足蹬板构成。内外侧支条之间通过箍板联结成整体，形成矫形器的小腿部分，支撑小腿。金属足蹬板通常与鞋底连接在一起，或做成足托形状置于鞋内。踝铰链将小腿部分与足托部分连接在一起形成矫形器。矫形器踝关节位置依据人体踝关节而定。金属矫形器的足蹬板基本上采用不锈钢材料，而支条、箍板和踝铰链主要采用铝合金和不锈钢两种材料。高强度铝合金材料重量较轻，不锈钢材料强度较高。在金属踝足矫形器中，踝铰链发挥着重要作用。矫形器的动态力学特性，是通过踝铰链的结构和设计体现出来的。

2）膝踝足矫形器

（1）膝踝足矫形器的作用：结构上，膝踝足矫形器（knee ankle foot or thosis，KAFO）可以简单地看作是由踝足矫形器加上大腿部分构成。把踝足矫形器的内外侧支条向上延长，在膝部加上膝关节铰链，在大腿部加上箍板，就是膝踝足矫形器。去掉膝铰链以上的部分，就是踝足矫形器。与踝足矫形器相比，膝踝足矫形器增加了膝关节以上的部分，增加了对膝关节的控制和稳定作用。它常用于中枢性或周围性瘫痪时的运动麻痹或功能障碍，主要适用于由于膝关节不稳定而不能承重、或膝关节有较为严重畸形的患者，如承重时出现膝反张或膝屈曲等畸形或其他膝关节不稳定的情况。KAFO 对患者膝关节有较强的支持和稳定作用，能有效地辅助患者的直立与行走。但是，也应注意到，它对步行的不利影响，这主要表现在两个方面，一是大腿部分的结构增加了 KAFO 的重量，增加了患者步行的负担。更为重要的是，它对患者膝关节活动的限制不仅增大了患者步行时的能量消耗，而且限制了患者功能性移动的潜力。对于能用 AFO 就能解决问题的患者（AFO 能对膝关节产生部分的控制作用），尽量不使用 KAFO。在偏瘫康复中，KAFO 只适用于膝关节变形严重、缺乏稳定性的重症患者。正如上文所提，KAFO 很少应用在偏瘫患者。但是，一些患者由于没有有力肌肉的支持，偶尔出现行走时原发膝关节变形和韧带松弛加重。在这种情况下，为了赢得最小的室内移动能力，应用 KAFO 别无选择。KAFO 有时也用在训练的初始阶段以增强稳定性。KAFO 只应该作为一种临时的措施而不是长期的矫形器。1997 年，日本学者宽原美等提出早期使用下肢矫形器有利于运动疗法的实施。他的主要观点是使用下肢矫形器实现早期站立活动，能预防快速肌萎缩。国内高怀民等将 KAFO 用于重度偏瘫的早期治疗亦获得了较好的效果。

（2）膝踝足矫形器的结构：根据材料，膝踝足矫形器也分为塑料矫形器和金属矫形器两个基本类型。塑料 KAFO 是在塑料 AFO 之上加上一个塑料大腿套，两者之间用金属支条和膝铰链连接在一起。金属 KAFO 是在金属 AFO 之上加上一个金属支条和箍板构成的大腿部分，与小腿部分用膝铰链连在一起。无论是塑料矫形器还是金属矫形器，虽然它们大腿部分的材质不同，但作用却是一样的，就是将矫形器与患者大腿固定在一起，并对患者大腿部分施加支持力量。膝踝足矫形器的结构决定了它除了具备踝足矫形器的功能之外，还增加了对患者膝关节进行控制的功能。对患者膝关节的控制作用取决于矫形器膝铰链的功能，而它又是与膝关节的结构密不可分的。

3）膝矫形器：将膝踝足矫形器中的踝足部分去掉，就得到了膝矫形器的基本结构。膝矫形器（knee orthosis，KO）的构造只涉及小腿部分、大腿部分和膝关节，它能够控制膝关节的活动而直接对膝关节发生作用。对偏瘫后膝关节无力、不稳定、韧带松弛、挛缩等症状，可选用膝矫形器。使用膝矫形器常发生的问题是在患者穿着矫形器行走时矫形器容易滑脱和转动，使矫形器对膝关节的作用削弱甚至消失。在给患者设计、使用膝矫形器时应特别注意解决这个问题。制作膝矫形器的主要材料通常有高温热塑板材、金属和碳素纤维。塑料矫形器主要是由聚丙烯和聚乙烯高温热塑板材整体成型制成；金属矫形器和碳纤矫形器则是分别用金属或碳纤来做矫形器的支撑框架，再辅以布料、皮革等材料构成。偏瘫矫形器治疗与偏瘫的康复训练是密不可分的，患者穿戴矫形器之后，再配合一系列的康复训练，能够较早而较快地恢复患侧肌肉的功能，从而提高上下肢的活动功能，使偏瘫患者早日康复。

（四）偏瘫辅助装置及自助具

1. 概述　残疾者功能已有丧失，不能独立地进行各种日常生活活动，为了解决他们的困难，需设计一些专门的器具或器械来加强其减弱的或代偿其已丧失的功能，这些器械统称为功能辅助性器械（functional aids）。根据其复杂程度又可分为技术性辅助装置（technical aids）和自助器具（self help devices or self help aids）。自助具本身简单，没有能源，离开人的操作不会自动工作。而技术性辅助装置往往复杂，需能源驱动，自动化程度较高，人在其中只起按动开关的触发和启动作用，其余动作由机械自动完成。

2. 自助具的种类和功能　如下所述：

1）生活自理和防护辅助设备：包括残疾人的衣帽鞋袜及穿脱辅助器具、双便（大小便）收集器具、五官四肢躯干防护器具、洗漱洗浴洁身护肤辅助器具及残疾人用来测量体温、体重、身高及计时的辅助器具等。

2）个人移动辅助器

（1）拐杖如手杖、前臂杖、腋杖、各种拐棍、冰雪防滑拐头。

（2）助行架如无轮助行架、有轮助行架、交替式步行架。

（3）推车、轮椅。

（4）转移用具：如悬吊移动设备、轮椅的上下楼梯设备。

3）家务管理辅助器

（1）炊事用具：如单手切菜板，水果削皮器，单手炒锅架，单手开瓶器。

（2）饮食用具：如夹持式筷子，防洒碗碟，防滑布，带粗把的餐具、水杯，重残人的喂食用具。

（3）清扫用具：如持物钳，长把扫把，长把簸箕，吸尘器等。

（4）家庭缝纫、编织工具：如缝纫机、编织机、剪刀、顶针、洗衣机、刷鞋用具。

4）家居用品

（1）稳定板：由木板和针钉制成，加置防滑胶垫于底部，可协助单手活动者在瓜果削皮时使用。

（2）单手托盘：表面附有防滑胶垫，使盛载的东西不会倾倒。

（3）水龙头开关器：帮助手部有缺陷者开关水龙头。

（4）长臂拾物器：往地上拾物时，无需弯腰，坐在轮椅上的患者，无需站起来拾物。

5）洗澡用具

（1）双环毛巾：将毛巾两端加上双环，适合双手抓握功能较差的患者使用。

（2）长臂洗澡刷：适合上肢关节活动受限者。

（3）肥皂手套：适合手抓握功能较差的患者使用。

（4）防滑地胶：置于湿滑的地方可防止摔倒。

（5）洗澡椅：垫了海绵的椅，提供舒适的座位，并可疏水，高度可调整。

6）个人卫生用具

（1）长柄发梳、长柄海绵式牙刷：将梳子或牙刷上绑上木条做手柄即可。适合上肢关节活动受限者使用。

（2）指甲刷：底部黏两个吸盘，便能固定在台上，适合单手活动者使用。

（3）轮椅式便池：座位铺有软垫，下方有硬盆，需如厕时移开座位上的木板即可使用。

（4）加高坐厕板：使大腿关节屈伸有困难者易于坐下和起立。坐板可直接安装在厕所上，易于清洁。

3. 临床应用　如下所述：

1）拐杖类：根据拐杖的结构和使用方法，可将其分为手杖、前臂杖、腋杖和助行架四大类。每一大类义包括若干种类。一般来说，手杖适用于偏瘫患者或单侧下肢瘫痪者，前臂杖和腋杖适用于截瘫患者。助行架的支撑面积大，较腋杖稳定，多在室内使用。

（1）手杖：上肢和肩的肌力正常才能使用手杖，如偏瘫患者的健侧、下肢肌力差的不完全性截瘫患者。握力好、上肢支撑力强的患者可选用单足手杖，如平衡能力和协调能力较差，应选用三足或四足手杖。

（2）前臂杖和腋杖：①双下肢完全瘫痪（T_{10}以下截瘫，必须使用大腿矫形器，或T_4以下完全性截瘫，使用截瘫矫形步行器上肢肌力达到五级的患者），可使用双前臂杖或腋杖步行；单侧下肢完全瘫痪，使用一侧拐杖步行。②双下肢不完全瘫痪时，根据下肢残存肌力情况，选用腋杖或前臂杖。③一般选用标准型前臂杖进行洲练，如患者将腋杖立起，以手扶把手亦能步行，则可选用前臂杖。④肱三头肌减弱时，肘的支持能力降低，选用肱三头肌支持片型腋杖；肘关节稳定性差时，选用有腕关节固定带的前臂杖或腋杖。

（3）助行架：肘关节屈曲挛缩，不能伸直时，可选用助行架。

2）拐杖的长度选择：确定拐杖长度的最简单的方法是：身长减去41cm的长度即为腋杖的长度。

站立时大转子的高度即为把手的位置，也是手杖的长度及把手的位置。测定时患者应穿日常穿的鞋站立。若患者的下肢或上肢有短缩畸形时，上述方法就不合适，下面介绍一下正确的方法。

（1）腋杖的长度：让患者穿上鞋或下肢支具仰卧，将拐杖轻轻贴近腋窝。在小趾前外侧15cm处与足底平齐处即为拐杖最适当的长度，肘关节屈曲150°，腕关节背伸时的掌面处即为把手部位。

（2）手杖的长度：让患者穿上鞋或下肢支具站立。肘关节屈曲150°，腕关节背伸，小趾前外侧15cm处至背伸手掌面的距离即为手杖的长度。

3）常用拐杖简介

（1）手杖（cane）：手杖为一只手扶持以助行的工具。①T形单足手杖，用木材或铝合金制成。适用于握力好、上肢支撑力强的患者，如偏瘫患者的健侧、老年人等。②问号形单足手杖，基本与上相同。③三足手杖，由于三个足呈品字形，比以上两种均稳定。用于平衡能力稍欠佳而用单足手杖不安全的患者。④四足手杖，由于有四足，支撑面广而更为稳定。用于平稳能力欠佳、用三足手杖也不够安全的患者。一般较少使用一支，而是两手各持一支。手杖的制作材料，单足的一般为木材，三足和四足的现在多为铝合金，高度可以调节。把手的形状与支柱成斜角、下有沟槽便于手指抓握的最方便。

（2）前臂杖（forearm crutch）：前臂杖亦称为洛氏拐（lofstrand crutch）。把手的位置和支柱的长度可以调节，夹住前臂的臂套为折叶式，有前开口和侧开口两种。此拐可单用也可双用，适用于握力差、前臂力较弱但又不必用腋杖者。其优点为轻便、美观，而且用拐手仍可自由活动。例如需用该手开门时，手可脱离手柄去转动门把，但却不用担心拐杖脱手，其原因是臂套仍把拐保持在前臂上。缺点是稳定性不如腋杖。

（3）腋杖（axillary crutch）：腋杖可靠稳定，但笨重，外观不佳。此拐又分：①固定式，即标准型，简便，但不能调整长度。②可调式，可以调节长度。③加拿大式，有臂套或支持片以加强作用，分为有肱三头肌支持片型、有前臂支持片型、有腕关节固定带型，分别适用于肱三头肌乏力者、肘关节稳定性差者和伸腕肌力弱，手腕难于固定者。腋杖用于截瘫或外伤较严重情况。

4. 使用方法　截瘫患者需使用两支拐杖才能行走，偏瘫患者只用单个手杖，二者的使用方法不同。

1）截瘫患者的拐杖步行根据拐杖和脚移动的顺序不同分类

（1）交替拖地步行：伸出左拐杖→伸出右拐杖→两足同时拖地向前，到达拐杖附近。

（2）同时拖地步行：即同时伸出两支拐杖→两足同时拖地向前，到达拐杖附近。

（3）四点步行：方法为伸出左拐杖→迈出右脚→伸出右拐杖→迈出左脚。

（4）三点步行：方法是先将肌力较差的一侧脚和两侧拐杖同时伸→再将对侧足（肌力较好的一侧脚或健足）伸出。

（5）两点步行：方法是一侧拐杖和对侧足同时伸出→余下的拐杖和足再同时伸出。

（6）大、小步幅步行：方法与同时拖地步行相似，但双足不拖地，而是在空中摆向前，故步幅较大、速度快，患者的躯干和上肢控制力必须较好，否则容易跌倒。

2）偏瘫患者的手杖步行

（1）三点步行：绝大部分偏瘫患者以伸出手杖→伸出患足→伸出健足的顺序步行，少数患者为伸出手杖→伸出健足→伸出患足方式步行。

（2）两点步行：即先同时伸出手杖和患足，再伸出健足。该方式步行速度快，适合于瘫痪程度较轻、平衡功能好的患者。

5. 轮椅的使用　普通轮椅适合于下列疾病：脊髓损伤，下肢伤残，颅脑疾患，年老，体弱，多病者。选择轮椅时要考虑到患者的认知功能以及至少有一侧上肢功能正常，能比较熟悉地操作轮椅。

1）打开与收起轮椅时，双手掌分别放在轮椅的两边的横杆上（扶手下方），同时向下用力即可打开。收起时先将脚踏板翻起，然后，双手握住坐垫两端，同时向上提拉。

2）自己操纵轮椅：向前推时，操纵前先将刹车松开，身体向后坐下，眼看前方，双手向后伸，稍屈肘，双手紧握轮环的后半部分。推动时上身前倾，双上肢同时向前推并伸直肘关节，当肘完全伸直后放开轮环，如此重复进行。对一侧肢体功能正常，另一侧功能障碍（如偏瘫）、一侧上下肢骨折等，可以利用健侧上下肢同时操作轮椅。方法如下：先将健侧的脚踏板翻起，健足放在地上，健手握住手轮。推动时，健足在地上向前踏步，与健手配合，将轮椅向前移动。上斜坡时，保持上身前倾，重心前移，其他方法同平地推轮椅。如果上坡时轮椅后倾，很容易发生轮椅后翻。

3）轮椅转移：以偏瘫患者为例。

（1）床－轮椅之间的转移：轮椅放在健侧，与床呈30°～45°夹角，刹住车轮，移开足托。患者健手握住轮椅外侧扶手站起，站稳后以健足为轴缓慢转动身体，使臀部对着椅子缓慢坐下。

（2）轮椅－床之间转移：从健侧靠近床，和床之间呈30°～45°夹角，刹住车轮，移开足托，健手抓住扶手站起，站稳后，向前放到床上，以健足为轴，缓慢转动身体，然后坐下。

总之，经系统康复治疗后，最能体现出康复治疗效果的就是治疗对象回归家庭及社会后的实际生活及工作的情形，充分体现出经系统康复治疗后的生活质量状况。尤其是即使在有关康复机构中经系统康复治疗后取得了很好的康复效果，但在回归家庭及社会后仍不能体现出康复治疗对其生活及工作的改善或改善不大时，则显示出康复治疗的效果方面存在有问题，需要针对性地重新予以康复治疗。从另一方面来说，只有将在康复治疗机构中取得的成果运用于实际的生活及工作中，才能体现出康复治疗的效果，反映出治疗对象的生活质量。

（陕大艳）

第二节　平衡和协调的康复

一、平衡训练

平衡能力是当我们身体的重心遭到破坏时，机体做出快速反应重新调整重心的过程。它不仅是身体的保护性反应，也为所有技巧性运动提供了基础。偏瘫后卧床时间越长，平衡反应就越差。因为卧位是人体受支撑面积最大、重心最低、需要的平衡反应最小的体位，它可以对重力完全没有反应。当卧床时间长的患者首次直立时会因恐惧影响机体的灵活性，使平衡反应降低至零。因此最好在发病后的1周内就应帮助患者练习直立位，开始向不同的方向做离开中线的活动，然后再回到直立位。在患者没有自我保护能力时，治疗师要给予最大的帮助，使其不致跌倒，因为跌倒的经历会进一步加重患者的恐惧心理。

维持良好的平衡能力需要诸多条件，包括：①视觉。②前庭功能。③本体感觉、触觉。④中枢神经系统的功能。⑤视觉及空间感知能力。⑥主动肌与拮抗肌的协调动作。⑦肌力与耐力。⑧关节的灵活度和软组织的柔韧度等。其中任何条件的不足均会影响平衡能力。

（一）平衡训练的基本原则与注意事项

1. 支撑面积由大变小即从最稳定的体位（姿势）逐步过渡至最不稳定的体位（姿势）　如仰卧位→侧卧位→坐位→站立位，双足分开站立位→双足前后→并拢站立位→单足站立→足尖站立位；使用辅助器具（拐杖等）或用手支撑→不使用辅助器具和手支撑。

2. 从静态平衡、自动态平衡到被动态平衡　平衡训练应首先从最容易的静态平衡姿势开始，逐步过渡到动态平衡训练（自我使重心从小到大的多方向摆动），最后练习被动态平衡（外力推拉、利用平衡板和训练球等破坏支撑面的稳定性）。

3. 身体重心逐步由低到高　主要是通过改变患者的训练体位来变换身体重心距支撑面的高度，如仰卧位→侧卧位→坐位→手膝位→双膝跪位→站立位。

4. 从有意识地保持平衡至无意识地保持平衡　如开始时先告诉患者在推动时要求其保持平衡，然后可在患者不注意的情况下突然发力推动患者，并要求患者继续保持平衡。

5. 从睁眼时训练到闭眼时训练　例如开始训练时，要求患者两眼睁开站立，并注视地面所划直线行走，然后要求患者闭眼（去除视觉代偿）站立，并向正前方行走。

总之，平衡训练应由易到难有顺序地进行，最稳定体位→最不稳定体位；支撑面由大→小；重心由低→高；静态→动态；睁眼下训练→闭眼下训练；无头颈参与活动→有头颈参与活动。训练应在严密保护下反复进行，防止患者受伤。但应尽可能减少外力支撑，以便患者自我调整。可通过镜子、口令（如"向左、向右"）等帮助矫正姿势。

（二）训练方法

1. 不使用器具的平衡训练　如下所述：

1）坐位平衡训练：包括静态平衡训练、自动态平衡训练和被动态平衡训练。被动态平衡训练可通过被动摆动患者的躯干（向前、后、左、右，旋转）、下肢（左右、上下）和上肢（向前、后、左、右、上、下）进行，以便训练患者的坐位平衡反应。

（1）重心向患侧倾斜：做向两侧倾斜的活动可先让患者坐在床边进行。治疗师站在患者面前，一手扶托患者颈后部以增加患者的安全感；另一只手帮助患肢向患侧放直至肘关节支撑到治疗床上。治疗师通过自己放在颈后部的前臂向下加压，促进头的直立反应。当体重通过患侧肘部时，嘱患者继续向患侧用力，此时可刺激肩周肌群的共同收缩，从而加强患侧肩关节的稳定性。在此体位下也可让患者练习耸肩以增加冈上肌的力量。冈上肌作为防止肱盂关节半脱位的主要作用肌，在早期就应该加强它的训练，若耸肩时有肩胛回缩，可再回到卧位练习上肢的前伸、上举，然后进行坐位下的体重转换，指导患者体重从肘部逐渐前移至手掌，继而使身体回到直立位。这一锻炼方法对那些由于中线结构障碍，身体总是倒向患侧者尤其重要。学会肘关节持重就比较容易学会重心向健侧转移。

（2）重心向健侧倾斜：用重心向患侧倾斜的方式使健侧肘关节接触床，但当从健侧回到直立位时，要避免健侧肘关节支撑。治疗师应轻轻握住健侧手背慢慢抬起来，避免健手向下推的力量使身体坐直，这样才能调动患侧的主动调节能力。随着能力的提高可让患者离开床，坐在凳子上做上述活动。

（3）不伴有上肢支撑的重心转移：治疗师坐在患者的患侧，一只手放在患侧腋下使患肩向上并拉长患侧躯干肌；另一只手放在健侧躯干侧屈肌上指示侧屈肌收缩。重复进行这一活动，治疗师逐渐减少帮助并鼓励患者主动保持这一体位。重心向健侧转移时，避免用健手支撑，治疗师的一只手在患侧躯干侧屈肌上加压以刺激其收缩，另一只手向下压患肩促进患侧躯干缩短，重心向两侧转移时头应始终保持直立。治疗师应逐渐减少帮助，直到站在患者面前只指导上肢活动来引导运动方向。

（4）双腿交叉体重向两侧转移：坐位时双腿交叉使支撑面积进一步减小，在此体位下体重向两侧转移为以后的功能活动，如为穿、脱鞋袜打下基础。治疗师站在患者面前，用一侧上肢环绕患者肩后，另一只手放在对侧大转子处帮助该侧臀部从床上抬起来。重复这一动作时，注意患者的头不要抵抗治疗师的上肢。这种体重转换需要向两侧进行，体重总是转向位于下方的腿比较容易，即患腿在上时体重向健侧移。上述能力提高后，可让患者坐到长凳上，通过"臀部"练习体重转换。

（5）刺激躯干和头的自发性平衡反应：治疗师坐在患者面前的凳子上，患者的双脚放在治疗师的腿上。治疗师用一只手慢慢将患者的双膝向一侧推，当重心完全移向该侧时，引发躯干和头的平衡反应。为了安全起见，治疗师的另一只手握住患者的健侧上肢，如果患者头和躯干不足以维持平衡，可利用此上肢的外展而不致跌倒。在患者能力提高后，可以增加运动速度，并做突然改变方向的活动以引发自发的平衡反应。

（6）双手交叉向前够脚尖：在坐位平衡恢复到Ⅰ级以后，患者应该练习躯干较大范围的主动活动。患者坐在凳子上，双脚平放在地上，治疗师引导患者躯干向前双手去摸其脚尖。运动的幅度要先小后大，开始时以患者躯干前倾后能回到直立位为宜，并且注意躯干前倾过程中足跟不能离地。

2）手膝位（爬行）平衡训练：此训练可作为立位平衡训练和平地短距离移动动作前的准备训练。患者取膝手位，在能控制静止姿势后，进行身体前后及左右的移动动作，如能较好地进行前面的活动，则让患者将一侧上肢或一侧下肢抬起，随着稳定性的加强，再将一侧上肢和另一侧下肢同时抬起并保持姿势的稳定，以增加训练的难度。

3）双膝立位平衡训练：由于支撑面积减小、重心提高，双膝立位平衡难度比坐位平衡难度大。双膝立位平衡与手膝位训练的目的和适应证相同，此活动除需患者具有头与躯干的控制能力以外，还增加了躯干与骨盆的控制能力。患者取双膝立位，先训练静态平衡，随后进行身体重心的前后移动动作；再训练患者单膝立位平衡的保持，当患者单膝立位静态平衡稳定后，可进行单膝的动态平衡训练，如让患者把一侧下肢抬起的动作，再从单膝立位进展到立位。

4）站位平衡训练：站位平衡训练是偏瘫康复治疗中的最重要部分。每个患者都希望恢复行走能力，而站位平衡是正常行走的必要条件。Bobath 曾经指出："行走所需的各种能力都应在站位时做好准备。那些尚未恢复站位平衡即开始行走的患者必将加重痉挛模式，使行走既费力又不安全。"站位平衡训练包括双足和单足的支撑静态平衡训练、自动态平衡训练（躯干摆动、上肢和下肢向不同方向移动）和被动态平衡训练（被动向前、后、左、右摆动和旋转躯干、骨盆，被动移动上肢及下肢，训练患者的立位平衡反应）。

（1）正确完成起坐过程：首次站立的患者往往是以重心偏向健侧的姿势起坐，并且体重不能充分前移。由于运动时需要费力，在起坐过程中就可加重患侧的痉挛，致使很难完成站立的动作。Davies 曾经讲过，从一开始就指导患者以正常的运动模式运动，会使日后的康复来得更容易更迅速。患者在凳子上坐稳，双脚平放在地上，治疗师帮助双手交叉向前伸够到面前的凳子。凳子所放的位置要使患者的手放在上面时肘关节能伸直，头向前超过脚。此活动练习的是重心前移而不是向下，当患者体重前移患足有了持重感后就可逐渐摆脱前面的凳子，把重心提高，向更高、更远的方向够治疗师的手或其他目标。经过反复练习，患足有了足够的持重感后，治疗师可将双手放到骨盆两侧向前向上推骨盆并同时鼓励患者站起来。在起立过程中，髋关节的伸展一定要先于膝关节伸展，这样可以避免膝过伸的产生。一旦产生了膝过伸，患侧持重就很难完成。坐下时上述过程逆转，即先嘱患者屈膝，然后使体重缓慢下落。要避免坐下过程中患者用力屈髋而膝关节由于伸肌张力的影响不能屈曲，当重心后移后患者臀部突然"跌落"在坐位上。这是伸肌模式的不良习惯。

（2）骨盆前、后倾的练习：骨盆的灵活性是站位平衡能力的组成部分。患者站位，两脚分开，治疗师坐在患者面前的凳子上，用自己的双膝将患者双膝分开使其双腿略外展位。治疗师一手放在患者骶尾处，另一手放在下腹部。在患者伸髋的同时刺激收腹。为了更多地强调患侧持重，能力好的患者可将健腿抬起来做上述运动。

（3）患腿站立，健腿内收外展：当患者双腿站立时，往往以健腿承受大部分体重的形式站立，即使是治疗师强调体重向患侧移，患者也很难做到，尤其是那些下肢本体感觉障碍的患者，他会很难理解体重的转移。因此当患者站稳后，将健腿抬起来做相应的活动，就能较好地完成患腿持重的练习。治疗师坐在患者面前，稍向患侧的一方，用自己的腿保护患腿，使其持重，然后治疗师一手协助患侧髋关节伸展，在患腿持重的情况下，将健腿做内收外展的动作。

（4）患腿站立，健腿踏台阶：此方法适用于能力稍好的患者，他的膝关节应该没有明显的过伸。治疗师站在患者身后靠患侧边，用一只手拇指用力压臀大肌刺激患侧髋伸展。髋关节的伸展对矫正膝过伸也有帮助，当患侧下肢关节排列正确后治疗师嘱患者将健足迈向面前的台阶。注意在健腿活动过程中患腿要保持稳定。根据患者的能力和逐渐增加患腿持重的程度，台阶可放在前面、侧面、后面，台阶的高度也可从 5～20cm 高的范围调整。

（5）站位下练习躯干屈曲和伸展：有些患者站立时身体后仰，不能保持直立，或躯干前倾位使体重不能充分通过下肢，此时可在站位下做躯干的屈伸练习。患者站在与大转子同高的治疗床或桌子前，治疗师位于患侧身后，一手放在骶尾处，另一手放在胸前，嘱患者慢慢向下将前臂放到桌子上，稍停之后，将前臂抬离桌面将躯干挺直。治疗师可用自己的手给予协助使躯干伸直，但不应允许患者用上肢支撑使自己直立。在躯干前屈过程中注意患足跟不要离开地面。

2．利用训练器具进行的平衡训练　如下所述：

1）利用训练球进行平衡训练：训练球上俯卧位平衡训练：治疗师站在患者后面，双手置于患者两侧髋部，患者俯卧于训练球上，要求患者双腿放松（不负重），躯干呈伸展位，治疗师轻轻向下挤压球部，降低患者肢体肌张力，然后左右推动训练球，训练患者的头部控制及平衡反应。

（1）双腿负重训练球上坐位训练：治疗师坐在患者前面，双手置于患者两侧肩部，患者坐于球上，双髋关节屈曲、外展，健侧上肢扶在治疗师肩部。让患者自己轻轻左右摇动球，促使双侧髋部均匀负重，维持坐位平衡；然后治疗师用双侧膝部挤压球体两侧并使之振动，可促进患者的正常感觉输入和姿势矫正机制。待患者稳定性加强后，治疗师可指导患者向前晃动训练球直到患者双脚能平放在地上均匀负重，此训练对患者准备学习移动和站起非常重要。

（2）训练球上坐位单腿负重训练：治疗师坐在患者后面，双手置于患者两侧髋部，患者双足踏地，提起一侧下肢，并举起对侧上肢保持坐位的平衡，让患者学习用另侧肢体来单独保持平衡，然后再换另侧手臂和下肢重复此动作。

（3）训练球上双腿交叉坐位训练：治疗师坐在患者前面，双手置于患者两侧髋部，患者双手交叉放在自己的膝盖上维持平衡体位。此训练可加强肢体的对称性和正常感觉的输入并诱发平衡反应。

（4）从训练球上站起训练：患者坐于球上，双足平放在地板上，治疗师站在患者前面，双手抓住患者两侧前臂，指导患者独立起立并转移到轮椅上。

（5）利用训练球进行立位平衡训练：患者立位，治疗师位于患者身后，在骨盆部位给予辅助，指示患者双手交替向下拍打训练球。此训练在加强患者立位平衡的基础上，同时可以增强双手的协调性。待患者的稳定性加强后，治疗师逐渐减少辅助力量。

2）平行杠内的平衡训练：患者先练习健手握双杠站立，然后练习健手按在双杠上站立，最后让健手离开双杠保持站位，并逐渐延长训练时间。起初患者下肢分开站立，然后下肢前后叉开站立、单足前后交替踏出，最后练习单足站立上下台阶。以上训练均要伴有重心的转移。

3）利用平衡板进行立位平衡训练：患者双足左右分开站立，治疗师也站在平衡板上位于患者身后，并将双手放在患者的骨盆处给予支撑，然后，用双足缓慢摇动平衡板，破坏站立平衡，诱发患者的头部、躯干的调整反应及身体重心的左右转移。患者双足前后分开站立，治疗师立于患者身体一侧，一脚放在平衡板上，缓慢摇动平衡板，以诱发患者的头部、躯干的调整反应及身体重心的前后转移。训练时要注意进行保护，最好在平行杠内进行，以确保患者的安全。初时，治疗师摇动平衡板的幅度要小、速度应缓慢，然后逐渐加大速度和幅度。在训练的初期，可指示患者用双手抓握平行杠，随着稳定性的加强，再逐渐减少辅助量。

4）利用拐杖保持立位平衡的训练：训练时，治疗师应位于患者患侧进行辅助，患者两足稍分开站立，将身体重心平均分配。指示患者将身体重心左右转移；待重心稳定后，患者将身体前屈，并利用拐杖来保持平衡不致摔倒，然后患者再将拐杖向前上方举起，并停留片刻；随着稳定性的加强，患者保持的时间应逐渐延长。

5）利用支具，部分减重训练平衡：躯干功能较好、下肢支撑能力差者可佩戴下肢支具进行立位平衡训练。利用部分减重装置和训练球可进行坐位平衡训练和立位平衡训练。

二、协调训练

协调性训练是让患者在意识控制下，训练其在神经系统中形成预编程序，自动的、多块肌肉协调运动的记忆印迹，从而使患者能够随意再现多块肌肉协调、主动运动形式的能力，而且比单块肌肉随意控制所产生的动作更迅速、更精确、更有力。协调性训练的基础是利用残存部分的感觉系统以及利用视觉、听觉和触觉来管理随意运动，其本质在于集中注意力，进行反复正确的练习。主要方法是在不同体位下分别进行肢体、躯干、手、足协调性的活动训练，反复强化练习。

（一）训练注意事项

一定要完成具体的练习任务，即如果行走是主要目标，那么必须反复练习行走；把复杂的活动分解成一系列连贯的单个动作，先练习单个动作，熟练后再练习整个活动；在训练具体任务之前，先进行一些与之相关的动作练习。例如，行走之前，患者先进行脚、踝、髋运动协调性的练习；在练习书写文字之前，先练习勾画不同的图形；利用视觉反馈、增加局部感觉输入。感觉印象的建立是控制与协调的最初目标，因此感觉反馈尤其关键。在训练过程中应特别强调位置觉和触压觉。如果不具备正常的感觉，那么必须利用未受损的感觉进行代偿；学习控制和协调能力最主要的是重复训练，如果一种动作重复得足够多，这种过程将被学会并存储，并且在不断重复训练的过程中，完成这种动作所花费的精力会越来越少。

（二）训练方法举例

1. 双侧上肢交替运动　如下所述：

（1）双侧上肢交替上举活动：如右臂、左臂交替上举，要求高过头．并尽量伸直，速度可逐渐加快。

（2）双侧交替屈肘：双臂向前平举（肩屈曲90°），前臂旋后，左右交替屈肘拍肩、伸肘。速度可逐渐加快。

（3）交替摸肩上举：左侧屈肘、鹰嘴尖朝下，手摸同侧肩，然后上举，左右交替进行。

（4）两臂前平举，左右前臂交替旋前旋后快速进行。

（5）掌心掌背拍手：双手在胸前掌心互击，然后两手手背相击，交替进行。

（6）两臂伸直外展，前臂旋后，交替拍同侧肩膀。

（7）两手在胸前，左手五个手指指腹相继与右手相应的手指指腹相触，快速轮替进行。

（8）双手同时用五个手指轮替地敲击桌面，让其发出有节奏的声音。

（9）用左手握拳敲击右手手掌，然后用右手握拳敲击左手手掌。

（10）双手握拳，轮替用小指、环指、中指、示指指甲部弹击桌面，让其发出类似奔马的声音。

2. 双下肢的交替运动　如下所述：

（1）双脚交替拍打地面，坐位左右交替伸膝、屈膝，坐位抬腿踏步。

（2）高椅坐位，双小腿外展，然后内收；左脚在内收位时放在右脚前，再外展内收，内收位时右脚在左脚前，交替进行。坐位两腿伸直，外展，内收时左腿于右腿上。交替进行。

3. 定位、方向性、稳定性活动　如下所述：

（1）走迷宫。

（2）木钉板训练。

（3）触摸治疗师伸出的手指（不断变换位置）。

（4）接住抛过来的软球。

（5）在纸上画圆圈。

（6）对四肢保持某空间位置时有晃动者采用PNF的节律性稳定技术。

（7）对肢体运动时稳定性差者采用PNF的慢逆转技术。

（8）对移动启动和停止延迟（运动模式转换障碍）者采用快逆转技术。

4. 全身协调性运动　如下所述：

（1）原地摆臂踏步运动。

（2）弓箭步转身运动。

（3）跳跃击掌。两脚与肩同宽站立位，双手平举，跳跃后并足落地，双手上举至头顶两掌心相击，交替进行。

（4）跳绳。

（5）功率自行车练习、划船、打球、障碍步行/太极拳等活动。

5. Frenkel体操　由Frenkel H·S.在19世纪设计的对本体感觉丧失所致的步态失调进行训练的方法。在训练时要患者集中注意力，学会用视觉（反馈）代替消失的本体觉，以便达到控制运动提高运动能力的目的。主要采取卧位、坐位、立位和步行4种姿势，在不同姿势下的活动由简单到复杂地进行，基本模式达120种以上。本方法对脊髓性共济失调的治疗效果优于小脑性共济失调。

1）仰卧位下训练

（1）屈伸一侧下肢：令其由屈膝位开始，足跟在治疗台上滑动，直至下肢伸直。

（2）外展内收髋关节：屈膝，足跟放在治疗台上不动。

（3）外展内收髋关节：髋、膝关节伸展，令其下肢在治疗台上滑动。

（4）屈伸髋、膝关节：足跟从治疗台上抬起。

（5）足跟放在对侧膝部，沿胫骨向足部滑动。

（6）两下肢同时屈伸：令足跟在治疗台上滑动。

（7）两下肢交替屈伸：令足跟在治疗台上滑动。

（8）一侧下肢屈伸，另一侧下肢外展、内收。

2）坐位下训练

（1）让患者用足接近治疗师的手，每次变动手的位置。

（2）下肢抬起，再踏在预先画好的脚印上。

（3）一动不动地静坐数分钟（静止）。

（4）两膝并拢，交替站立，坐下。

3）立位下训练

（1）让患者在一直线上前后移动其足。

（2）沿弯曲的线步行。

（3）在2条平行线间沿平行线步行。

（4）尽量准确地踏着预先划好的脚印步行。

6. 其他方法 如下所述：

（1）重物负荷法：对肌力尚可但不随意运动明显者有效，其目的是增加局部的感觉输入。重物置于腕、踝、腰等部位，负荷量由轻至重地试用，找到最合适的负荷量。一般情况下，下肢300～600g，上肢200～400g较合适。

（2）弹性绷带法：其目的是增加局部的感觉输入。用弹性绷带包裹在躯干、骨盆、四肢的适当部位。

（3）震动刺激和皮肤电刺激：其目的是增加局部的感觉输入。

（陕大艳）

第三节 言语障碍的康复

一、失语症的康复

失语症是指大脑言语功能区、补充区及其联系纤维的损伤，造成了口语和（或）书面语的理解、表达过程的信号处理障碍，表现为获得性言语功能减退，甚至丧失的一类言语障碍。其实质是语言和思维二者双向转译机制的崩溃和中断。

（一）失语症的症状及特点

1. 自发语流畅度障碍 患者在进行自我介绍时，根据失语症类型的不同，会出现不同的言语表现，如滔滔不绝、言语内容空洞、答非所问，或出现说明语、言语迂回、觅词困难、电报式言语（telegraphic utterance）、刻板言语、大量的新造语及缄默（word mutism）。

2. 言语听理解障碍 言语理解包括字词、单句及复句等不同层次，不同等级的理解，它是高水平的大脑功能的整合过程。包括语音听辨别的能力、音译转换能力及足够的听觉记忆跨度，其中任何能力的降低均会导致言语听理解不同程度的损伤。

3. 言语表达障碍 患者主要表现觅词困难、错语症、延迟反应、杂乱语、模仿语言、语法障碍等。

4. 复述障碍 复述能力的强弱是失语症分类的重要依据，复述困难提示病变在优势半球外侧裂周区即下额回后部、颞上回后部及其联系纤维。

5. 阅读、朗读障碍 表现为不能正确朗读和理解文字，或者能够朗读但不理解朗读的内容。

6. 书写障碍 书写比其他语言功能更为复杂，它不仅涉及语言本身，而且还有视觉、听觉、运动觉、视空间功能和运动的参与，任何一方有障碍均可影响书写。

（二）失语症的类型

失语症分类方法多种多样，对失语症发生的基础及观点不同失语症的分类方法也不同，其中有两个对立的派别，一个以解剖部位为基础，即临床－解剖相关；另一个按心理学分类。

（三）失语症的治疗

随着人们生活水平的提高，康复医学兴起并迅速发展，人们已发现单纯临床治疗对语言障碍恢复的局限性。语言治疗学（speech－language－therapeutics）是对语言障碍的患者进行适当的检测、治疗评价和提供必要指导、训练的医学。语言治疗的目的及衡量语言治疗效果的标准是最大限度地恢复患者的社会交往能力。

1. 言语治疗目标　如下所述：

（1）总体目标：言语治疗的目的是对言语障碍患者的心理和感情的调整，提高患者对语言的理解和表达能力及独立应用语言来交流的能力，并能巩固所获得的疗效，使其与他人的直接言语交际能力得以恢复改善。

（2）长期目标：长期目标是根据言语功能障碍严重程度的不同来确定。对轻度障碍，将以改善言语能力和心理障碍，适应职业需要为目标；对中度障碍，以发挥残存能力及改善功能，适应社区内交流需要为目标；对重度障碍，则以应尽可能发挥残存能力，减轻家庭帮助为目标。

（3）短期目标：根据失语症的不同类型、不同程度，选择各种语言形式的训练课题，设定可能达到的水平及预测所需的时间，将达到最终目标的过程，分成若干阶段逐步设定具体细致的目标。重要的是应设定适应患者能力、切实可行的目标，即由现在的语言功能的水平来决定训练课题，以较现有功能提高一个阶段作为短期目标。训练中注意既要多种方式的组合，又要突出重点。

2. 言语治疗原理　治疗者给患者进行某种刺激，例如看图或文字，使之能做出反应，正确的给予表扬、鼓励（正性强化）；错误的给予指示、纠正（负性强化）。反复这样的过程以形成正确的反应，纠正错误的反应。言语障碍的类型不同，刺激及反应、使用的器具也相异，要根据患者的反应适时调整。但无论如何训练，其治疗流程必须符合以上原理。

3. 言语治疗原则　如下所述：

（1）治疗前应全面评估，使治疗有针对性。

（2）给予适当质与量的刺激，可用多种途径的语言刺激、反复刺激以强化训练。要根据患者的反应适时调整刺激，并循序渐进，逐步增加刺激量。

（3）根据患者的文化程度、家庭状况、生活环境、工作性质以及兴趣爱好等特点选取训练内容。

（4）原则上发病后要尽早开始言语训练。急性期病情稳定即可在床上开始训练。

（5）选择性强化正确反应，以坚定患者信心；避免直接纠正错误反应，而是提供正确答案和继续下一个刺激。对患者的反应应是连续的和及时的。

（6）言语治疗的本身是一种交流过程，需要患者的主动参与。治疗师和患者之间、患者和家属之间的双向交流是治疗的重要内容。

（7）合并有行为、情绪等障碍者，应同时进行心理治疗。

4. 言语治疗实施条件　如下所述：

1）场所

（1）避免噪声，尽可能确保安静。

（2）限制人员出入。

（3）安排舒适稳定的座椅及高度适当的桌子。

（4）室内照明、温度、通风等要适宜，用具简单，摆放有序，以尽量减少对患者视觉和听觉上的干扰。

2）训练开始时间

（1）早期康复开始时间：目前认为是在患者生命体征稳定，神经症状不再发展后48h即可开始。

（2）正规的语言训练开始时间：急性期已过，患者病情稳定，能够耐受集中训练至少30min，可逐渐开始训练。发病3~6个月为失语症恢复的高峰期，但对发病2~3年后的患者，也不能做出语言功能完全不能恢复的结论。

3）形式

（1）个人训练：主要有一对一训练方式。优点是患者注意力集中，情绪稳定，刺激条件容易控制，训练课题针对性强，可以及时调整。缺点是患者的交流环境和对象局限且特定，不利于与现实生活的实际交流情景衔接。

（2）自主训练：自主训练中可选择图片或文字卡片进行命名练习或书写练习，可利用录音机进行复述或听写等练习，如条件允许可采用电脑语言训练系统，由语言治疗师进行评价和确定训练程序后，让患者利用电脑进行自主语言训练。也可在家庭训练中进行。自主训练适合于训练动机较强，有较好的自我判断、自我纠正及自我控制能力的患者。

（3）集体训练：目的是逐步接近日常交流的真实情景，通过相互接触，减少孤独感，学会将个人训练的成果，在实际中有效地应用。治疗师可根据患者的不同情况，开展多项活动。

（4）家庭训练：语言治疗师将评价及制订的治疗计划介绍给患者家属，并可通过观摩、阅读指导手册等方法，教会家属掌握训练技术，逐渐过渡到回家进行训练。

4）治疗时间：患者每日的训练时间应根据患者的具体状态决定。状态差时，应提前结束；状态良好时，可适当延长训练时间。还需与患者的运动疗法、作业疗法的训练时间进行统筹安排。一般来说短时间多频率的训练比长时间少频率的训练效果好。另外要密切观察患者的行为变化，一旦有疲倦迹象出现时，及时调整训练时间及训练项目（尽量选择在患者精力充沛、睡眠充足的状况下治疗，根据患者具体情况，每天的治疗时间为一次半小时至1h，每天训练1次或2次）。

5. 失语症治疗的代表性方法　关于失语症的治疗方法较多，目前尚无统一的分类标准。

1）刺激促通疗法：Schuell的失语症刺激治疗法（schuell's aphasia therapy, SAT; schuell's stimulation approach, SSA）是多种失语症治疗方法的基础。

（1）Schuell刺激法的原则。

（2）治疗课题的选择。

2）实用交流能力训练

（1）交流促进法（promoting aphasics communicative effectiveness, PACE）：是在训练中利用接近实用交流的对话结构、信息在治疗师与患者之间双向交互传递，使患者尽量调动自己的残存能力，以获得实用化的交流技能。此法适用于经言语训练后，症状已有一定程度改善，需进一步促进交流能力的患者。

练习方法：将一叠图片正面向下扣置于桌上，治疗师与患者交替摸取，不让对方看见自己手中图片的内容。然后运用各种表达方式（如呼名、迂回语、手势语、指物、绘画等）将信息传递给对方，接收者通过重复确认、猜测、反复质问等方式进行适当反馈，治疗师可根据患者的能力提供适当的示范。

停止训练的标准：在PACE法中治疗师与患者都不知道刺激物的内容，只能依靠患者调动自身的能力，这种情况下患者有可能感到压力过大。如患者只习惯于过去的训练方法，对PACE法不理解，甚至反感或抗拒时，不应强制施行。

经过一段时间的例练，患者的语言功能已超过应用此法的水平，如呼名成功率高等，亦应停止PACE的训练。

（2）功能性交往治疗：应用于日常活动有关的信息，提高患者的表达能力以满足心理及生理的需要，侧重于日常的交往能力和信息交流，是对传统语言治疗的补充。

练习方法：消除不恰当的交流行为。与患者建立交往伙伴关系，治疗师担任主动角色引发对话。交往技能的转移，将患者由封闭式治疗室逐渐转移到室外或社会环境中去。训练有关人员，对患者的家庭成员介绍治疗方法和原则，使患者的交流能力改善，提高疗效。

二、构音障碍（dysarthria）的康复

构音是把语言中枢组成的词转变成声音的功能。构音障碍是指由于发音构音器官结构异常、神经肌肉的器质性病变或功能性因素而造成的发声、发音、构音、共鸣、韵律等言语运动控制障碍。患者通常听觉理解正常并能正确选择词汇和按语法排列，但是在说话上，轻者发音、言语不清，重者完全不能讲话或丧失发声能力。

（一）构音障碍的类型及症状特点

构音障碍主要可分为三类：运动性构音障碍是由于中枢或周围神经系统或肌肉系统损害引起言语运动控制的障碍（无力、缓慢、不精确或不协调），表现为听理解正常并能正确选词和按语法排列，但有发声困难、发音不准、咬字不清和声响、音调、节律及速度的异常和鼻音过重等言语听觉特征的改变，其损害与神经、肌肉受损的程度是一致的；言语器质性构音障碍是由于发音说话器官的构造异常所致；功能性构音障碍是指错误构音成固定状态，但找不到引起构音障碍的原因。脑血管意外最常见的是运动性构音障碍，运动性构音障碍各种类型的症状特点如下述：

1. 痉挛型构音障碍　属于中枢性运动障碍，导致自主运动出现异常模式，伴有其他异常运动，如肌张力增强、反射亢进、无肌萎缩或失用性肌萎缩、病理反射呈阳性。言语特征：表现为发音增强及说话费力、音拖长、自然的中断、音量、音调急剧变化、粗糙音、费力音、元音、辅音歪曲、鼻音过重。

2. 迟缓型构音障碍　属于周围性构音障碍，出现肌肉运动障碍、肌力低下、肌张力降低、腱反射低下、肌萎缩。言语特征：表现为不适宜的停顿、气息音、辅音错误、鼻音减弱。

3. 失调型构音障碍　属于小脑系统障碍，出现运动不协调，肌张力低下，运动速度减慢，震颤。言语特征：表现为以韵律失常为主，声音的高低强弱呆板、震颤，初始发音困难，声音大，重音和语调异常，发音中断明显。

4. 运动过强型构音障碍　属于锥体外系障碍，伴有迅速的不自主运动，肌张力异常，扭转或扭转运动，运动缓慢，不自主运动，肌张力亢进。言语特征：表现为语音不准确，异常拖长，说话时快时慢，刺耳音，辅音不准确，元音拖长，变调，刺耳音，语音不规则中断，音量变化过度或声音终止。

5. 运动减弱型构音障碍　属于锥体外系障碍表现为范围和速度受限、僵硬。言语特征：表现为单音调，重音减弱，辅音不准确，不恰当的沉默。

6. 混合型构音障碍　属于运动系统多重障碍，出现多运动障碍的混合或合并。言语特征：出现各种症状的混合，速度过慢，低音调，紧张窒息音，鼻音过重，音量控制障碍，不适当的音调和呼吸音、重音改变。

（二）构音障碍的治疗

根据构音器官和构音评定的结果决定治疗顺序和方法，首先是运动功能方面的训练，然后是在此基础上的构音和表达的训练，在发音的顺序上应遵循由易到难的治疗原则。一般从三个方面着手对构音障碍患者进行训练，直接对障碍的说话功能进行训练，强化和补助残留能力的训练，也可以对患者家属及改善周围环境进行指导。

治疗方法：

1）松弛训练：通过一系列的运动使患者达到松弛状态，目的是为了降低言语肌的紧张性，因此对痉挛型构音障碍较重要。按顺序做足、腿臀松弛，胸腹背部的松弛，手与上肢的松弛，肩、颈、头的松弛。

2）呼吸治疗：呼吸是构音的动力，必须在声门下形成一定的压力才能产生理想的发声和构音。呼吸气流量和呼吸气流的控制是正确发音的基础，也是语调、重音、音节、节奏形成的先决条件。应调整坐姿，如果患者可以坐稳，应做到躯干要直，双肩水平，头保持正中位。如果患者呼气时间短且弱，可采取卧位，由治疗师帮助进行。其方法如下：鼻吸气、嘴呼气、呼气前要停顿、以免过度换气，逐渐增加呼气时间，在呼气时发摩擦音、元音。

3）发音器官运动训练：轻症者可主动完成，重症者可利用压舌板和手法帮助完成。

（1）舌运动：包括伸舌、缩舌、卷舌及舌在口腔内的各方向运动等，可借助压舌板。

（2）唇运动：包括双唇闭合、撅起、吹口哨、鼓腮、口角后拉、双唇闭合后用气流冲开，亦可借助压舌板练习。

（3）腭运动：练习张口、闭合、用力叹气、反复发短"a"音。

4）发音训练

（1）发音启动：深呼气，用嘴哈气，然后将这一发音转为发元音"a"，大声叹气，促进发音。

（2）持续发音：一口气尽可能长地发元音，由发单元音逐步过渡到一口气发2~3个元音。

（3）音量控制：数数字，音量尽量大，或由小到大、由大到小，或一大一小交替改变音量。

（4）音调控制：先练习低、中、高音调，然后扩大音调范围，唱8度音。

（5）共鸣：深吸气，鼓腮，维持数秒后呼出；空管置入口中吹气；发双唇音及摩擦音。

（6）清晰度练习：包括单音训练、言语速度控制训练、节奏训练等。

5）语音训练

（1）练习发"b"音。

（2）发音时照镜子，以便及时纠正自己的发音动作。

（3）双唇紧闭，鼓腮，使口腔内气体压力升高，在发音的同时突然让气体从双唇间爆破而出。

（4）朗读由"b"音组成的绕口令。

6）韵律训练：韵律可使说话更富于感情，可利用录音机等设备进行。包括音的高低、强调重音、语调、速度和节奏等方面，可利用唱歌、读歌词、吟诗、读课文等。

7）补偿技术：通过正规训练一些患者仍不能达到交流的目的，为了减轻残疾，可让患者学习发音补偿法。

（1）语音补偿：发"i/n"音时，可将舌体抬高，保持舌尖于低位；发"p/b"音时，上齿抵住下唇，发爆破音。

（2）语速控制：通过减慢速率，使患者有充分时间完成每个字发音动作来增加被听懂的程度。

（3）假体代偿：用机械或电子技术来补充或取代某一言语组成部分的功能，如腭咽抬高器用于腭咽闭合不全，用腹带或呼吸板作为呼吸假体来补充说话时的呼吸力量。

（4）替代技术：国内常用简便易行的图画板、词板、句子板，可满足重度构音障碍患者的基本交流需要，还可应用电脑和国际信息网来辅助交流。

（陕大艳）

第六章

帕金森病的康复

帕金森病由于病理生理的因素而导致产生一系列功能障碍，并进行性发展，最终丧失日常生活能力。为维持帕金森病患者的日常生活能力及生活质量，必须在药物治疗的同时，配合康复治疗，这对预防帕金森病的继发性功能障碍，维持一定的生活能力，提高生活质量是有效的。

一、帕金森病的功能障碍

帕金森病的功能障碍分为原发性功能障碍及继发性功能障碍。

1. 帕金森病的原发性功能障碍 主要表现为运动功能障碍及高级脑功能障碍和自主神经失调。

（1）运动功能障碍：帕金森病的随意运动障碍主要表现为强直、少动、震颤、姿势反应障碍。强直与少动可导致继发性关节挛缩及变形，影响躯干则表现为特有前倾、前屈姿势。对行走的影响表现为帕金森病特有的小碎步步态，即下肢的臀部髋关节、膝关节、踝关节的动作均减少。这三关节的伸展不充分，躯干及骨盆大动作也减少，使步行幅度降低，且上肢缺乏摆动，头和躯干前倾使重心向前移位使步行有前冲倾向。强直及少动影响帕金森患者的移动能力，表现为床上翻身、坐起、座位站起困难行走始动困难，严重时则是"冰冻足"。震颤在早期可很轻，但在晚期震颤可变得相当严重，影响日常生活。姿势反应障碍，主要是平衡反应障碍，主要影响患者的直立、行走、转身等的稳定性，当平衡反应障碍严重时，由于不能调整姿势及恢复动态平衡，患者很容易跌倒，因此帕金森病的骨折发生率比对照组的高。

肌强直表现在脸面部上是面部表情缺乏、呈现特有的"假面具"脸，约有5%的帕金森病出现吞咽功能障碍，影响进食及营养。

强直及少动也影响到言语，帕金森病患者是存在言语功能的，但是由于言语的肌肉强直及少动会导致构音障碍，这与胸腔扩张、收缩活动受限有关，表现为音量低、单调、含糊不清，严重时表现为低声细语及缄默。

帕金森病的运动障碍一大特点是易产生疲劳，表现为难以持久性活动，活动时间一长就出现全身无力、无精神，如反复活动，开始运动很有力，多次以后力量逐渐降低。同样，在言语上也是开始几句的言语清晰有力，言语时间一长、一快就变得无力音小，易疲劳，对康复治疗是一个不利因素，使患者难以接受一定强度的训练，这种疲劳经过休息式睡眠可以得到恢复。帕金森病的运动功能障碍主要表现在组合的、复杂的运动困难，而单纯的运动不受影响，这一运动障碍的特性是影响康复治疗效果的因素之一。另外，也发现帕金森病患者在学习新的运动动作上用时比较长。

（2）高级功能障碍：主要表现在认知障碍，集中力及注意力缺乏，信息处理过程能力低下，记忆障碍主要是顺序关系的短期记忆障碍，精神上多表现为抑郁，到后期帕金森病常表现为痴呆、孤独、与他人接触少的倾向。高级功能障碍是影响康复治疗效果的重要不利因素。

（3）自主神经障碍：影响日常生活能力及质量的自主神经障碍主要是直立性低血压、心动过速及便秘、失禁等，严重的直立性低血压导致终身卧床不起。

2. 继发性功能障碍 主要是由于少动及强直继发引起的功能障碍，以下几方面是对帕金森患者的日常生活能力及康复治疗有一定影响的继发性功能障碍。

（1）肌萎缩无力：这是长期少动的结果。

（2）缺乏柔软性及挛缩：这是强直少动所致，一般这种改变首先发生在近端，然后是远端，先是单侧，后是双侧。挛缩常发生在旋转肌，髋、膝屈曲、髋外展、肘屈曲及足趾屈曲，上胸、背及腰脊柱、颈屈曲，肩外展及内旋、前臂旋前、腕及指屈曲。由于这些部位的相应肌肉运动受阻，导致功能进行性受限。

（3）畸形：驼背是最常见的姿势畸形，有些患者可发生侧弯畸形，甚至有的在走路及坐位时呈 C 字形曲线。这些畸形的产生是由于力量不均匀分布的结果。

（4）骨质疏松：这是长期不活动、进食困难、营养差加上老龄化因素所造成的。主动运动缺乏、平衡差及骨质疏松可导致频繁跌倒及骨折，骨折愈合延迟。

（5）心肺功能改变：是由于长期不活动及坐着不动生活方式的结果。心排血量减少及心动过速。由于肋间肌强直及驼背畸形使胸扩张受限，导致肺活量明显降低，运动时呼吸急促。这样的患者有呼吸系统并发症的危险，如肺炎，这是致死因素之一。

（6）周围循环障碍：是长期静止不动，使下肢静脉回流不畅，循环障碍。可表现为轻至中度的足及踝部水肿，睡眠后可消失。

（7）营养状态不良：在帕金森病的晚期，常伴随进食差和咀嚼、吞咽困难，以及影响营养的供给，营养状态不良常表现为无力、疲劳。

（8）压疮：这是长期不动、卧床休息的结果，一旦发生不易愈合，长期感染可致命。

（9）直立性低血压：帕金森病本身具自主神经失调导致的直立性低血压，到后期患者卧床长期不动，更加重了直立性低血压程度，限制日常生活能力。

二、帕金森病的康复评定

在对帕金森病患者进行康复治疗前，必须对患者的全身状况进行综合全面评估，首先是确定患者的身体各种功能状况；其次是阐明能力障碍的原因；最后是确定康复治疗目标及制订康复训练计划。

1. 评定的范围　评定的范围包括身体功能，日常生活能力（ADL），认知、心理状况和其他状况等。

（1）身体功能：包括关节活动范围；肌力、协调性，上肢、手指功能，平衡能力、呼吸能力、构音功能、吞咽功能、步行能力及强直程度等。

（2）日常生活能力：包括基本起居移动动作；身边动作，如进食、更衣、整容、洗澡、排泄；应用动作，如家务、购物、写书、乘车、业余活动；交流能力及本职工作能力；在家庭、单位中的作用；自身心身控制能力和社交能力等。

（3）认知、心理状况：包括认知功能、精神状态、对疾病接受能力、焦虑及抑郁状态等。

（4）其他状况：包括病史、体征，治疗状况，如药物种类、疗效、不良反应，趣味、爱好，家属组成、居住及社会条件。

在进行评定时，必须对每一项进行分析，确定是直接损伤产生的还是间接继发损伤产生的，因为这二者在康复治疗措施设计上是不同的，如步行能力障碍可能是严重强直原发损伤产生的，也可能是关节活动范围缩小及姿势异常产生的。

2. 评定方法　内容不同评定方法也不同。

（1）肌力评估：一般都用 MMT 法评估（见相应章节）。

（2）张力评估：一般用 Ashwors 评估（见相应章节）。

（3）关节活动范围评定：可用关节量角尺进行测量（见相应章节）。

（4）运动执行能力评估：可让患者从坐到站立用跑表计算所需时间。

（5）日常生活能力评估：一般用 Bathl 指数评估法，近来也可用 FIM 评估法评估（见相应章节）。

（6）认知、心理评估：见相应章节。

3. 综合评定　在对患者单项评估的基础上，根据主要项目对帕金森病患者作综合评定。

（1）统一帕金森病分级指数：内容包括帕金森病体征、症状和药物相关波动状况，分为三部分，即精神状态、日常生活能力、运动指数，每部分分为5级指数，从0～4级。0级是正常，4级为最严重。这统一分级指数常用做评估患者的进展、对药物反应和康复治疗。

（2）Yahr分期评定法：这是目前国际上较通用的帕金森病病情程度分级评定法，它把功能障碍水平和能力障碍水平综合评定（表6-1）。日本学者认为该评估法仅有运动功能及与移动能力相关的日常生活能力的评定，没有对日常生活能力做全面评定，为此在Yahr分级评估基础上，按日常生活能力分为三期，即把YahrⅠ、Ⅱ级作为日常生活能力的一期，日常生活无需帮助；YahrⅢ、Ⅳ级作为日常生活能力的二期，日常生活需部分帮助；YahrⅤ级作为日常生活能力的三期，需全面帮助。

表6-1　Yahr分期评定法

分期	日常生活能力	分级	临床表现
一期	正常生活不需帮助	Ⅰ级	仅一侧障碍，障碍不明显，相当于韦氏表总评0分
		Ⅱ级	两侧肢体或躯干障碍，但无平衡障碍，相当于韦氏量表总评1～9分
二期	日常生活需部分帮助	Ⅲ级	出现姿势反射障碍的早期症状，身体功能稍受限，仍能从事某种程度工作，日常生活有轻中度障碍，相当于韦氏量表总评10～18分
		Ⅳ级	病情全面进展，功能障碍严重，虽能勉强行走、站立，但日常生活有严重障碍，相当于韦氏量表总评19～26分
三期	需全面帮助	Ⅴ级	障碍严重，不能穿衣、进食、站立、行走，无人帮助则卧床，或在轮椅上生活，相当于韦氏量表总评27分

（3）韦氏帕金森病评定法：见表6-2。评估标准为由0～3分，0分为正常，1分为轻度，2分为中度，3分为重度，总分评估是将每项分累加，1～9分为早期，10～18分为中度残损，19～27分为严重进展阶段。

表6-2　韦氏综合评定量表

临床表现	生活能力	计分
手动作	不受影响	0
	精细动作减慢、取物、扣纽扣、书写不灵活	1
	动作中度减慢、单侧或双侧各动作中度障碍，书写明显受影响，有小字症	2
	动作严重减慢、不能书写、扣纽扣、取物显著困难	3
强直	未出现	0
	颈、肩部有强直，激发症阳性，单或双侧下肢有静止性强直	1
	颈、肩部中度强直，不服药时有静止性强直	2
	颈、肩部严重强直，服药仍有静止性强直	3
姿势	正常、头部前屈＜10cm	0
	脊柱开始出现强直，头屈达12cm	1
	臀部开始屈曲，头前屈达15cm，双侧手上抬，但低于腰部	2
	头前屈＞15cm，单、双侧手上抬高于腰部，手显著屈曲、膝开始屈曲	3
上肢协调	双侧摆动自如	0
	一侧摆动幅度减小	1
	一侧不能摆动	2
	双侧不能摆动	3
步态	跨步正常	0
	步幅44～75cm，转弯慢，分几步才能完成，一侧足跟开始重路	1

临床表现	生活能力	计分
	步幅 15~30cm，两侧足跟开始重踏	2
	步幅 <7.5cm，出现顿挫步，靠足尖走路转弯很慢	3
震颤	未见	0
	震颤幅度 <2.5cm，见于静止时的头部、肢体、行走或指鼻时手有震颤	1
	震颤幅度 <10cm，明显不固定，手仍能保持一定控制能力	2
	震颤幅度 >10cm，经常存在，醒时即有，不能自己进食和书写	3
面容	表情丰富，无瞪眼	0
	表情有些刻板，口常闭，开始有焦虑、抑郁	1
	表情中度刻板，流涎，口唇有时分开，张开 >0.6cm	2
	面具脸，口唇张开 >0.6cm，有严重流涎	3
言语	清晰、易懂、响亮	0
	轻度嘶哑、音调平、音量可、能听懂	1
	中度嘶哑、单调、音量小、乏力呐吃、口吃不易听懂	2
	重度嘶哑、音量小、呐吃、口吃严重、很难听懂	3
生活自理能力	能完全自理	0
	能独立自理，但穿衣速度明显减慢	1
	能部分自理，需部分帮助	2
	完全依赖照顾，不能自己穿衣、进食、洗刷、起立及行走，只能卧床或坐轮椅	3

三、帕金森病的康复目标

帕金森康复治疗不能改变本身疾病的进程结局或疾病直接损伤，康复治疗对预防继发性损伤障碍及由此带来的功能残损有重要作用。它可延缓病情发展，提高日常生活活动能力。

1. 康复治疗的长期目标　如下所述：

（1）预防和减少继发性损伤的障碍发生。

（2）教会代偿策略。

（3）维持或提高耐抗力。

（4）帮助患者和家属调整心理状态及生活方式的修正。

2. 康复治疗的短期目标　如下所述：

（1）扩大及维持所有关节的最大活动范围。

（2）预防挛缩和纠正不正常姿势。

（3）预防或减轻失用性肌萎缩及肌无力。

（4）增强姿势、平衡反应、安全意识。

（5）提高步行能力。

（6）维持或增加肺活量、胸部扩张及言语表达能力。

（7）教会患者和家属能量保存的技术。

（8）提高日常生活活动能力。

要达到这些目标取决于对疾病现实的了解、认识以及其损伤和残损的程度。由于患者病情不同，存在的问题也是不同的，因此目标的设立因人而异，适当调整。在康复治疗过程中，应以鼓励为主，尽可能活动，但是运动必须与适当休息相结合，注意二者的平衡，保证患者不出现疲劳和过度消耗。

四、帕金森病的运动疗法

帕金森病的康复以运动疗法为主,针对帕金森病四大运动障碍:强直、少动、震颤和姿势反应异常进行必要的康复训练以及有效的预防由此产生的一系列继发性并发症。

1. 松弛训练 缓慢的前庭刺激,如柔顺地来回摇动和有节奏的技术可使全身肌肉松弛,这早在100年前帕金森病患者坐在颠簸的车上或骑马,出现戏剧性的改善强直,得到松弛效果。让患者坐在震动椅子上反复震动刺激证实,对肌张力降低有良好效果。临床上用摇动椅子或转动椅子都可以降低强直和提高运动功能,也可在垫子上支持位置完成缓慢节奏的、转动运动。本体感觉神经肌肉促进法(PNF)技术,有节奏地进行,从被动运动到主动运动,开始在小范围运动,逐步进行到全运动范围,这不仅对帕金森病的强直有松弛作用,也能克服因少动带来的损伤效应。

肢体转动运动对松弛有益,例如在仰卧位,头缓慢地转向左侧、双下肢向右侧转动,然后再反过来,头向右侧转,双下肢向左侧方向转动;仰卧位,一侧上肢肩外展45°,肘屈曲90°。该侧上肢肩向外转动,对侧肩向内侧转,肩缓慢转向背部,有顺序地从内侧到外侧转位;进一步训练使头、肩及下肢做从一侧到另一侧类似转动。这不仅可以松弛头颈肌肉,而且由于下肢与骨盆相连结,因此不仅松弛下肢,也同时松弛骨盆的胸腰及脊柱的肌肉,做该运动训练时开始必须慢,且运动范围要小。成功的关键是在有限范围内运动,患者没有牵拉感觉,随着肌张力的降低,治疗上要增加椎体节段参与转动运动。在侧卧位,进行胸部转动与骨盆组合,骨盆转动与胸部组合两种模式都有价值,如在侧卧位,胸部缓慢向前、向后转动,相对于骨盆运动,上肢与胸部转动同时前伸和后退。在做训练时,治疗师要观察及指导这一运动,尽可能保证各椎间隙节段得到松弛。治疗师的手可放在患者的髂嵴上,防止骨盆运动,让患者感觉到胸部运动与骨盆是分离的。一旦患者能反复自行训练,治疗师可不用辅助。同样肩缓慢有节奏前伸、后退与胸部运动同时,也可松弛肩部肌肉,最初肩屈曲和肘伸展的训练比较困难,治疗师需要引导肩运动,用一手防止胸部向后,另一手防止向前。最终患者在侧卧位时,有节奏使肩和胸向前、向后运动联合进行,使肩的相关组合和胸部肌松弛。

再反转到仰卧位,参与颈和肩部活动的肌肉可以被松弛,像一个整体运动。这种训练,肩外展到大约90°,肘屈曲约90°,上肢和颈有节奏地、缓慢地转动,在肩向内、向外有节奏转动时,头也缓慢地从一侧转向另一侧。两肩可以对称地转向内和转向外,亦可交替进行。一侧肩向内转,相反的另一侧肩向外转。这一训练方法可以松弛、调整参与的胸部肌肉。如果做得正确,患者及治疗师均会感觉到胸大肌和肩的内、外旋转肌,脊阔肌及颈部肌肉朝着胸锁乳突肌及斜方肌方向松弛。在做胸部肌肉松弛时,治疗师可引导患者"收起下颏",以减少头向前的位置。

2. 关节活动范围训练 关节主动或被动训练是每天不可缺少的项目,活动训练的重点是加强患者的肌力、伸展肌肉范围、牵引缩短的屈肌,特别是挛缩的肌肉,可应用自动抑制技术方法,如PNF法的挛缩松弛技术有良好效果,可通过肢体旋转活动运动产生抑制,持续被动牵拉,也可通过自动抑制和用手工或机械牵引,增加活动范围,必须注意的是要在患者被牵拉的肌肉最大耐受范围内进行。治疗师要避免过度牵拉及疼痛。否则可刺激疼痛受体和产生反射性肌肉收缩,也可撕伤组织、形成瘢痕,反会造成关节范围缩小。要注意骨质疏松的可能,避免活动造成骨折。关节活动范围的训练应与其他训练结合起来,强调整体运动功能模式,包括躯干、肩、骨盆等成分的训练。俯卧在垫上,两肘支撑,可提高胸部伸展,不能耐受俯位者,可采取站立位、上肢平举推墙壁或墙角,也可促进躯干部伸展。对于关节强直或关节周围韧带很紧的患者,可用关节移动技术手法辅助训练。选择分级的辅助运动,也可能使关节活动范围扩大及减轻疼痛。

3. 移动训练 帕金森病患者的训练程序的基础是在于功能运动模式受到个别身体节段的约束。强调的是姿势训练和旋转运动,有节奏相互交替运动,进行充分范围的关节运动,开始在支撑位置中进行,直到直立、无支持的位置。也可使用语言、听、触觉刺激,增强感觉,有助于患者的运动意识。训练时语言指令、音乐、拍手、进行曲、节拍、镜子和地上记号等均是有效工具。这些刺激技术在运动控制方面,会增加对外来刺激的依赖。

PNF 法对帕金森病患者的治疗，是有效的训练方法。用对角肢体与躯干 PNF 模式可达到个别训练目的。因为患者能量消耗少，许多临床问题，在整体训练和个别运动相结合的生理模式中受益。在帕金森病早期旋转运动能力丧失是典型症状之一，因此 PNF 也强调旋转。四肢运动模式强调的是柔顺、有节奏地运动，缓慢反转技术在整个运动过程中，增加运动范围。

对有屈曲挛缩倾向的屈曲姿势，重点放在活动伸肌。在上肢双侧对称对角屈曲模式训练方法（肩屈曲、外展、外旋），常用于促进躯干上部伸展，纠正脊柱后凸。训练期间，应注意呼吸运动与此相配合，增加胸部扩张。下肢重心在髋、膝伸展，应用 PNF 法的对角伸展模式（髋伸展、外展、内旋）针对典型的屈曲、内收挛缩姿势。如前面提及的，刚开始选择的 PNF 技术是有节奏的，且在早期易完成松弛及运动，首先在辅助下要求患者参与运动，然后渐渐针对阻力进行运动训练。几次重复以后，患者的运动活动全过程都处于这一模式。同时可以逐步建立起许多有效的运动，如在日常生活活动中的站立动作，可以开始作有节奏的前后摇晃，直到直立和肌张力减低。在松弛状态中，可加上起立活动运动。躯干的 PNF 法和在垫子上的移动、旋转运动、伸展、抗重力肌运动对康复都是有帮助的。例如躯干伸展与旋转，在教患者旋转或直立坐姿时，这些活动都成为有效的组成部分。旋转作为治疗在早期是有一定困难的。开始使用有节奏的活动，可促进旋转活动，首先是在侧卧位中由节段性旋转（躯干上部或躯干下部），进展到相互交替躯干旋转。一旦在侧卧位达到控制，那么可充分从俯卧到仰卧的旋转，以及可作反向旋转。头和颈模式，特别是伸展同时旋转。节律的稳定化可提高站立平衡，如对姿势肌可通过同等的拮抗和协调相互反转改善不平衡，在手法操作中，抗阻力大小很重要，抗阻力过大对张力高的患者不适用，如果出现强直，那么就应停止。

在神经发育治疗方法（NDT）中的运动转换控制、平衡训练，对帕金森病患者的旋转模式，也有许多治疗价值。如常用的头和躯干的旋转，以及姿势的转换等。治疗师进行松弛训练及辅助下调整活动的姿势也是一个有效手段。

促进面部、舌骨、舌等肌肉运动是训练中的又一重要目标，由于存在强直及少动，使进食动作差，社交活动受限制。对患者的全面心理状态和欲望有很大影响。使用按摩、牵拉、手法接触和语言指令等均可促进面部运动。特别是使用交替运动。如果影响到进食，则应做口唇、颊部、咀嚼的运动，与颈部控制结合（如头在正中位置稳定化）。冰块刺激也可促进舌、面、舌骨肌肉的正常运动。

音乐治疗对许多帕金森病患者是一种非常有效的方法。"冻足"、局部运动困难、语言不流畅等都对音乐有反应。音乐的类型及节奏因人而异。音乐治疗对患者有很大帮助。在治疗中，可教患者与音乐一起唱，一起打拍子。

4. 平衡功能训练　在坐位和站立位缓慢进行重心转移训练，可帮助患者改善肢体的稳定性。治疗者协助促进姿势及安全意识。逐渐增加活动的复杂性、增加重心转移的范围及增强上肢作业的难度，如从地上拾起东西等。在姿势方面进行姿势转换，如从坐位到站立、跨步、行走等均可增加难度及复杂性。应鼓励患者在力所能及的情况下增加活动速度。在体操球上作坐的活动可帮助增进姿势反应，提高骨盆及躯干移动能力。慢慢摇晃骨盆，跨步式进行中交替双上肢摆动，也可以坐在球上做躯干转动伴双上肢摆动模式活动。也可让患者重心稍稍偏移或移动体操球。

平衡功能训练的本质是确保运动学习和姿势协同，这对平衡是需要的。这种学习是特殊的作业。实践可扩大到包含感觉和环境条件的变化。治疗师要让患者在每天生活中尝试两倍以上的活动。

5. 日常生活活动训练　帕金森病患者的日常生活动作要比正常人花费更多的额外时间，能量消耗也较正常人大。因此需对日常生活活动做修改。如穿宽松易脱的衣服，提高穿、脱能力。为提高起床能力，可把床头提高 10cm，使头位置提高，或在床尾系一个绳子便于患者牵拉起床。要避免坐软的沙发及深凹下去的椅子，应坐两侧有扶手的沙发并提高椅子的后方，使之有一定倾斜度，便于起立。一些患者可用手杖帮助，限制前冲步态及帮助平衡，但对平衡很差的或有后冲步态的不适用。为提高进食能力，患者的坐姿一定要正确，要保持好的姿势，器皿要牢固，食物要保持温度及可口。

6. 呼吸功能训练　帕金森病患者可导致肺功能差，肺活量低。因此要教患者做深呼吸训练，增大胸廓的移动和改善肺活量，强调用胸式呼吸。增高胸廓的扩张，可用牵拉肋间肌和阻抗肋间肌运动，以及用上肢 PNF 手法双侧对称对角线，屈曲和伸展模式与呼吸训练相结合，也可用"人工呼吸"操作手法作扩胸训练。有驼背畸形的患者应调整姿势。用语言式触觉刺激，来促进呼吸控制能力。

7. 步行训练 这是帮助帕金森病患者有下列步态异常的训练。如起动慢、前冲和小碎步步态、姿势调整差、肌姿势反射差等。训练的目标是针对上述问题，加快速度、加大步幅及起动速度；增加躯干运动与上肢摆动相互交替；提高足跟、足趾步态模式及重心移动；确定调节行走的程序；练习高跨步可采用站立位向前、向后跨步运动练习。在行走时，步幅及宽度控制可通过在地板上加设标记，如行走线路标记、转移线路标记，或足印标记等，按标记指示行走得到步态控制。也可在前面设置 5.0～7.5cm 高的障碍物，让患者行走时跨步，避免小碎步。让患者双手持木棍或手杖，治疗师持一端，在行走时，治疗师指引患者双上肢交替摆动，可促进患者上肢交替摆动能力，并且在相对行进中，指令停止，开始变方向、转弯等动作训练。侧方行走，也可在平行杠内，扶着用 PNF、十字交叉步，侧向行走训练。步态模式的节奏可用口令、音乐旋律或节拍来指引调节控制。如对上述治疗反应不理想，可用其他方法，如颈部带上一颈圈可帮助控制头位置向前倾，但缺点是抑制头运动和活动姿势反应；一手提包，可以帮助控制向对侧倾斜。如有小碎步，那么穿鞋底摩擦力大的鞋，如橡胶底，使步伐不易滑脱。前冲步态时，穿有跟及斜跟的鞋，有时可缓解前冲。而平跟鞋可改善前冲步态，少许平底鞋可以减小后退步态。在行走时有"冻足"现象时，可用视觉暗示来促进运动程序，有时可使冻足溶解，而先用原地踏步几次的方法也可帮助冻足溶解；或者在前面放置让患者跨过去的东西也可消除冻足。

8. 帕金森病的早期康复治疗 在帮助患者减少自身重量的情况下，让患者站在平板运动仪上进行步态行走训练（BMSTT），一般可减少自身重量的 10%，如果患者仍然不能独立站立行走，那么可以减少患者的自身负重的重量。

每个患者由一个运动训练师进行辅助，必要时可增加一个助手来协助患者维持直立姿势。在进行训练时要求患者的步态有正确的支撑期和摆动期。姿势直立，伸展和屈曲大腿，膝和踝协同运动，要求达到对称、节律和相当的步幅。

每次训练的强度要求达到代谢当量超过 3.0 水平。也相当于患者年龄的最大心率的 75%。

每次训练时间为 45min，一个疗程不少于 24 次。

9. 维持治疗 帕金森病是易进展性疾病，药物治疗及康复治疗均只能减轻病状及障碍，提高生活质量，延缓病情发展，延长病程，而不能改变最终结局。为了尽可能达到上述目的，必须给予长期维持治疗，包括药物及康复治疗。关键是每天在家中进行有规则的训练和避免长期不活动。因此要让患者及家属参与训练，学会正规的伸展和移动体操，掌握补偿技能或克服少动和"冻足"，这种方法是很重要的。针对帕金森病设计的体操是有益的，具体操作如下：

1）面肌体操：①闭眼运动。②皱眉运动。③交替瞬眼运动。④交替鼓腮、凹腮运动。⑤皱鼻。⑥张口呈"O"形。⑦口角交替向左右移动。⑧反复吹口哨、吹气训练。⑨舌尖分别向左、右顶腮。⑩伸舌运动。

2）头、颈部体操：①头向左、右转动各 4 次。②头向左、右侧斜各 4 次。③头、下颌、颈同时向后收缩、向前收缩各 4 次，向后收缩稍稍保持不动 3～4s。

3）肩部体操：①单肩向上耸，至能碰及耳垂，双肩交替进行，各 4 次。②双肩同时向上耸，至能碰及两耳垂。③双肩向后，双肩胛骨尽可能相互靠近，来回各 4 次。

4）躯干体操

（1）背部伸展体操：直立位，双上肢伸直向后，双手平放在桌上，同时挺胸、挺腹，每次来回 4 次；俯卧位作俯卧撑来回各 4 次；站立位，双手前举水平位扶在墙上，上身向前，双肘屈曲，然后双肘伸直，上身复原位。此体操双足不能移位。

（2）背部旋转操：俯卧位，双上肢伸直，右上肢上举带动右半身向左转，复原位。左上肢上举带动左半身向右转；平卧位，右上肢、右半身向左，复原，左上肢、左半身向右，来回各做 8 次；注意双下肢及下半身保持不动。

（3）腰椎屈曲体操：直立位，双上肢下垂，弯腰前屈，双上肢、手触及膝以下，回位，来回各

8 次。

(4) 腰椎旋转体操：双手叉腰，躯干向左转，复位，向右转，复位，来回各8次。

(5) 躯干侧屈体操：双上肢下垂或叉腰，躯干来回侧屈曲，来回各8次。

5）上肢体操

(1) 上举运动：双手指交叉，掌心向外，双上肢垂直举过头，掌心向上，来回各4次。

(2) 双上肢外展运动：双上肢外侧平举达头顶，双手掌相对，拍掌，各来回4次。

(3) 双上肢左右交替屈伸，手掌向内，上肢肘前冲，另一侧屈肘。交替进行各8次。

(4) 双手交替拍打对侧肩部，各做8次。

(5) 双手交叉握拳，手举，腕左右屈伸。

6）手指体操

(1) 交替握拳、松拳：双上肢手举，一手握拳，一手松拳，交替进行，各10次。

(2) 对指体操：双手拇指点对示指、中指、环指、小指，然后相反进行，来回各10次。

(3) 手指分开体操及屈曲体操：双手，上肢手举，五指分开，按着分别先后拇指、示指、中指、环指、小指屈曲，再五指伸展分开，来回各做10次。

7）下肢体操

(1) 伸髋运动：仰卧，双膝屈曲，抬起臀部，复原，来回10次。

(2) 下肢分腿运动：直立位，右下肢向右侧横跨一步，收回，左下肢向左跨一步，收回，来回交替各8次。

(3) 下蹲运动：双下肢屈膝，下蹲，双手扶在双膝按压站起，各进行8次。

(4) 踢腿运动：直立位，双下肢交替进行向前踢腿。

(5) 左右交替一腿向前下蹲运动：右下肢向前跨一大步，屈膝，左下肢后伸，足跟离地，双手按压右下肢膝部，伸膝，立起，右下肢回原，左下肢跨前重复右下肢动作，左右各进行4次。

8）步伐体操

(1) 原地踏步操：直立位，左右双膝交替抬高．尽可能膝抬高至腹部，同时摆动双臂左右交替，各做10次。

(2) 原地跨步体操：在地上放10～15cm高的障碍物，左右交替跨越障碍各10次。

(3) 行进体操：根据口令向前，向左，向右，走出星形。

9）床上体操

(1) 翻身体操：头转向一侧，一小腿放在头转向一侧小腿上，双臂上举，摆动双臂左右几次后，顺势向头转侧用力摆动，带动躯干转动，再复至仰卧位，按上述方法向另一侧翻身，每次各做5次。

(2) 仰卧起坐：仰卧，双臂放在体侧，头、上身抬起，可借助双手推床帮助坐起，各做4次。

(3) 爬行体操：双膝、双手跪位，双肘屈曲，双臂向前爬行，再向后爬，复至原位，来回10次。

10）呼吸体操

(1) 通气调节体操：仰卧，上身轻度抬高，下肢呈屈曲伸展，一手置于胸上，一手置于腹上，鼓腹作平静深吸气，并以手调节腹部运动，收腹时将吸入的气全部呼出，再作胸扩展深吸气，以手调节胸部运动。收胸时做呼气运动。最后同时进行扩胸和鼓腹深吸气运动，继之收胸和收腹将气全部呼出。反复做10次。

(2) 呼气体操：坐位，两腿分开，挺胸。挺胸时深吸气，双臂向两侧分开，扩胸。呼气时，双手按压胸廓两侧，弓背把气全部呼出。

(3) 增强呼气量体操：深呼吸气后，用吸管向有水的杯中缓缓吹气，直至全部吹完，反复进行10次。

10. 深部脑起搏器电刺激治疗　经外科手术把起搏器的电极放在背侧丘脑、VIM核、苍白球、丘脑下核等部位。可根据患者的症状要求来选择相应的电极放置部位。然后把导线引到患者的锁骨下的起搏器主机上，医师通过在主机上的遥控器调节刺激电流大小进行高频刺激治疗。

（1）适应证：原发性帕金森病且药物效果不好者、VIM 核刺激对药物治疗反应不好的，但有严重震颤的患者效果是较好的，能很好控制对侧肢体的震颤。苍白球对运动障碍有较好的效果，也可改善少动、强直、震颤、步态、语言障碍。刺激丘脑下核对理解、学习效果一般，但对少动有较好的效果。

（2）注意事项：不可与有磁性的物体相近，要保持一定的距离，一般是 10cm 以外，否则影响起搏器的运转。在做心电图、肌电图时要关闭起搏器。

（吴值荣）

第七章

癫痫的康复

一、癫痫患者的康复

癫痫患者的智能衰退，发作时引发的外伤、烧伤、骨折、口腔损害、溺水等均可致残，这也影响到癫痫患者的生活质量，故应对患者及家属广泛宣传有关癫痫的常识与应有的科学处理，要广泛宣传癫痫是可治之病。一旦患有癫痫，在服药上、工作上等方面的注意事项，特别是发作时家属对待患者的办法，告知患者与家属应及时治疗，规范性服用药物控制发作，将发作减少到最少、最轻程度，要注意药物不良反应，与医师共同选择不良反应最小的药物，要注意抗癫痫药物相互间的反应及与其他同时服用的药物间反应，对孕妇要选择致畸性最小的药物。最好开始时以单药治疗，要尽一切可能防止全身强直－阵挛大发作的持续状态。如患者有连续大发作，两次发作间意识不清要立即送医院治疗。要尽可能防止产伤及新生儿围产期疾病，此时是易造成癫痫发作的。患者一旦患有癫痫后，除服用抗癫痫药物外，尚应服用适量钙离子拮抗药与抗自由基药物等以保护脑的功能。

二、癫痫患者生活质量的改善

1. 与癫痫患者生活质量有关的因素　如下所述：

（1）癫痫本身的原因：根据报道癫痫患者可有智能（计算力、认识能力、定向力与分析能力）、社会能力（工作能力、婚姻，交际、集体活动、家庭能力、兴趣、卫生情况等）的缺陷。凡癫痫患者在 1 岁内发病者，这种缺陷可高达 91.7%，其中以学习能力缺陷和性格改变最为明显。与发作类型有关的，其中以混合类型缺陷最高，大发作及小发作次之。发作频率越多，缺陷越严重，发作每月 1 次者，缺陷为 35.7%，而每天 1 次者则可上升为 86.2%。

（2）药物因素：几乎所有抗癫痫药物都有一定毒性，只是多少而已。抗癫痫药物对人体的任何系统都会产生不良反应，因而要根据发作类型、药物作用选择应用。如不良反应严重则应停用、换用或减量使用。患者认知功能常受到影响，还有抗癫痫药物的致畸作用肯定，与正常人群相比，至少超过 1 倍，有的甚至很严重，如脑膜膨出、脊柱裂、先天性心脏病（中隔缺损），使患者终身残疾。妊娠期（特别是头 3 个月）的药量宜小，血药浓度刚能维持不发作即可。

（3）社会心理因素：由于对癫痫缺少正确的认识，认为是"魔鬼"附身，不光彩疾病；由于癫痫的发作不定时，不分场合地点发作，难以预防，患者羞于此病。此外，癫痫是慢性病，久治不愈等因素，使患者感到焦虑、不安、抑郁、自卑、失去自信心、失去为人的价值。长期反复的痫性发作对于癫痫患者的生活质量的影响是不可避免的。另外，社会对于癫痫患者也缺乏一种宽容理解的气氛。患者的学习、就业、工作以及婚姻、结婚后生育等均受到一定的限制。癫痫患者普遍具有生活能力下降、抑郁、人格障碍、心理适应能力差、自我评价很低等状况，生活质量水平普遍低于正常人。现在全国多个地方成立了癫痫协会，宣传和普及癫痫的知识，积极提高社会对于癫痫的认识。

在我国，对于癫痫患者生活质量的相关研究也已经起步。对癫痫本身所造成身体和精神心理影响的关注，符合现代提倡的"生物－心理－社会"新的医学模式。

（4）家庭因素：很多患者起自于儿童时代，由于累次发作，家长紧张，采取过多、过度保护措施，限制各项活动，减少社会接触机会，加上多次发作，脑部缺氧，影响患者性格，有些则有反抗行为，有些驯如羔羊，不能适应社会，对社会缺少应变力，更谈不上有一个好的工作，从而影响生活质量。

2. 生活质量的改善 生活质量的含义包括发作状态、情感生活、任务与闲暇性活动、健康状态、经济状态、家庭关系、社会交往、记忆功能等。

1）关于发作状态及由此引发的并发症：见前文所述，重在预防，尽可能减少发作。

2）要按法或立法保护患者：立法旨在保护患者，有了立法，患者的生活质量才能得到保证。

（1）学习、受教育问题：癫痫儿童与正常儿童应享有同等受教育权利。鉴于癫痫儿童服用抗癫痫药物的可能不良反应或频繁小发作影响课堂秩序或平时成绩低下及自卑感等，故有些国家立法设立癫痫特殊学校，便于此等儿童学习、受教育。

（2）婚姻、生育问题：癫痫患者不能结婚、生孩子的说法不能一概而论，原发性癫痫遗传给后代的机会只有3%或稍多些，继发性癫痫还要少得多。当然对有癫痫家族史或继发于有遗传性疾病的就应该避孕或请教医师以决定是否要实行避孕。

（3）就业问题：对癫痫患者立法不能从事某些工作，以保护患者实为必要。在英国规定患者不能从事如领航员、急救车司机、参军、潜水员、海上警备队、消防队员、出租车司机、商业海员、护士与助产士、警察、监狱服务员与火车司机等工作，其意义是非常明确的。

在驱车驾驶问题上，国外立法不一样，在英国癫痫患者要2年无发作才给驾驶证。如发作见于夜间，则此种发作要持续3年者才能获得驾驶执照。在有些国家规定癫痫患者不能开车，有些则认为癫痫患者发生的车祸与正常人相比并无差别，故规定癫痫患者可以开车。

癫痫患者不宜在高处、水旁及带有危险设备旁工作。癫痫患者外出旅行要注意到发作时可能造成的危险，应加强预防。

立法还要包括增加对患者的各项福利，如火车、轮船等的降低票价，一些服务机构的减价，外出旅行的医药保护等内容，总之，立法要使癫痫患者的生活质量有保证、有提高，才能符合当今文明社会的要求。

附：癫痫患者生活质量量表–31（Quality of Life in Epilesia–31，QOLIF–31）

该量表主要用于成年癫痫患者生活质量评估。是1998年由Cramer等研究而成，是QO–LIF–89的缩编，涵盖了癫痫患者日常生活中最重要的生活质量问题，共31条，分为7个方面和1条总体条目。

该量表主要适用范围：可用来快速、全面评估成年患者关心的与健康相关的主要生活问题；用于临床试验，评价改变治疗方案后患者的反应。该量表的优点是应用广泛；记分更加简便；患者回答问题所花费的时间和精力少，15min左右可以完成量表；该量表使用更加方便；可重复使用，可以观察患者生活质量随时间而产生变化的情况。

该量表内容：

Ⅰ. 从总体来说，您认为您的生活质量如何？请在10（最好的生活质量）到0（最差的生活质量，比死了还差的感觉）之间圈出一个数字。

0. 生活质量非常差，比死了还难受；2. 生活质量比较差；4. 生活质量一般；6. 生活质量比较好；8. 生活很好；10. 生活质量非常好。

Ⅱ. 下面问题是在最近4周内，您的感觉，请指出您认为最接近您的答案，并在前面画圈。

（1）在最近的4周内您感到充实吗？

①不，一直感到不充实。②偶尔感到充实。③少数时间感觉充实。④大多数时间感觉充实。⑤绝大部分时间感觉充实。⑥一直感觉充实。

（2）在最近的4周内您是否感到紧张不安？

①一直有这种感觉。②绝大部分时间有这种感觉。③大部分时间有这种感觉。④少数时间有这种感觉。⑤偶尔有这种感觉。⑥一点没有这种感觉。

（3）在最近的 4 周内您感到心情不好，无论什么事您都高兴不起来吗？

①一直有这种感觉。②绝大部分时间有这种感觉。③大部分时间有这种感觉。④少数时间有这种感觉。⑤偶尔有这种感觉。⑥一点没有这种感觉。

（4）您感到心境平和吗？

①没有，一直没有这种感觉。②偶尔感觉心境平和。③少数时间感觉心境平和。④大多数时间感觉心境平和。⑤绝大部分时间感觉心境平和。⑥一直感觉心境平和。

（5）您的精力充沛吗？

①一点都没有这种感觉。②偶尔有这种感觉。③少数时间有这种感觉。④大多数时间有这种感觉。⑤绝大多数时间感觉精力充沛。⑥一直感觉精力充沛。

（6）您感觉特别沮丧吗？

①一直有这种感觉。②绝大部分时间有这种感觉。③大部分时间有这种感觉。④少数时间有这种感觉。⑤偶尔有这种感觉。⑥一点都没有这种感觉。

（7）您感觉精疲力竭吗？

①一直有这种感觉。②绝大部分时间有这种感觉。③大部分时间有这种感觉。④少数时间有这种感觉。⑤偶尔有这种感觉。⑥一点都没有这种感觉。

（8）您是一个快乐的人吗？

①一直感觉不快乐。②偶尔感觉快乐。③少数时间感觉快乐。④大多数时间感觉快乐。⑤绝大多数时间感觉快乐。⑥一直感觉我很快乐。

（9）您感觉累吗？

①一直有这种感觉。②绝大部分时间有这种感觉。③大部分时间有这种感觉。④少数时间有这种感觉。⑤偶尔有这种感觉。⑥一点都没有这种感觉。

（10）您担心您的癫痫病再次发作吗？

①一直有这种担心。②绝大部分时间有这种担心。③大部分时间有这种担心。④少数时间有这种担心。⑤偶尔有这种担心。⑥一点都没有这种担心。

（11）您在思考解决问题方面（制订计划、做决定、学习新东西等）的感觉如何？

①一直感觉有困难。②绝大部分时间感觉有困难。③大部分时间感觉有困难。④少数时间感觉有困难。⑤偶尔感觉有困难。⑥一点都没有这种感觉。

（12）您的健康状况限制了您的社会活动（如探亲访友）了吗？

①一直限制我的社会活动。②绝大部分时间限制我的社会活动。③绝大部分时间限制我的社会活动。④少数时间限制我的社会活动。⑤偶尔限制我的社会活动。⑥从来没有限制我的社会活动。

（13）近 4 周内您的生活质量如何？

①非常差。②不如以前。③一般，和以前一样。④很好。⑤非常好。

（14）近 4 周内您的记忆有困难吗？

①一直记忆不好。②大部分时间记忆不好。③有时记忆不好。④记忆没有困难。

（15）您在 4 周内是否有记忆困难？或者记忆困难常干扰您的生活和工作，您难以记住别人告诉您的话。

①是，一直有这种不好的感觉。②绝大部分时间是这样的。③大部分时间是这样的。④少数时间是这样的。⑤偶尔是这样的。⑥从来没有不好的感觉。

以下 2 个问题是有关您可能有的注意力方面的障碍，从①（总是）到⑥（从不）之间选择 1 个数字，表示您在近 4 周内有多少次难以集中注意力，或者这些困难多少次干扰您的生活和工作。

（16）在最近的 4 周内您在阅读时难以集中注意力吗？

①是的，总是难以集中注意力。②绝大部分时间难以集中注意力。③大部分时间难以集中注意力。④少数时间难以集中注意力。⑤偶尔难以集中注意力。⑥从来没有不好的感觉。

（17）您是否难以集中注意力去做好一件事？

①是的，总是难以做到。②绝大部分时间难以集中注意力。③大部分时间难以集中注意力。④少数时间难以集中注意力。⑤偶尔难以集中注意力。⑥从来不会这样。

以下 2 个问题是有关某些活动方面可能遇到的麻烦，从①（总是）到⑥（从来不会）之间选择 1 个数字，表示您在近 4 周内由于您的疾病或抗癫痫药物引起的麻烦程度。

（18）业余时间（如业余爱好、外出）会遇到麻烦吗？

①是的，总是遇到麻烦。②绝大部分时间会遇到麻烦。③大部分时间会遇到麻烦。④少数时间会遇到麻烦。⑤偶尔会遇到麻烦。⑥从来不会遇到麻烦。

（19）开车、骑自行车或摩托驾驶期间会遇到麻烦吗？

①是的，总是遇到麻烦。②绝大部分时间会遇到麻烦。③大部分时间会遇到麻烦。④少数时间会遇到麻烦。⑤偶尔会遇到麻烦。⑥从来不会遇到麻烦。

以下几个问题是有关您对癫痫发作的感觉。

（20）您害怕下个月里疾病会发作吗？

①是的，非常害怕。②有些害怕。③有一点害怕。④一点都不害怕。

（21）您担心自己在疾病发作期间会受伤吗？

①是的，非常担心。②有些担心。③有一点担心。④一点都不担心。

（22）您担心下个月里疾病发作会导致难堪或影响其他社交吗？

①是的，非常担心。②有些担心。③有一点担心。④一点都不担心。

（23）您担心长期服药对您造成伤害吗？

①是的，非常担心。②有些担心。③有一点担心。④一点都不担心。

对以下几个方面，请在①（非常）到⑤（不）之间选择 1 个数字表示它们对您造成的烦扰程度。

（24）癫痫发作对您造成多大程度的烦扰？

①非常烦。②很烦。③有些烦。④有点烦。⑤一点不烦。

（25）记忆困难对您造成了多大程度的烦扰？

①非常烦。②很烦。③有些烦。④有点烦。⑤一点不烦。

（26）工作受限对您造成了多大程度的烦扰？

①非常烦。②很烦。③有些烦。④有点烦。⑤一点不烦。

（27）社交受限对您造成了多大程度的烦扰？

①非常烦。②很烦。③有些烦。④有点烦。⑤一点不烦。

（28）抗癫痫药物对您身体的不良反应对您造成多大程度的烦扰？

①非常烦。②很烦。③有些烦。④有点烦。⑤一点不烦。

（29）抗癫痫药物心理的不良反应对您造成了多大程度的烦扰？

①非常烦。②很烦。③有些烦。④有点烦。⑤一点不烦。

（30）您感觉健康状况如何？0 表示极差的健康状态，100 表示极好的健康状态，请在 0（极差）到 100（极好）之间选择一个数字，表示您对健康的感觉，在回答此问题时请将癫痫病考虑进去。

0　10　20　30　40　50　60　70　80　90　100

（吴值荣）

第八章

痴呆的康复

一、痴呆患者的认知康复

近年来，有关痴呆患者认知功能障碍的康复治疗也越来越得到重视。康复训练之前，应根据认知康复评定的结果，先对认知功能障碍进行分析和分类，然后再有针对性地制订康复计划。一般将认知功能障碍分为以下几类：智力障碍、记忆障碍、注意障碍、视空间障碍、语言障碍和情感反应障碍等。

1. 智力训练 智力活动涉及的内容广泛，包括常识、社会适应能力、计算力、分析和综合能力、逻辑联想能力、思维的灵活性等多个方面。智力训练的内容应当根据痴呆患者认知功能的情况来选择难度，每次时间不宜太长，贵在经常、反复操练，对于延缓智力的下降会有较好的作用。

（1）逻辑联想（logical association）、思维灵活性训练（mind flexibility training）：根据痴呆患者智力评定结果，选择难易程度适当的智力拼图进行训练。患者需要运用逻辑联想力，通过反复尝试，将各种形状的碎片拼成一幅图画，可培养丰富的想象力，并改善思维的灵活性。

（2）分析和综合能力训练（analysis and com prehensive ability training）：训练内容是对许多单词卡片、物体图片和实物进行归纳与分类。例如，让痴呆患者从许多图片或实物中挑选出动物类、食品类或工具类的东西；如果痴呆患者有改善或能力较好，可做更细致的分类，如从动物中再可细分出哺乳动物、飞禽类、鱼类等。

（3）理解和表达能力训练（understanding andexpression training）：通过听故事或阅读进行语言理解能力训练，通过讲述故事情节或写故事片段或心得等进行语言表达能力训练。例如，给痴呆患者讲述一些故事（可以是生活中发生的事，也可以是电影、电视、小说中的内容），讲完后可以让患者复述故事概要，或通过提问题的方式让患者回答。

（4）社会适应能力训练（social adjustment ability training）：鼓励痴呆患者尽量多与他人接触和交流。通过参与各种社交活动，改善社会适应能力。例如，可以在社区通过开设棋牌室、提供文体娱乐活动场所、举办各种健康保健讲座或者召开各种联谊会等方式，营造各种社交氛围，增进与他人进行交往的兴趣。

（5）常识训练（common sense training）：所谓"常识"，是指人们在日常生活中需要经常使用的知识。例如日期和时间等概念是生活中必须掌握的常识。有关"常识"的内容是痴呆患者曾经知道并储存在记忆库里的东西，由于记忆损害或其他认知功能减退而逐渐丢失。通过对一些常识性知识反复提问和提醒，或经常与实际生活相结合进行运用，可以增强痴呆患者对常识的提取和再储存过程，从而使遗忘速度减慢。

（6）数字概念和计算能力训练（digital concept and calculating ability training）：痴呆患者对于抽象数字的运用能力都有不同程度受损，需对数字概念和计算能力进行相应的练习，计算能力较好的患者可以计算日常生活开支费用，较差的可以通过计算物品的数量进行训练等。

2. 记忆训练 对于记忆受损的老年人，根据痴呆患者记忆损害的类型和程度，有针对性地进行记忆训练非常重要，可以采取不同的训练方式和内容，每次时间不宜过长，30～60min 为宜，最好每天 1

次，至少每周5次，难易程度应循序渐进，并要在训练过程中经常予以指导和鼓励等言语反馈。传统训练方法有如下几种。

（1）瞬时记忆训练（instantaneous memory training）：因瞬时记忆与注意力密切相关，对于注意力不能集中的痴呆患者比较困难。训练前，可先了解痴呆患者的记忆广度，方法是让患者复述一串随机数字，从3位数开始，如能正确复述，就依次增加数字的长度，如多次复述不能超越某一位数，即可考虑为记忆广度的极限位数，如"3758"为4位数，"8625371"为7位数。将患者记忆广度变化作为一个参照点，在此基础上进行练习，一串数字中的每个数字依次用1s的速度均匀连续念出或背出，熟练后还可以将数字进行倒背以增加训练难度。

（2）短时记忆训练（short-term memory training）：给痴呆患者看几件物品或图片，令其记忆，然后请他回忆出刚才看过的东西。可以根据痴呆患者的情况调整物品的数量、识记的时间及记忆保持的时间。也可以用积木摆些图形给痴呆患者看，然后弄乱后让痴呆患者按原样摆好。

（3）长时记忆训练（long-term memory training）：让痴呆患者回忆最近到家里来过的亲戚朋友的姓名，前几天看过的电视的内容，家中发生的事情，如果痴呆患者记忆损害较轻，也可通过背诵简短的诗歌、谜语等进行训练。

除上述治疗师或家属与痴呆患者一对一人工训练方法之外，可以在计算机上通过软件进行记忆训练，可根据痴呆患者的程度选择合适的难度级别进行训练，治疗师应在旁边指导，并及时调整训练内容和难度。

3. 痴呆老年人的专用认知康复方法 如下所述：

（1）无错误学习技术：由于大部分记忆障碍的老年痴呆患者矫正错误的能力明显降低，因此，广泛的一般刺激对认知功能提高的作用有限。痴呆患者虽然能获得新的信息，但难以保持学习训练得来的记忆，不能回忆起学习的情景。也常常不能在日常生活中灵活地应用。

大量研究发现，获得信息有赖于内隐性学习过程，而这个过程特别容易受到初始错误的干扰。在早期学习时就要养成避免出现错误的好习惯，这样可以促进记忆障碍的改善。记忆障碍痴呆患者对应用无错误学习方法获得的信息记忆较深，如记住姓名和其他日常生活中有重要作用的一般信息。这一技术能保证学习和记忆的正确性。

如果针对某一点认知功能高度集中地进行训练，可以通过不同形式的反复强化改善这些认知功能。例如姓名联想学习、物体命名训练、记忆物体位置练习可以帮助学习特定的人物或功能，都可以促进记忆力的改善。其他的练习方法如重复一串数字，将东西归入某个类别，说同一个字开头的东西，读一段文章写出摘要，对于轻度认知功能障碍痴呆患者有一定的效果。如能将这种记忆策略个体化，在痴呆患者具体的实际生活中灵活应用，与痴呆患者的生活环境密切结合，更有现实意义。因此，康复训练结合实际日常生活功能非常重要。

（2）取消提示技术：该技术是指在训练和学习过程初期，通常提供部分信息作为提示，随着学习进展，逐渐取消这个提示。这种取消提示的方法被认为是引入了尚保存的内隐性记忆过程。操作性条件反射的研究证明，痴呆患者具有保持语言信息的能力。在帮助编码的同时，给予提示线索可帮助信息的再现。例如，在记忆苹果时，告知是一种水果，当回忆再现苹果时，通过提示"水果"这一线索，可加快患者的再忆。研究显示，痴呆患者自己想的提示线索比他人提供的线索效果还要好。因此，将康复过程个体化，可以通过增加痴呆患者的主动性和参与能力，取得更好的效果。

4. 空间性再现技术 空间性再现技术又称为再学习技术，要求痴呆患者利用残存的记忆力，对记忆信息进行反复训练，并逐渐增加时间间隔，可使不同病因和不同严重程度的记忆障碍痴呆患者都能学会一些特殊的信息，如记住人名。这种方法可能涉及完好的内隐性记忆系统。

此方法的实施也相对简单。在痴呆患者面前放置3~5件日常生活中熟悉的物品，让痴呆患者分辨一遍，并记住它们的名称，然后撤除所有物品，让痴呆患者回忆刚才面前的物品。反复数次完全记住后，应逐渐增加物品的数目和内容的难度，从而使认知功能越来越提高。这种方法强调反复训练，以及记忆的有效性和正确性。

5. 真实定向方法　传统认知康复方法侧重于记忆力康复，往往忽略了与痴呆患者日常生活的密切结合。很多老年痴呆患者有定向力障碍，不能与现实世界有效地接触而远离现实生活。

真实定向方法是一种以恢复定向力为中心的综合认知功能康复方法，又称为真实定向技术。利用真实定向训练板，作为康复训练中用具，每天记录和学习当天的信息，不断地用正确的方法反复提示定向信息，使痴呆患者的大脑不断地接收刺激信息，使他们的定向能力提高。训练板可以是黑板或其他写字板等，可以随时擦写。必须每天更新真实定向训练板的内容，保持它的正确性。

真实定向的核心就是用正确的方法反复提醒，其主要训练原则有以下几点：①尊重痴呆患者，同痴呆患者讲话时尽量让他听明白，如有不明白的地方，要耐心解释。②通过检查或评定了解痴呆患者的认知功能水平，不要像跟小孩子讲话一样对待痴呆患者。③尽量多谈论熟悉的人或事，也可以谈当天的日期，反复地谈论这些对定向障碍的痴呆患者有帮助。④鼓励痴呆患者尽量自己完成饮食起居等日常生活活动，以保持同现实生活的接触和日常生活能力。⑤当痴呆患者训练答题正确或成绩提高时，要及时给予反馈信息，进行奖励、言语鼓励，也可以用点头或微笑表示称赞。

6. 确认疗法　确认疗法是一种以痴呆患者的情感行为异常为中心的疗法。认为痴呆患者的异常行为有一定的意义或者功能，应尊重痴呆患者错误的情感反应和感觉，并通过逐渐诱导的方法加以摆脱。

严重认知障碍痴呆患者，定向力丧失，自控能力下降，内心深处产生压抑的情感。如果这些情感得不到释放，就会产生挫折感，使自尊心和正常思维伤害。

确认疗法强调，当痴呆患者压抑的情感释放时，用尊重的态度对待痴呆患者，通过语言和非语言的方法与痴呆患者沟通，进入痴呆患者想象的世界，弄清楚痴呆患者的主观世界。不要纠正痴呆患者对人物和事件的错误观点，而是让痴呆患者通过诉说和发泄来治疗异常行为。通过倾听和接受痴呆患者的情感，给予确认，使痴呆患者将这些情感能够充分释放出来。

语言确认疗法适用于具有语言沟通能力、多数情况下有定向力的痴呆患者。当他们反复诉说不真实的事情或者老是谴责别人时，这反映他们受到了挫折。他们用变换时间和对象的方式表达以前受到的压抑情感。

二、痴呆的运动康复

1. 痴呆患者的运动功能障碍　痴呆患者一般不伴有局灶性、病理性的运动、感觉和意识障碍。但中晚期以后的患者，常因认知功能障碍和发病后运动活动减少，而伴失用、平衡和协调障碍等出现运动功能障碍，从而引起日常生活活动功能下降。主要有以下几种表现。

（1）失用症：①不知如何使用物品——意念性失用。②不能按指令执行动作——意念运动性失用。③组合或空间构成困难——结构性失用。④穿衣不能——穿衣失用。

（2）协调运动功能障碍——共济失调：写字缓慢费力，字体歪七扭八；吃饭用筷和勺时不能轻易将食物送到嘴里时；骑自行车时手忙脚乱容易摔倒。

（3）姿势维持困难——平衡障碍：痴呆中、晚期患者，认知功能明显减退时，视觉及空间感知能力降低；活动减少，造成肌力与耐力下降、关节的灵活度和软组织的柔韧度降低以及运动协调能力下降等多种因素，都可造成平衡能力受损。动态平衡能力受损往往较早且较重，病情继续发展，静态平衡也会受到影响。病变早期，跑跳动作不能完成；而后走路时会容易被别人碰撞摔倒，或路面不平时摔跤。

（4）日常生活能力下降：日常生活活动是人在社会生活中必不可少的活动。这些活动是生活自理和保持健康所必需的功能，主要包括躯体自理能力（刷牙、进食、穿脱衣服、洗涤和大小便等）和使用日常工具的基本能力（打电话、乘车、用钱和扫地等）。

2. 痴呆患者运动康复训练方法　如下所述：

1）运动康复训练的常用技术：根据痴呆患者运动障碍的特点，运动康复训练的常用技术主要可分为以下几大类，即维持关节活动度和增强肌力的运动疗法；增强肌肉协调能力改善日常生活能力的作业疗法；恢复平衡和步行功能的康复训练方法；增强肌肉耐力和心肺功能的有氧运动疗法；改善运动技能和认知功能的运动再学习方案；以及医疗体操、太极拳等。

2）作业疗法：作业疗法是以有目的的、经过选择的作业活动为主要治疗手段，用来维持和改善患者运动技能的专门学科。作业疗法能够帮助痴呆患者，最大限度地改善与提高自理、工作及休闲娱乐等日常生活能力，提高生活质量，回归家庭与社会。

综合各家之长提出以下的分类：①功能性作业疗法。②心理性作业疗法。

3）日常生活能力训练

（1）早期患者：对早期生活尚能自理的患者，督促和提醒他们主动完成日常事务劳动，不要简单包办代替，也可同患者共同商量，制订有目的、经过选择的、对促进日常生活功能有作用的作业活动，规定每天定时完成所谓"家庭作业"疗法，如规定每天扫地、拖地板、洗衣服等的次数、时间。从简单到复杂的日常功能训练，可保持患者较完善、独立的自理生活能力。

（2）中期患者：除采用上述家庭作业疗法外还可通过训练来恢复其丧失的部分生活能力。凡是有能力去独立完成的，要允许患者有充分时间去完成，不要限定时间，催促完成，如洗脸、刷牙、梳头、进食、收拾房间、做好个人卫生等。尽量让患者做力所能及的家务活，如扫地、擦桌子等。也可进行一些有益的脑力活动，如言谈、读报、看电视、听音乐等。对失去的日常生活能力，可采用多次提醒、反复教、反复做等方法，日复一日地训练，直到学会为止。训练时要有耐心和热心，绝不能训斥，甚至嘲笑，以免伤害患者的自尊心和拒绝今后的训练。

（3）晚期患者：这类患者的日常生活能力受损严重，训练有一定的难度。对少数残存日常基本生活能力和尚能合作的患者，应从基本的生活功能开始训练。要反复长期地训练（吃饭、穿衣、走路和刷牙等），才能获得一定的效果如训练进食的步骤。可分为喂食－自喂加协喂－自行进食三步走，然后把每一步的具体动作加以分解用在训练中。如先把装有饭的小勺熟练地先送到患者口边，然后再送到患者口里，再接着练舀饭、握勺等动作。当整个喂饭步骤熟练后，再反过来系统地学习，即握勺－到碗中舀饭－把装有饭的小勺送到患者口边－再送到口中。同样训练患者大小便的程序为：告诉患者去厕所或痰盂解大小便；带着患者上厕所，或叫他在痰盂上大小便；通过上述程序后，患者可能在厕所、痰盂内大小便；完全让患者自己去上厕所或坐痰盂，能独立大小便；睡眠时才能保持不尿床。当然，还有其他日常生活训练的具体康复方法（可参考有关康复医学书籍的内容）。

4）有氧耐力训练：有氧耐力训练是以身体大肌群参与、强度较低、持续时间较长、以规律的运动形式为主的训练方法，旨在改善运动时有氧供能能力，提高机体心肺功能，调节代谢。

（1）运动形式：多为四肢大肌群参与、肢体周期性往返式的动力性运动，如步行、慢跑、游泳、骑自行车、滑雪、滑冰等。非周期性动力性运动如果达到一定的强度和持续时间，也属于耐力运动，如各种球类运动、园艺、家务劳动等活动。但对年老体衰者，力所能及的日常生活活动同样可产生有益的作用，如整理床铺、收拾房间、打扫卫生等。

（2）运动强度：一般为中等强度运动。实际上，需要根据患者的病情、年龄、心肺功能状况、过去运动习惯及要达到的康复目标，制订出适合患者情况的个体化运动强度。如果患者健康状况好，体力适应佳，可采用较长时间的活动；而体力衰弱、高龄的患者可采用短时间，一日多次，累积运动时间的方式活动。一般认为基本训练部分，即达到靶强度的运动，需要持续 10～20min 以上。在运动前应做 5～10min 准备活动，运动结束后做 5～15min 整理活动。在开始运动训练的 4～8 周内运动持续时间可适当短些，之后，逐渐增量至目标时间。

（3）运动频率：目前推荐的运动频度为每周 3～7 次。一般认为，每周训练 3 次即可达到理想效果，少于每周 2 次的训练不能提高机体有氧耐力，而每周超过 5 次的训练，不一定能增加训练效果。此外，运动频率还取决于运动量大小，如运动量大，运动使机体产生变化的持续时间长，可达运动后 24～48h；若运动量小，应增加每周运动次数，最好每天都活动，才能产生最佳训练效应。通常，训练效果在 8 周以后出现，坚持训练 8 个月才能达到最佳效果。如果中断锻炼，有氧耐力会在 1～2 周内逐渐退化。因此，要保持机体良好的有氧做功能力，需坚持不懈地锻炼。

（4）训练程序：每次训练应包括准备阶段、训练阶段和放松阶段 3 个部分。充分的准备与放松是防止训练意外的重要环节。

准备阶段为训练前 10～15min 的热身活动，一般采用医疗体操、太极拳等强度较小的运动，也可采用步行等小强度耐力训练，使身体主要肌肉、关节、韧带处于适应状态。

基本训练通过 30～60min 高强度训练，可产生最佳心肺和肌肉训练效应。其中达到靶心率的训练强度的时间不宜小于 10min。

放松阶段：高强度运动后，应进行 5～10min 的"冷却"活动。采用放松体操、自身按摩等，让高度兴奋的机体应激逐步降低，以适应运动停止后的改变。

（5）有氧耐力运动的作用：改善运动功能使人们在日常生活中精力更充沛，生活内容更丰富，增强痴呆老年人的生活自理能力，增进人们对生活的良好感觉（well - being）。长期有氧运动可调节情感，减少心理应激，促进机体内激素的平衡，享受生活乐趣。有益调节代谢，减少高血压、高血脂、肥胖、糖尿病代谢疾病的发生，增进健康。提高的生活质量。延缓衰老，增加寿命。

5）平衡能力与协调性训练

（1）观察日常生活动作协调功能：观察患者在各种体位和姿势下启动和停止动作是否准确、运动是否平滑流畅以及有无震颤。可令患者从俯卧位自行翻身至仰卧位，或从俯卧位起身至侧坐位，然后逐渐改变体位，由四点跪位、双膝跪位、单膝跪位，直到立位等。

（2）临床常用的检查方法：指鼻试验，患者坐位或立位，分别在睁眼和闭眼两种情况下，用示指尖触及自己的鼻尖，观察上肢完成指鼻动作的稳定性和准确性；跟膝胫试验，患者仰卧位，抬起一侧下肢，将足跟放在对侧下肢的髌骨上，再沿着胫骨前缘向下移动。

具体训练方案有较大差异，本章针对步行功能及特点提出步行和移动训练的基本思路与实施要点。因此在早期康复治疗的目标和训练计划中都应充分地考虑步行及移动能力所必须具备的功能，并予以认真的指导与实施，为今后进行步行或移动训练奠定坚实的基础。移动是指因各种原因导致步行能力丧失的患者，利用轮椅等工具代替步行的转移方式。

6）体育运动：爱好体育运动是一种良好的生活方式，不仅可以改善运动功能，对防治老年痴呆、延缓各种并发症的发生也大有益处。根据病情，老年痴呆患者可在医护人员、家属的陪护下进行一些力所能及的运动。早期老年痴呆患者，病情较轻，生活自理能力及自控能力尚可，可以进行一些运动，如打乒乓球、打羽毛球、下棋、打扑克、钓鱼、慢跑、散步、练体操等。中期老年痴呆患者，病情较明显，但可以由家属陪伴进行散步、简易手指操等运动。晚期老年痴呆患者，病情较重，若卧床不起，也要进行关节活动、翻身及肢体功能锻炼，以减少压疮等的发生。

老年痴呆患者的运动也可结合生活能力训练进行，如自己使用筷子、写字、穿脱衣服等，都可达到运动的目的。需要注意的是，老年痴呆患者运动一定要注意安全第一，要有家属或陪护在旁看护或一起进行。

7）太极拳：太极拳在我国源远流长，蕴藏了我国传统医学的精髓。它强调和谐完美，注重"天人合一"，动作柔韧、稳定、缓慢、连贯，涉及全身各个肌群和关节。

从中医学角度讲，太极拳有利于健脑益智。现代医学证明，练太极拳时，精神贯注、意守丹田、排除杂念的意识境界，与身体运动相结合，使大脑相应的皮质功能区形成一个特殊兴奋灶，而其他无关区域则处于抑制状态。有利于修复和改善高级神经中枢的功能，起到健脑强身作用。

练太极拳还有利于提高人体动作的平衡性与协调性。练太极拳可对自主神经系统产生良性影响，从而使自主神经系统活动紊乱得到调整和改善。对心血管系统、呼吸系统和消化系统等都可产生积极影响。

（吴值荣）

第九章

呼吸系统常见疾病康复

呼吸系统疾病是临床最常见的疾病之一，尤其是其中的慢性阻塞性肺疾病、肺心病、支气管哮喘及肺纤维化等疾病，由于长期患病、反复发作和进行性加重，不仅给患者的呼吸功能、心理功能、日常生活活动、学习和工作带来严重影响，而且给家庭、单位和社会带来沉重的负担。所以，本章主要介绍上述疾病及肺移植术后、坠积性肺炎和呼吸衰竭等严重影响患者功能的疾病的康复。

第一节　慢性阻塞性肺疾病

慢性阻塞性肺疾病（chronic obstructive pulmonary disease，COPD）是指一组呼吸道病症，包括具有气流阻塞特征的慢性支气管炎及并发的肺气肿。气流受限不完全可逆，呈进行性发展。传统的COPD包括了慢性支气管炎、阻塞性肺气肿和部分气道阻塞不可逆的支气管哮喘患者，是三种慢性呼吸系统疾病的综合与重叠。由美国国立心肺血液研究所、美国胸科学会、欧洲呼吸病学会和世界卫生组织共同制定的"全球关于COPD的诊断和防治策略"（GOLD）2004年版的COPD新概念将COPD定义为是一种可以预防、可以治疗的疾病，以不完全可逆的气流受限为特点。气流受限常呈进行性加重，且多与肺部对有害颗粒或气体、主要是吸烟的异常炎症反应有关。虽然COPD累及肺，但也可以引起显著的全身效应。不再强调，甚至不再沿用"慢性支气管炎和阻塞性肺气肿"的病名。可以看出，新定义在GOLD的基础上强调了COPD可以预防、可以治疗，并提出COPD不仅是呼吸系统疾病，还有全身效应。

气道狭窄、阻塞，肺泡膨胀、失去弹性，肺血管增生、纤维化及肺动脉高压是COPD的主要病理改变。吸烟和吸入有害气体及颗粒引起肺部炎症反应，导致了COPD典型的病理过程。除炎症外，蛋白酶/抗蛋白酶失衡和氧化应激在COPD的发病中也起重要作用COPD特征性的病理学改变存在于中央气道、外周气道、肺实质和肺的血管系统COPD的生理学异常表现为黏液过度分泌和纤毛功能障碍、气流受限和过度充气、气体交换障碍、肺动脉高压以及系统性效应。呼气气流受限，是COPD病理生理改变的标志，是疾病诊断的关键，主要是由气道固定性阻塞及随之发生的气道阻力增加所致COPD晚期出现的肺动脉高压是COPD重要的心血管并发症，并进而产生慢性肺源性心脏病及右心衰竭，提示预后不良。

由于其患病人数众多，病死率高，社会经济负担重，已成为一个重要的公共卫生问题。在全球范围内，COPD居当前死亡原因的第四位。根据世界银行/世界卫生组织发表的研究表明，至2020年，COPD将上升为世界经济负担第5位的疾病。在我国，COPD同样是严重危害人民健康的重要慢性呼吸系统疾病，近年来对我国北部及中部地区农村102 230名成年人群调查，COPD约占15岁以上人口的3.17%，据此估计全国有2 500万人患有此病，45岁以后随年龄增加而增加。每年由COPD造成的死亡可达100万，致残人数达500万～1 000万。

一、临床表现

（一）症状和体征

1. 临床症状　如下所述：

（1）慢性咳嗽：通常为首发症状。初起咳嗽呈间歇性，早晨较重，以后早晚或整日均有咳嗽，但夜间咳嗽并不显著。少数病例咳嗽不伴咳痰，也有少数病例虽有明显气流受限但无咳嗽症状。

（2）咳痰：咳嗽后通常咳少量黏液性痰，部分患者在清晨较多；并发感染时痰量增多，常有脓性痰。

（3）呼吸困难：这是 COPD 的标志性症状。主要表现为气短或气促，是使患者焦虑不安的主要原因，早期仅于劳力时出现，后逐渐加重，以致日常活动甚至休息时也感气短。

（4）喘息和胸闷：不是 COPD 的特异性症状。部分患者特别是重度患者有喘息；胸部紧闷感通常于劳力后发生与呼吸费力、肋间肌等容性收缩有关。

（5）其他症状：晚期患者常有体重下降、食欲减退、精神抑郁和（或）焦虑等，并发感染时可咳血痰或咯血。

2. 病史　COPD 患病过程多有以下特征。

（1）吸烟史：多有长期较大量吸烟史。

（2）职业性或环境有害物质接触史：如较长期粉尘、烟雾、有害颗粒或有害气体接触史。

（3）家族史：COPD 有家族聚集倾向。

（4）发病年龄及好发季节：多于中年以后发病，症状好发于秋冬寒冷季节，常有反复呼吸道感染及急性加重史。随病情进展，急性加重越渐频繁。

（5）慢性肺源性心脏病史：COPD 后期出现低氧血症和（或）高碳酸血症，可并发慢性肺源性心脏病和右心衰竭。

3. 体征　COPD 早期体征可不明显。随疾病进展，常有以下体征。

（1）视诊及触诊：胸廓形态异常，包括胸部过度膨胀、前后径增大、剑突下胸骨下角（腹上角）增宽及腹部膨凸等；常见呼吸变浅，频率增快，辅助呼吸肌如斜角肌及胸锁乳突肌参加呼吸运动，重症可见胸腹矛盾运动；患者不时采用缩唇呼吸以增加呼出气量；呼吸困难加重时常采取前倾坐位；低氧血症者可出现黏膜及皮肤发绀，伴右心衰竭者可见下肢水肿、肝脏增大。

（2）叩诊：由于肺过度充气使心浊音界缩小，肺肝界降低，肺叩诊可呈过度清音。

（3）听诊：两肺呼吸音可减低，呼气延长，平静呼吸时可闻干性啰音，两肺底或其他肺野可闻湿啰音；心音遥远，剑突部心音较清晰响亮。

（二）实验室检查

1. 肺功功能检查　肺功能检查对诊断 COPD、评价其严重程度、了解疾病进展、评估预后及治疗反应等有重要意义。检查指标包括静态肺功能、动态肺功能、弥散功能等检测。具体指标及意义详见康复评定。

2. 血气检查　并发呼吸衰竭或右心衰的 COPD 患者应做血气检查。早期血气异常可表现为低氧血症。随着病情逐渐加重，可出现呼吸衰竭，并出现高碳酸血症。

3. 其他实验室检查　并发感染时血常规可见白细胞增加，中性粒细胞增加，痰涂片可查见大量中性粒细胞，痰涂片及培养可检出相应的病原菌。长期低氧血症患者，血红蛋白及红细胞可增高。

（三）影像学检查

COPD 患者胸部 X 线检查早期可无明显变化，后期可出现肺纹理增多、紊乱等非特征性改变；出现肺过度充气征：肺野透亮度增高，肋骨走向变平，横膈位置低平，心脏悬垂狭长，肺门血管纹理呈残根状，肺野外周血管纹理纤细稀少等，有时可见肺大疱形成。对 COPD 患者 CT 检查一般不作为常规检查。

二、康复评定

（一）生理功能评定

一般评定包括职业史、个人生活史、吸烟史、营养状况、生活习惯、活动及工作能力、家族史、既往的用药治疗情况、现病史、症状、体征、实验室检查，如血常规、生化检查、动脉血气分析、痰培养、药物敏感实验、胸部 X 线检查及 CT 等。

1. 呼吸功能评定　如下所述：

（1）肺功能检查：肺功能检查是判断气流受限增高且重复性好的客观指标，对 COPD 的诊断、严重度评价、疾病进展、预后及治疗反应等均有重要意义。通常采用动态肺容量进行评定。动态肺容量是以用力呼出肺活量为基础，来测定单位时间的呼气流速，能较好地反映气道阻力。

气流受限是用时间肺活量 1s 率降低进行判定的。即以第 1s 用力呼气量（FEV_1）与用力肺活量（FVC）之比（FEV_1/FVC）降低来确定的 FEV/FVC 是 COPD 的一项敏感指标，可检出轻度气流受限。FEV_1 占预计值的百分比是中、重度气流受限的良好指标，它变异性小，易于操作，应作为 COPD 肺功能检查的基本项目。吸入支气管舒张剂后 FEV_1 小于 80% 预计值且 FEV_1/FVC 小于 7% 者，可确定为不完全可逆的气流受限。呼气峰流速（PEF）及最大呼气流量/容积曲线（MEFV）也可作为气流受限的参考指标，但 COPD 时 PEF 与 FEV_1 的相关性不够强，PEF 有可能低估气流阻塞的程度。气流受限可导致肺过度充气，使肺总量（TLC）、功能残气量（FRC）和残气容积（RV）增高，肺活量（Vc）减低。TLC 增加不及 RV 增加的程度大，故 RV/TLC 增高。肺泡隔破坏及肺毛细血管床丧失可使弥散功能受损，一氧化碳弥散量（DLCO）降低，DLCO 与肺泡通气量（VA）之比（DLCO/VA）比单纯 DLCO 更敏感。

支气管舒张试验作为辅助检查有一定价值。该检查有利于鉴别 COPD 与支气管哮喘，可预测患者对支气管舒张剂和吸入皮质激素的治疗反应，获知患者能达到的最佳肺功能状态，与预后有更好的相关性。肺功能检查的特征性表现为进行性的用力呼气量的减少，另外还有残气量的增加。

做肺功能检查均应在患者处于坐位或站立位时进行，为了使结果重复性好，要求患者应最大限度地给予配合。

（2）呼吸困难评定：呼吸困难是 COPD 患者呼吸功能障碍最主要的表现，也是影响患者工作、生活质量的最重要因素。因此，对呼吸困难程度评定是评价患者呼吸功能的基本方法。康复医学中的呼吸功能测定方法包括主观呼吸功能障碍感受分级和客观检查，从简单的呼吸量测定至比较高级的呼吸生理试验均有。这里主要介绍南京医科大学根据 Borg's 量表计分法改进的呼吸困难评分法，该方法根据患者完成一般性活动后，主观劳累程度，即呼吸时气短、气急症状的程度进行评定，共分 5 级。

Ⅰ级：无气短、气急。

Ⅱ级：稍感气短、气急。

Ⅲ级：轻度气短、气急。

Ⅳ级：明显气短、气急。

Ⅴ级：气短、气急严重，不能耐受。

（3）呼吸功能改善程度评定

2－5：明显改善。

Ⅴ－3：中等改善。

Ⅰ－1：轻度改善。

（4）呼吸功能恶化程度评定：0：不变；1：加重；3：中等加重；5：明显加重。

（5）夜间呼吸评定：COPD 患者常引起低通气，睡眠时呼吸更困难。可采用睡眠研究的方法对其睡眠深度、气流、胸壁运动频率和深度等进行评定。睡眠研究方法可判断病变性质及严重程度，还可鉴别阻塞性或中枢性抑制性病变。

（6）支气管分泌物清除能力的评定：坐位或卧位，要求患者咳嗽或辅助（腹部加压等）咳嗽，测定其最大呼气压，如大于等于 0.88kPa（90mmH$_2$O）表示具有咳嗽排痰能力。

2. 运动功能评定　通过运动试验，可评估 COPD 患者的心肺功能和运动能力，掌握患者运动能力的大小，了解其在运动时是否需要氧疗，为 COPD 患者制订安全、适量、个体化的运动治疗方案。试验中逐渐增加运动强度，直至患者的耐受极限，为确保安全，试验过程中应严密监测患者的生命体征。

（1）活动平板或功率自行车运动试验：通过活动平板或功率自行车运动试验，进行运动试验获得最大吸氧量、最大心率、最大 METs 值、运动时间等相关量化指标评定患者运动能力。也通过活动平板或功率自行车运动试验、患者主观劳累程度分级等半定量指标来评定患者运动能力。

（2）6min 行走距离测定：对不能进行活动平板运动试验的患者，可以进行 6min 行走距离（中途可休息）测定，即让患者以尽可能快的速度步行 6min，然后记录其在规定时间内所能行走的最长距离。同时可监测心电图、血氧饱和度，以判断患者的运动能力及运动中发生低氧血症的可能性。

评定方法：在平坦的地面划出一段长达 30.5m（100 英尺）的直线距离，两端各置一椅作为标志。患者在其间往返走动，步速缓急由患者根据自己的体能决定。在旁监测的人员每 2min 报时一次，并记录患者可能发生的气促、胸痛等不适。如患者体力难支可暂时休息或中止试验。6min 后试验结束，监护人员统计患者步行距离进行结果评估。

分级方法：美国较早进行这项试验的专家将患者步行的距离划为 4 个等级，级别越低心肺功能越差，达到 3 级与 4 级者，心肺功能接近或已达到正常。

1 级：患者步行的距离少于 300m。

2 级：患者步行的距离为 300.0～374.9m。

3 级：患者步行的距离为 375～449.5m。

4 级：患者步行的距离超过 450m。

美国心血管健康研究显示，68 岁以上的老年人 6min 步行距离为 344m±88m。

（3）呼吸肌力测定（tests of respiratory muscle strength）：呼吸肌是肺通气功能的动力泵，主要由膈肌、肋间肌和腹肌组成。呼吸肌力测定是呼吸肌功能评定 3 项指标中最重要的一项，包括最大吸气压（MIIP 或 PIMAX），最大呼气压（MEP 或 PEMAX）以及跨膈压的测量。它反映吸气和呼气期间可产生的最大能力，代表全部吸气肌和呼气肌的最大功能，也可作为咳嗽和排痰能力的一个指标。

（二）心理功能评定

参见第二章：康复评定基础。

（三）日常生活活动能力评定

根据自我照顾、日常活动、家庭劳动及购物等活动，将呼吸功能障碍患者的日常生活活动能力分为六级：

0 级：虽存在不同程度的肺气肿，但是活动如常人，对日常生活无影响、无气短。

1 级：一般劳动时出现气短。

2 级：平地步行无气短，速度较快或上楼、上坡时，同行的同龄健康人不觉气短而自己感觉气短。

3 级：慢走不到百步即有气短。

4 级：讲话或穿衣等轻微活动时亦有气短。

5 级：安静时出现气短，无法平卧。

（四）社会参与能力评定

主要进行生活质量评定和职业评定。方法参见第二章：康复评定基础。性生活常是生活质量的一个重要方面，但是它又是一个极其敏感的问题。几个因素可以决定性功能受 COPD 疾病本身带来的影响，如：患者/配偶间关系，交流和配偶的满意度。虽然，一般的物理治疗可以通过小组形式对患者进行指导，但是像性生活这样特殊的问题还是应该在一对一的形式下给予指导。对于有明显的人与人之间或者家庭冲突的患者，提供社会工作者、心理医生、性专科物理治疗师或者其他的家庭/人际关系的顾问都是必要的。

三、功能障碍

患者主观上希望通过限制活动来减轻症状，造成患者体力和适应能力的进一步下降，日常生活不能自理。活动减少使疾病加重，疾病加重又使活动进一步受限，导致恶性循环。使低氧血症、红细胞增多症、肺心病和充血性心力衰竭等并发症相继发生。因此，认识 COPD 对功能的影响十分重要。

（一）生理功能障碍

1. 呼吸功能障碍　主要表现为呼吸困难（气短、气促，或以呼气困难为特征的异常呼吸模式），和（或）病理性呼吸模式形成，和（或）呼吸肌无力，和（或）能耗增加。最严重的呼吸功能障碍是呼吸衰竭。

呼吸困难主要是由于肺通气量与换气量下降、有效呼吸减少所致。COPD 患者气道狭窄、肺泡弹性及肺循环障碍使患者在呼吸过程中的有效通气量与换气量降低；长期慢性炎症，呼吸道分泌物的引流不畅，呼气末残留在肺部的气体增加，影响了气体的吸入和肺部充分的气体交换；不少慢性支气管炎患者年龄偏大，有不同程度的驼背，支撑胸廓的肌肉、韧带松弛导致胸廓塌陷，加之肋软骨有不同程度的钙化，都会限制胸廓的活动，影响肺通气和有效呼吸；临床上患者表现为劳力性气短、气促、呼吸困难或出现缺氧症状等，典型者表现为以呼气困难为特征的异常呼吸模式，给患者带来极大的痛苦。

病理性呼吸模式：由于肺气肿的病理变化，限制了膈肌的活动范围，影响了患者平静呼吸过程中膈肌的上下移动，减少了肺通气量。患者为了弥补呼吸量的不足，往往在安静状态以胸式呼吸为主，甚至动用辅助呼吸肌，即形成了病理性呼吸模式，这种病理性呼吸模式不仅造成正常的腹式呼吸模式无法建立，而且使气道更加狭窄，肺泡通气量进一步下降、解剖无效腔和呼吸耗能增加、肺通气与换气功能障碍加重和患者的有效呼吸的降低，进而加重缺氧和二氧化碳潴留进一步增加，最终导致呼吸衰竭。

呼吸肌无力：肺通气量下降、有效呼吸减少、呼吸困难及病理性呼吸模式的产生导致活动量减少、运动能力降低，进而影响膈肌、肋间肌、腹肌等呼吸肌的运动功能，使呼吸肌的运动功能减退，产生呼吸肌无力。

能耗增加：由于患者病理性呼吸模式和呼吸肌无力，使许多不该参与呼吸的肌群参与活动，气喘、气短、气促、咳嗽常使患者精神和颈背部乃至全身肌群紧张，增加体能消耗，呼吸本身所需耗氧量占机体总耗氧量从正常的 20% 增加到近 50%，有效通气量减少的同时伴随体内耗氧量增加，进一步造成患者的缺氧状态。

2. 循环功能障碍　主要表现在肺循环障碍和全身循环障碍。肺循环障碍以肺泡换气功能障碍或换气功能障碍加右心衰竭为特征性表现；全身循环障碍表现为末梢循环差、肢冷、发绀和杵状指等。

3. 运动功能障碍　主要表现为肌力、肌耐力减退，肢体运动功能下降、运动减少，而运动减少又使心肺功能适应性下降，进一步加重运动障碍，形成恶性循环。同时，COPD 患者常常继发骨质疏松和骨关节退行性改变，也是引起运动障碍的原因之一。

（二）心理功能障碍

沮丧和焦虑是 COPD 患者最常见的心理障碍，沮丧常出现在中度到重度的 COPD 患者中。挫败感在健康不良和无能去参加活动的患者中表现为异常的激惹性，使患者变得更悲观并且改变对他人的态度。绝望和自卑常出现在 COPD 的后期，并且呈进行性增加。但最棘手的 COPD 患者是成年人，多伴随个性障碍，或有酒精或药物滥用史，使其心理问题更加复杂和顽固。

不少 COPD 患者因呼吸困难等症状的困扰，对疾病产生恐惧、焦虑、抑郁，精神负担加重。患者因心理因素惧怕出现劳力性气短，不愿意参与体能活动。由于长期处于供氧不足状态，精神紧张、烦躁不安，咯血、胸闷、气短、气促等症状，严重干扰患者的休息、睡眠，反过来又增加了患者体能消耗，造成一种恶性循环，给患者带来极大的心理压力和精神负担。甚至由于长期患病，反复入院，导致抑郁、绝望等不良心理。

（三）日常生活活动能力受限

由于呼吸困难和体能下降，多数患者日常生活活动受到程度不同的限制。表现为 ADL 活动能力减退。

同时，患者因心理因素惧怕出现劳力性气短，限制了患者的活动能力，迫使一些患者长期卧床，丧失了日常生活能力。此外，患者在呼吸急促、气短时，会动用辅助呼吸肌参与呼吸，而一些辅助呼吸肌是上肢肩带肌的一部分，参与上肢的功能活动，患者活动上肢时就影响了辅助呼吸肌协助呼吸运动，易引起患者气短、气急，造成患者害怕进行上肢活动，使日常活动受到明显限制。

（四）社会参与能力受限

COPD 患者的社会参与能力常常表现为不同程度的受限。如社会交往、社区活动及休闲活动的参与常常受到部分或全部限制，大多数 COPD 患者职业能力受到不同程度限制，许多患者甚至完全不能参加工作。

四、康复治疗

COPD 的整体治疗不能仅限于急性发作期的成功抢救和对症治疗，而应通过循序渐进的康复治疗来减轻病痛和改善功能。康复治疗原则包括个体化原则（以 COPD 的不同阶段、不同并发症和全身情况为依据）、整体化原则（不仅针对呼吸功能，而且要结合心脏功能、全身体能、心理功能和环境因素）、严密观察原则（注意运动强度、运动时及运动后反应，严防呼吸性酸中毒和呼吸衰竭）和循序渐进、持之以恒的原则，方可有效而安全。制订康复方案最重要的原则是必须根据患者的具体情况和个体化原则，应充分考虑患者肺疾病类型、严重程度、其他伴随疾病、社会背景、家庭情况、职业情况和教育水平等因素，同时还要注意患者是否有参加康复的积极要求、必要的经济条件以及家庭其他成员的支持。因为患者是康复治疗的中心和关键，决定康复方案成败的是患者对疾病的了解、态度和个人需要达到的目标，康复过程自始至终都需要患者积极参与。COPD 患者康复治疗最重要的目标是改善患者的呼吸功能，尽可能建立生理性呼吸模式，恢复有效的呼吸；清除气道内分泌物，减少引起支气管炎症或刺激的因素，保持呼吸道通畅、卫生；进行积极的呼吸训练和运动训练，充分发掘呼吸功能的潜力，提高COPD 患者运动和活动耐力。其次是消除呼吸困难对心理功能的影响；通过各种措施，预防和治疗并发症；提高免疫力、预防感冒、减少复发。同时尽可能恢复 COPD 患者的日常生活活动及自理能力；改善其社会交往和社会活动的参与能力；促进回归社会，提高生活质量。康复治疗方法主要包括物理治疗、作业治疗、心理治疗、营养支持及健康教育等。适应证是病情稳定的 COPD 患者。禁忌证：并发严重肺动脉高压；不稳定型心绞痛及近期心梗；充血性心力衰竭；明显肝功能异常；癌症转移；脊柱及胸背部创伤等。

（一）物理治疗

物理治疗具有减轻患者临床症状、提高呼吸功能、改善机体运动能力及减轻心肺负担的作用。主要技术包括物理因子治疗、气道廓清技术、排痰技术、呼吸训练及运动训练技术。

1. 物理因子治疗　具有改善循环、消除炎症和化痰的作用。一般在 COPD 发作期合并感染时使用。

（1）超短波疗法：超短波治疗仪输出功率一般在 200～300W，两个中号电极，并置于两侧肺部，无热量，12～15min，每日 1 次，15 次为一疗程。痰液黏稠不易咯出时，不宜使用此疗法。

（2）短波疗法：两个电容电极，胸背部对置，脉冲 2∶2，无热量～微热量，10～15min，每日 1 次，5～10 次为一疗程。

（3）分米波疗法：患者坐位或仰卧位，凹槽形辐射器，横置于前胸，上界齐喉结，离体表 5～10cm，80～120W，10～15min，每日 1 次，5～10 次为一疗程。

（4）紫外线疗法：右前胸（前正中线右侧），自颈下界至右侧肋缘之间。左前胸，方法同右侧，注意正中线紧密相接。右背，后正中线右侧，自颈下界与右侧第十二胸椎水平线。左背，同右背。胸 3～4MED，背 4～5MED，10～15min，每日 1 次，5～10 次为一疗程。

（5）直流电离子导入疗法：电极面积按感染面积决定，一般用 200～300cm²，患处对置，局部加抗菌药物（青霉素由阴极导入，链霉素、庆大霉素、红霉素由阳极导入。抗菌药物在导入之前一定要做皮肤试验，阴性才能做药物导入。）

（6）超声雾化吸入：超声雾化吸入器，1MHz左右的高频超声震荡，超声雾化药物可以使用抗菌药物和化痰剂。抗菌药物如青霉素、链霉素、庆大霉素、红霉素等，每次剂量按肌内注射量的1/4～1/8（抗菌药物在雾化之前一定要做皮试，阴性才能做药物雾化吸入）。化痰剂可用3%盐水或4%碳酸氢钠溶液加溴己新每次4～8mg，每次吸入10～15min，每日1～2次，7～10次为一疗程。

2. 气道廓清技术（airway clearance techniques）　具有训练有效咳嗽反射、促进分泌物排出、减少反复感染、缓解呼吸困难和支气管痉挛及维持呼吸道通畅的作用。咳嗽是一种防御性反射，当呼吸道黏膜上的感受器受到微生物性、物理性、化学性刺激时，可引起咳嗽反射。COPD患者咳嗽机制受到损害，最大呼气流速下降，纤毛活动受损，痰液本身比较黏稠。因此更应该教会患者正确的咳嗽方法。但无效的咳嗽只会增加患者痛苦和消耗体力，加重呼吸困难和支气管痉挛。并不能真正地维持呼吸道通畅。方法：

（1）标准程序：评估患者自主和反射性咳嗽的能力；将患者安置于舒适和放松的位置，然后深吸气和咳嗽。坐位身体向前倾是最佳的咳嗽位置。患者轻微的弯曲颈部更容易咳嗽；教会患者控制性的膈式呼吸，建立深吸气；示范急剧的、深的、连续两声咳嗽；示范运用适当的肌肉产生咳嗽（腹肌收缩）。使患者将手放在腹部然后连续呵气3次，感觉腹肌收缩。使患者联系发"K"的音，绷紧声带，关闭声门，并且收紧腹肌；当患者联合做这些动作的时候，指导患者深吸气，但是放松，然后发出急剧的两声咳嗽；假如吸气和腹部肌肉很弱的话，如果有需要可以使用腹带或者舌咽反射训练。据研究，此时排出的气流速度可达112km/h，如此高速的气流，有利于将气管内的分泌物带出体外。在直立坐位时，咳嗽产生的气流速度最高，因而最有效。

（2）辅助咳嗽技术（assisted cough techniques）：主要适用于腹部肌肉无力，不能引起有效咳嗽的患者。操作程序：让患者仰卧于硬板床上或仰靠于有靠背的轮椅上，面对治疗师，治疗师的手置于患者的肋骨下角处，嘱患者深吸气，并尽量屏住呼吸，当其准备咳嗽时，治疗师的手向上向里用力推，帮助患者快速吸气，引起咳嗽。如痰液过多可配合吸痰器吸引。

（3）哈咳技术（huffing techniques）：深吸气，快速度强力收缩腹肌并使劲将气呼出，呼气时配合发出"哈""哈"的声音。此技术可以减轻疲劳，减少诱发支气管痉挛，提高咳嗽、咳痰的有效性。

3. 排痰技术　排痰技术亦称气道分泌物去除技术（secretion removal techniques），具有促进呼吸道分泌物排出、维持呼吸道通畅、减少反复感染的作用。方法：

（1）体位引流（postural drainage）：所谓体位引流，是指通过适当的体位摆放，使患者受累肺段内的支气管尽可能地垂直于地面，利用重力的作用使支气管内的分泌物流向气管，然后通过咳嗽等技术排出体外的方法。合理的体位引流可以控制感染，减轻呼吸道阻塞，保持呼吸道通畅。其原则是病变的部位放在高处，引流支气管开口于低处。体位引流的适应证：痰量每天大于30ml，或痰量中等但其他方法不能排出痰液者。禁忌证：心肌梗死、心功能不全、肺水肿、肺栓塞、胸膜渗出、急性胸部外伤、出血性疾病。体位引流不是适用于所有的患者，在决定采用体位引流治疗之前一定要注意相关的禁忌证。尤其是病情不稳定的患者，一定要慎重。我们可以适当地调节体位，避免头部过多地朝下而引起危险，见表9-1。

表9-1　体位引流部位与体位

	引流部位	患者体位
上叶	肺尖（段）支气管	直立坐位
	后面支气管	
	右面	左侧卧位，与床面水平呈45°夹角，背后和头部分别垫一个枕头
	左面	右侧卧位，与床面水平呈45°夹角，用三个枕头将肩部抬高约30cm
	前面支气管	屈膝仰卧位
	上段支气管	仰卧位将身体向右侧稍稍倾斜，在左侧从肩到髋部垫一个枕头支持
中叶	尖（段）支气管	俯卧位在腹下垫一个枕头

引流部位		患者体位
	内侧基底支气管	右侧卧位，胸部朝下与地面呈20°夹角
	前面基底支气管	屈膝仰卧位，胸部朝下与地面呈20°夹角
下叶	外侧基底支气管	向对侧侧卧，胸部朝下与地面呈20°夹角
	后面基底支气管	俯卧位在腹下垫一个枕头，胸部朝下与地面呈20°夹角

体位引流的时间选择：不允许饭后立即进行体位引流；大量治疗师的体会是，雾化吸入之后进行体位引流是非常合适的，并且能够带来最大的治疗效果；选择在患者休息之前进行体位引流是合适的，因为他可以帮助患者休息和带来良好的睡眠。

治疗的频率：治疗的频率完全根据患者的病理情况和临床症状。如果患者有大量的稠痰，1 d 2 ~ 4次都是可以的，直到肺部保持清洁。如果患者的情况得到改善，那么相应地就应该减少次数。

不需要继续做体位引流的标准：胸部 X 线显示相对的清晰；患者 24 ~ 48 h 内不再发热；听诊时呼吸音正常或者接近正常。

除了用体位引流，深呼吸，或者有效的咳嗽能够促进气管的清洁，在体位引流时联合用不同的徒手操作技术能最有效地清洁气管。包括敲打、震颤、振动。

（2）敲打（percussion）：敲打通常使用杯状手，将其放在被引流肺叶的上面。治疗师的杯状手交替地有节律地叩击患者的胸壁。治疗师应该保持肩、肘和腕部松弛和灵活的操作。敲打应该持续一段时间或者直到患者需要改变位置想要咳嗽。这种操作不应该引起疼痛或者不舒适。应该防止刺激敏感的皮肤，可以让患者穿着一件薄的柔软舒适的衣服，或者在裸露的身体上放一条舒适轻薄的毛巾。应该避免在女士的乳房或者是骨凸部位做敲打。

敲打禁忌证：已经发生了骨折，脊椎融合，或者是骨质疏松；在肿瘤的区域；患者患有肺栓塞；假如患者存在很明显的出血倾向；假如患者有不稳定性心绞痛；假如患者有很严重的胸壁疼痛。

（3）振动（vibration）：振动是将两只手直接放在患者胸壁的皮肤上，当患者在呼气的时候给予轻微的压力快速振动。良好的振动操作的获得来自于治疗师从肩到手等长收缩上肢的肌肉。

（4）震颤（shaking）：震颤是在患者呼气时比振动更有力的断断续续的跳动的操作，治疗师的手成对的大幅度的活动。治疗师拇指扣在一起，将其余手指打开直接放在患者的皮肤上面，手指缠住胸壁。治疗师同时给压力和震颤。

4. 呼吸训练（breathing training）　具有促进膈肌呼吸、减少呼吸频率、提高呼吸效率、协调呼吸肌运动、减少呼吸肌及辅助呼吸肌耗氧量、改善气促症状的作用。进行呼吸训练的目的是使患者建立生理性呼吸模式，恢复有效的腹式呼吸。全身性的有氧训练无疑可改善呼吸肌的力量和耐力，但针对性的专项训练更为有效。呼吸肌的训练原理与其他骨骼肌相似，主要通过施加一定的负荷来使其收缩力增强。方法：

（1）体位的摆放：很多 COPD 的患者都曾经或者正在遭遇呼吸困难（气短或气促）的困扰，尤其是患者在运动之后或者精神紧张的情况下尤其明显。当患者正常的呼吸模式受到干扰，那么气短也就随之发生。教会患者自我进行呼吸控制和体位的摆放将有利于改善患者这一症状。可以在患者坐、走、上下楼梯或者完成工作的时候进行。大部分患者能够清楚地意识到在活动中发生呼吸困难的前期症状。在轻微的出现呼吸困难的时候就要告诉患者立即停止目前正在执行的动作，并且使用呼吸控制和缩唇呼吸来防止呼吸困难的进一步加重。使患者处于轻松的位置，通常是将身体前倾。如果有必要，应该使用支气管扩张剂。使患者使用呼吸控制技术来降低呼吸频率，并使用缩唇呼吸来避免呼气时候的过度用力。在使用缩唇呼吸之后，应该建立有效的腹式呼吸模式，避免使用辅助呼吸肌。然后使患者继续保持在这个姿势继续放松和控制呼吸，恢复良好的呼吸模式。

（2）膈肌呼吸训练（diaphragmatic breathing）：又称为腹式呼吸训练（abdominal breathing）或呼吸控制（controlled breathing）训练，是正常的也是最有效的呼吸方式。腹式呼吸训练，就是通过增加膈肌活动范围以提高肺的伸缩性来增加通气量，膈肌每增加1cm，可增加肺通气量250～300ml，同时使浅快呼吸逐渐变为深慢呼吸。膈肌较薄，活动时耗氧不多，又减少了辅助呼吸肌不必要的使用，因而呼吸效率提高，呼吸困难缓解。COPD患者由于其病理变化，横膈被明显压低，活动受到严重限制。此时患者代偿性地使用胸式呼吸来代替，甚至动用辅助呼吸肌进行呼吸，形成浅而快的异常的呼吸模式。因此应教会患者自觉地使用膈肌呼吸这种更为有效的呼吸方式。提高其呼吸效率，降低耗氧量。

标准化操作程序：①将患者安置于舒适和放松的位置，使患者可利用重力帮助膈肌的运动，比如Semi – Flower's position。②如果在治疗之初，发现患者最初的呼吸模式在吸气的时候运用了附属吸气肌，要教会患者如何放松这些肌肉（比如可以采用肩部的环转运动和耸肩动作来放松）。③治疗师将手放在患者的前肋角下缘的腹直肌上，要求患者用鼻缓慢地深吸气，保持肩部的放松和上胸的平静，允许腹抬高，然后告诉患者通过控制性的缓慢呼气排尽气体。④要求患者练习3～4次上述动作，然后休息。不允许患者过度通气。⑤假如患者在吸气时运用膈式呼吸非常困难，通过用鼻嗅的动作成功地完成吸气。这个动作也能易化膈肌。⑥学会怎么样进行自我管理这套程序，让患者将他（她）的手放在前肋角下缘，感受腹部的运动。患者的手将在吸气时抬起，呼气时下降。通过放在腹部的手，患者也能感受到腹肌的收缩，这样也有利于患者控制性的呼气和咳嗽。⑦当患者理解和掌握了运用膈式呼吸来控制呼吸，保持肩部的放松，然后练习在不同位置（仰卧位、坐位、站位）以及在活动中（走和爬楼梯）的膈式呼吸。

（3）缩唇呼吸练习（pursedlip breathing）：所谓缩唇呼吸，是指在呼气时缩紧嘴唇，如同吹笛时一样，使气体缓慢均匀地从两唇之间缓缓吹出。这种方法可增加呼气时支气管内的阻力，防止小气道过早塌陷，有利于肺泡内气体的排出。减慢呼吸速率，增加潮气量。缩唇呼吸应在自然呼气时而非用力呼气的情况使用。该方法可延缓或防止气道的塌陷，改善肺部换气功能。其方法是：将患者安置于舒适放松的位置。向患者解释在呼吸的时候应该放松，不要引起腹部肌肉的收缩。将治疗师的手放在患者的腹部上面，感觉患者的腹部肌肉是否收缩。要求患者深而慢地吸气，然后缩唇将气体缓慢地呼出。用鼻吸气，用口呼气。吸与呼之间比为1：2。

（4）深慢呼吸训练：这一呼吸有助于减少解剖无效腔的影响而提高肺泡的通气量，因此对COPD患者康复是有利的。具体方法是：吸气和呼气的时间比例是1：2。每次训练前，先设置呼吸节律，可用节拍器帮助。随着训练次数增加，所设置的节律逐渐减慢，适当延长呼气过程，使呼气更加完善，减少肺泡内的残气量。

5. 运动训练　具有改善呼吸肌和辅助呼吸肌功能、改善心肺功能和整体体能、减轻呼吸困难症状和改善精神状态的作用。运动训练是肺部康复的基础。大量的临床研究证明：运动训练是提高COPD患者日常生活能力最有效的物理治疗手段。在执行运动训练之前和整个运动训练中，一定要反复地评估患者的情况，一定要与临床呼吸专科医师合作建立完美的临床治疗，包括使用支气管扩张治疗、长期氧疗及对并发疾病的治疗。还应强调的是COPD患者的评估中包括最大心肺功能训练的测试，其目的是评估运动训练的安全性，评估限制运动训练的因素及制订合理的运动训练处方。

运动训练应有一份完整、合理、有效和安全的COPD患者的运动训练处方，应该包括运动训练周期（times/duration）、频率（frequency）、强度（intensity）和种类（type）四个方面：

周期和频率：最小的肺部康复训练周期还没有被广泛地接受。有研究指出出院患者一周两三次持续4周的运动训练比相同频率持续7周的训练优点少。同时普遍认为患者每周进行至少3次运动训练，并在物理治疗师有规律的指导下将获得最佳的运动训练效果。但是基于COPD患者的运动耐受能力和实际情况，一周两次有指导的训练和一次以上在家没有指导的运动训练方案是可接受的，但是一周一次的指导性训练表明是明显不够的。

强度：虽然低强度运动训练能够改善症状、HRQA和日常生活活动能力的某些方面，但是高强度的训练才会获得更多的有效的运动训练好处。一般来说，运动训练的目的应该是试图获得最佳的训练效果。但因为疾病的严重程度、症状的限制和训练动机的不同，运动训练计划应该是可调节的。另外，虽然高强度的运动训练对改善患者的身体情况有优势，但是低强度的运动训练对长期坚持和广泛人群的健康利益更重要。对正常人，高强度训练被认为是可以增加血乳酸水平。不过，在肺功能康复的人群中，因为获得身体情况改善之前的肺功能受损的种种限制，高强度训练方案还没有普遍被接受。虽然高百分比看起来有更多的好处，超过最大锻炼能力 60% 的锻炼强度从经验上讲被认为可以足够带来运动训练的利益。临床上，症状分数可以被用于判断训练负荷。常采用 Borg 评分中的 4 到 6 分作为运动训练强度。

COPD 运动训练种类包括下肢训练、上肢锻炼、腹肌训练、呼吸抗阻练习、耐力和力量训练和间断训练等六种。

（1）下肢训练：可以增加 COPD 患者的活动耐力、减轻呼吸困难症状、改善整体体能和精神状态。肺功能康复锻炼过程传统上集中在下肢训练，常用活动平台 treadmill，或者步行、骑车、登山等方法。在肺功能康复中以骑自行车和行走锻炼方式训练耐力，是最常见的训练方法。最佳的运动处方概括为高强度（大于 60% 最大功率）相对长期的锻炼。

（2）上肢锻炼：上肢锻炼能够锻炼辅助呼吸肌群，如胸大肌、胸小肌和背阔肌等。可以采用手摇车和提重物训练。其他上肢锻炼方法包括上肢循环测力器（arm cycle ergometer）、免负荷训练（free weights）和弹力带训练（elastic bands）。许多日常生活活动涉及上肢，所以上肢锻炼也应该合并在运动训练计划中。

（3）腹肌训练：腹肌是主要的呼气肌。COPD 患者常有腹肌无力，使腹腔失去有效的压力，从而减少膈肌的支托及减少外展下胸廓的能力。

方法 1：卧位腹式呼吸抗阻训练。患者卧位，将 1kg 重的沙袋放在脐与耻骨间的下腹部，每 2d 增加 1 次重量，渐加至 5~10kg，每次 5~20min，每日训练 2 次。

方法 2：吹蜡烛训练。患者坐位，将距离口腔 10cm 处、与口同高点燃的蜡烛的火苗吹向偏斜，逐渐增加吹蜡烛的距离直到 80~90cm。

方法 3：吹瓶训练。用两个有刻度的玻璃瓶，瓶的容积 2 000ml，各装入 1 000ml 水。将两个瓶用胶管或玻璃管连接，在其中的一个瓶插入吹气用的玻璃管或胶管，另一个瓶再插入一个排气管。训练时用吸气管吹气，使另一个瓶的液面提高 30mm 左右。休息片刻可反复进行。通过液面提高的程度作为呼气阻力的标志。每天可逐渐增加训练时的呼气阻力，直到达到满意的程度为止。

（4）呼吸抗阻练习（respiratory resistance training，RRT）：RRT 能够提高呼吸肌的强度和耐力，预防和解除呼吸困难。虽然在训练的时候呼气肌也会被涉及，但呼吸抗阻练习更多关注吸气肌的训练。呼吸抗阻练习通常有两种方式，一种是吸气抗阻训练，另外一种是使用重量的膈肌训练。

吸气抗阻训练：国外有人应用吸气肌训练器（inspiratory muscle trainers，IMT）专门训练吸气肌功能。其原理是让患者经由不同口径的管道吸气，对吸气肌施加不同程度的负荷，而对呼气过程则不加限制，这样便可以达到对吸气肌肌力和耐力的增强作用。开始练习时 3~5min/次，每天 3~5 次，以后练习时间可增加至 20~30min/次，以增加吸气肌耐力。

膈肌抗阻训练：膈肌抗阻训练标准操作程序：使用很小的重量，比如小的沙袋，或者盐包来增强膈肌的强度和耐力；将患者安置在头部稍微抬高的位置，如果可能，最好将患者安置于仰卧位；将一个大约 1.4~2.3kg（3~5 磅）的沙袋或者盐包置于患者的剑突下缘的上腹部；要求患者深吸气但是保持上胸部平静；逐渐增加患者对抗阻力的时间；如果患者能在不使用辅助呼吸肌肉参与的情况下对抗阻力 15min 不感到费力，就可以再增加阻力。

（5）耐力和力量训练：对 COPD 患者的力量（或者阻力）训练也是值得做的。这种训练对提高肌肉的质量和力量比耐力训练有更大的潜力。力量训练一般包括 2~4 组强度范围是从 50%~85% 的 1RM 的 6~12 个重复动作。耐力和力量训练的结合在 COPD 患者运动训练中可能是最好的策略，因为可以联合提高肌肉力量和整个身体的耐力，而不会延长不必要的训练时间。

（6）间断训练：对于一些患者，要达到高强度或长时间的连续性训练可能比较困难，甚至需要近距离的监护。在这种情况下，可以选择间断训练。间断训练是把长时间的锻炼分割为休息期和低强度锻炼期几个短的部分。

（7）训练不耐受：训练的不耐受性是限制 COPD 患者日常生活能力的主要因素之一。在 COPD 患者中导致运动受限的主要症状是呼吸困难和（或）疲劳，原因是通气限制、肺气体交换异常、外周肌肉和心功能不全，或者是以上几种因素的联合。焦虑和消极的动机也与训练的不耐受有关。

（二）作业治疗

作业治疗以减轻患者临床症状，改善机体运动能力，减轻心肺负担，提高呼吸功能，减轻精神压力，改善日常生活自理能力及恢复工作能力为目标。通过日常活动能力训练、适合患者能力的职业训练、有效的能量保护技术及适当环境改建等来实现使患者减少住院天数，最终摆脱病痛的折磨，提高生活质量，早日重返家庭和社会，并延长患者寿命和降低病死率。

1. 提高运动能力的作业治疗　有针对性地选择能提高全身耐力和肌肉耐力的作业活动，改善心肺功能，恢复活动能力。这是作业治疗和物理治疗都必须涉及的部分。

2. 提高日常生活活动能力的作业治疗　患者往往因呼吸问题和精神紧张，而不能独立完成日常生活自理。日常生活活动能力的训练正是为此而设计。

（1）有效呼吸作业：学会日常活动中的有效呼吸，练习主要是教会患者如何将正常呼吸模式即腹式呼吸与日常生活协调起来，如何正确运用呼吸，增强呼吸信心，避免生活中的呼吸困难。

练习要求：身体屈曲时呼气，伸展时吸气；用力时呼气而放松时吸气；上下楼梯或爬坡时，先吸气再迈步，以"吸 - 呼 - 呼"对应"停 - 走 - 走"；如果要将物品放在较高的地方，则先拿好物体同时吸气，然后边呼气边将物体放在所需位置。一些一次呼吸无法完成的活动，则可分多次进行，必须牢记吸气时肢体相对静止，边呼气边活动。例如，让患者模拟开/关门动作，要求患者站在门边，先吸气并握住门把，然后边呼气将门拉/推上，练习多次至自然为止。

（2）自我放松作业：学会日常活动中的自我放松。多数患者由于长期呼吸功能障碍和精神紧张导致全身肌肉紧张。放松训练有助于阻断精神紧张和肌肉紧张所致的呼吸短促的恶性循环，减少机体能量的消耗，改善缺氧状态，抬高呼吸效率。放松治疗有两个含义：一个是指导患者学会在进行各项日常活动时，身体无关肌群的放松；另一个是选择可以让患者全身肌肉放松、调节精神紧张、转移注意力的作业治疗活动。

常用的方法有：缓慢、深长地呼吸；坐位或行进中双上肢前后自然摆动，有利于上肢和躯干肌肉放松；园艺治疗中的养殖花草；在树林、草地上悠闲的散步；养鱼、养鸟活动及音乐疗法都可以达到调整情绪、放松肌肉的作用；传统医学静松功，坐位或立位放松法。

学会在各种活动中的放松，教会患者日常活动、教务活动、职业劳动、社交活动中的放松方法，注意选择合适、舒适的体位，让患者头、颈、肩、背和肢体位置适当、有依托，减少这些肌肉长时间紧张。在日常生活活动中可以一边听音乐一边进行活动，活动安排有计划，保证充裕的时间。在完成某项作业活动时，要充分放松那些不用的肌肉，以保存自己的体力和能力。

对于不容易掌握松弛的患者，可先教会其充分收缩待放松的肌肉，然后，让紧张的肌肉松弛，以达到放松的目的。头颈、躯干、肢体的缓慢摆动，轻缓地按摩、牵拉也有助于肌肉的放松。

3. 环境改造　为了增强患者生活独立的信心，减少对他人的依赖，治疗师应该提供有患者功能状况的信息，必要时通过家庭、周围环境的改造，使患者可以发挥更大的潜能，完成生活的独立。

4. 职业前作业治疗　康复治疗的最终目的，是让患者回归家庭，重返社会。职业治疗就是患者重返工作岗位的前期准备。可以模拟患者从前的工作岗位和工作环境，在治疗师的指导下进行工作操作。如果患者已经不适合以前的职业，治疗师可以根据患者的兴趣，选择一些患者可以胜任的工作加以练习熟悉，并向有关部门提出建议。

（三）心理治疗

COPD 患者普遍存在焦虑、沮丧和其他心理健康障碍。流行病学的报道有接近 45% COPD 患者存在心理障碍。而从临床现状看，对老年 COPD 患者的心理治疗普遍不被重视。同时，因为害怕副作用、上瘾及出于花费的考虑或者服用太多药物的挫折感，许多年老患者拒绝服用抗焦虑药或抗沮丧药物。

实践表明，通过积极的心理干预能够有效地缩短物理治疗的疗程和提高物理治疗的效果，帮助患者减少不良的情绪和促进适应社会环境。

1. 心理治疗的意义　临床证实，呼吸困难的发作频率和程度与COPD患者的心理状态有密切的关系。不良心理刺激能加剧COPD患者的呼吸困难并导致全身残疾。有积极的社会支持的COPD患者比没有社会支持的患者较少存在沮丧和焦虑。

2. 心理评价　心理评价应包括在对患者起始的物理治疗评估中。在治疗之始就应该表现出对他们的疾病的关心和重视及提一些友善的问题。这些问题包括：对生活质量的理解、对疾病的调节能力的认识、自信、治疗动机、坚持的毅力和是否存在神经心理缺陷（例如，记忆力、注意力、解决问题的能力）。评定的内容中应涉及内疚、神气、愤怒、放弃、害怕、压力、睡眠障碍、焦虑、无助、孤立、忧伤、遗憾、悲伤、不良的婚姻关系和照看配偶的健康问题。如果可能，约见主要的看护者（经患者同意）可以帮助探讨患者回答问题的可信度和患者真实的心理情况。

3. 心理支持与治疗　适当的支持系统的发展是肺疾病康复的最重要的内容。COPD患者应该从支持系统中得到帮助去解决他们关心的问题，不管是个体的或者组织的形式。治疗消极的心理可以给患者的生活质量带来明显的改善。虽然中等水平的焦虑和消极存在于肺疾病康复过程中，但是有明显的心理社会障碍的患者，应该在开始物理治疗的时候就应该寻找一个适当的心理健康从业者的帮助。

物理治疗师应该给患者提供一些认知压力症状和解决压力的方法。通过肌肉放松、冥想、瑜伽及中医气功等技术来完成放松训练。选择一些放松精神和心灵的磁带给患者在家里舒缓焦虑的情绪。放松训练应该整合到患者的生活中去，以控制呼吸困难和疼痛，包括镇定练习，预想即将到来的压力，预演需要解决的问题等。下面介绍一种放松功法：

放松功法一般分为三线放松、分段放松、局部放松、整体放松、倒行放松5种方法。5种方法中，三线放松是最基本的方法。

（1）三线放松：先将身体分成两侧、前面和后面三条线，然后自上而下依次分部放松。

第一条线：头部两侧－颈部两侧－肩部－两上臂－肘关节－前臂－腕关节－两手掌－十指尖。

第二条线：面部－颈部－胸腹部－两大腿前面－膝关节－两小腿－两足－十趾端。

第三条线：后脑部－后颈部－背部－腰部－两大腿后面－两膝窝－两小腿－两足跟－两足底。

练功时，依上述路线，先注意一个部位，然后默念"松"字，使该部位放松，接着注意下一个部位，再默念"松"字。先从第一条线开始，再接第二条线，最后接第三条线。每放松完毕一条线，可在该线的终端部位静守1~2min。三线放松完后，可在脐部静守3~4min，如此为一个循环，一般一次练两三个循环，本法更适合于初学者。

（2）分段放松：将全身分为若干段，自上而下进行放松。

从头部－两肩两手－胸部－腹部－两腿两足循序渐进分段放松。

从头部－颈部－两上肢、胸腹背腰－两大腿－两小腿分段放松。

练功时先注意一段，默念"松"字两三次，使该段放松，再注意下一段，默念"松"字。如此依次进行，周而复始。每次练功可放松两三个循环。本法宜于初练功对三线放松诸多部位记忆有困难者。

（3）局部放松：在三线放松的基础上，单独放松身体某一病变部位。或针对身体某一紧张点，默念"松"字20~30次。该法能缓解或消除局部的气滞血瘀之疼痛或不适感。

（4）整体放松：将整个身体作为一个部位，进行默念放松。从头到足流水般地向下默想放松。就整个身体中心笼统地向外周远端默想放松。就三线放松的三条线，依顺序流水般地向下默念放松。此法适合于阴虚火旺，肝阳偏亢之上实下虚患者。

（5）倒行放松：将身体分为前后两条线，自下而上地进行放松。此法宜于气血两亏、中气下陷、头晕目眩之虚损明显的患者。

前面线：足底－足背－小腿－两膝－大腿－腹部－胸部－颈部－面部－头顶。

后背线：足跟－小腿后面－两腿弯－大腿后面－尾骶部－腰部－后背－后颈－后脑－头顶。

（四）营养支持

COPD 患者的身体成分异常的治疗基于以下几方面：发病率和病死率的高度流行和相关性；肺功能康复中运动训练时高热量需求，可能加重失常；增加运动训练的益处。虽然在 COPD 中导致体重丢失和肌肉萎缩的病因复杂而且现在并没有统一的解释，但是不同的生理和药理的干预已经用于治疗脂肪组织和非脂肪量（FFM）的消耗。大部分介入治疗的周期是 2~3 个月。

身体成分异常是 COPD 患者普遍存在的情况。Zanotti（2003）的一项研究报告中指出有32%~63%的 COPD 患者存在体重减轻。肌肉无力在体重不足的 COPD 患者中比较常见。身体组成的物理治疗评估通过计算身体指数（BMI）最容易完成。BMI 定义是体重（kg）数除以身高（米，m）的平方。以 BMI 为基础，COPD 患者可分为体重不足（小于 21）、正常体重（21~25）、体重过重（25~30）和肥胖（大于 30）。近期体重丢失（过去的 6 个月里丢失大于 10% 或者过去的一个月里丢失大于 5%）能够很好地预测慢性肺疾病的发病率和病死率。然而，体重或者 BMI 的测量，不能准确地反映这些患者身体组成的变化。体重可以分为脂肪量和 FFM。FFM 由身体细胞质量（器官、肌肉、骨骼）和水组成。FFM 的测量可以估计身体细胞质量。FFM 的丢失是 COPD 患者相关的恶病质的特征性表现。确定 FFM 的方法有：皮肤厚度、人体测量学、生物阻抗分析、双能 X 线吸光测定法（DEXA）等。虽然 FFM 的减少常与体重丢失联系在一起，但是 FFM 的丢失也可以出现在体重稳定的患者中。FFM 的丢失常表明肌纤维选择性萎缩，特别是 II 型纤维。在过去的 20 年中，几个研究已经定义和量化 FFM 的损耗。物理治疗评估中可以基于 FFM 指数（FFM/体重2）来考虑损耗，男性低于 16，女性低于 15 是有意义的。在欧洲的研究中，使用这些参数发现 35% 的来自肺部康复的 COPD 患者和 15% 出院的 COPD 患者出现了 FFM 指数的降低，证明了其在慢性肺疾病中的高流行性。用 12min 行走测试或者 VO_2max 测试 COPD 患者，发现 FFM 减少的患者比 FFM 正常的患者的运动耐力要低。另外，周围肌肉力量也是降低的，因为肌力直接与肌肉的横截面积成正比。在研究中发现每 kg 肢体 FFM 产生的力在 COPD 患者和对照组中是相近的，支持了肌肉质量的丢失是肢体无力的主要决定因素。虽然一部分肌肉无力的出现毫无疑问地归于胸廓形状和过度充气的变化导致的生物力学缺陷，但 COPD 患者中肌力的削弱与 FFM 的减少也有联系。体重不足的 COPD 患者比正常体重的患者有明显的 HRQL（health - relatedquality of life，HRQL）的减弱。因为正常体重的 COPD 患者和低 FFM 的患者比正常 FFM 的低体重患者有更多的 HRQL 的削弱，身体组成失常是 HRQL 的重要预测指标，而不是体重减少。

1. 热量的补充　热量的补充对 COPD 的患者是特别重要的。因为一些患者可能存在不自觉的体重丢失和（或）在运动中机械性功效的减少。适当的蛋白摄入可刺激蛋白合成以保持和储存去脂体重（FFM）。在以下几种情况应该给予热量的补充：BMI 小于 21，最近 6 个月内不自觉的体重丢失 10% 或者 1 个月内丢失 5%，或者 FFM 的损耗。营养补充应该包括对患者饮食习惯和能量浓度补充的管理。口服液体饮食补充能保持能量平衡和增加体重不足的 COPD 患者的体重。但是这些早期的研究没有计算脂肪组织和 FFM 的比率，而且大多数出院患者单独的营养补充并没有明显地增加体重。这样的结果可能受以下几个因素影响：自动的食物摄入，日常饮食中和活动模式中的营养补充没有得到最好的执行，营养补充中蛋白的大小和营养素的成分，以及全身性的炎症消耗。把这些因素考虑进去，通过整合的营养干涉策略应用到全面的康复过程中去，可能有更大的促进。Gosselink R（2000）的研究报告显示：营养补充结合指导下的运动训练可以增加体重不足的 COPD 患者的体重和 FFM。这份研究明确指出联合的干涉可以导致 FFM 和脂肪组织的增加比率是 2：1。

2. 生理性介入　力量训练可以通过胰岛素生长因子 I（IGF-1）或者 IGF-1 信号的靶器官来刺激蛋白质合成以选择性地增加 FFM。在正常身体成分 COPD 的患者，8 周的整个身体的运动训练适当地增加了 FFM 从而导致体重增加，而脂肪趋向减少。对正常体重的 COPD 患者，经过 12 周的有氧训练结合力量训练，通过计算机 X 断层扫描仪测量，两侧大腿中段肌肉横截面有所增加。然而，BMI 并没有变化。BIM 的不同反应与不同组间的饮食摄入不同有关系。

3. 药物的介入　几种药物性康复策略已经应用到对 COPD 患者的干预，药物干预的好处在于可以减少体重，增加 FFM。合成的类固醇已经被广泛研究，可以作为单独治疗，也可以结合其他肺功能康复。一般来说，治疗周期是 2～6 个月，合成类固醇可以提高肺功能康复的结果有以下几个机制：

直接或间接地作用于 IGF-1 系统刺激蛋白质合成；筒箭毒碱基因的调节；抗糖皮质激素作用和红细胞生成作用。

低剂量合成类固醇的干预方式可以采用肌内注射或者口服，一般没有明显的不良反应。低睾丸激素水平的男性患者，服用睾丸激素导致肌肉块的增加。是否合成类固醇的治疗将改善运动能力或健康状态还不是很清楚，特别是这些治疗的适应证还没有被定义。生长激素是系统的 IGF-1 有效的刺激剂，可以提高在参与肺功能康复过程中的一小部分体重不足的 COPD 患者的瘦的身体成分。身体成分的适当增加和运动性能的提高有相关性。然而，这个治疗比较昂贵并且有一定的不良反应，比如水盐潴留、糖代谢减弱。最近，有研究正在调查生长激素释放因子提高 COPD 患者的身体成分和功能性能力的安全性和效果。促孕剂醋酸甲地黄酮已经表明可以增加食欲、体重和刺激慢性虚弱条件下的通气量，比如艾滋病和癌症。给体重不足的 COPD 患者使用 8 周，和安慰剂治疗比较后发现有 2.5kg 的体重差别，但是这个体重的改变主要是脂肪组织。基于最近的研究，几种生理性和药理性介入能够调节 COPD 患者的脂肪组织和 FFM。然而这些介入表明是相对安全和短期的，还需要更多的研究去证明长期效果。还需要更多的研究去发展对慢性肺疾病的肌肉消耗时药物介入的最佳策略。这些包括运动训练和药物治疗的结合，给特殊人群（疾病的严重性和软组织耗损模式）设定目标，和确定身体成分的改善是否转化成功能性好处和延长生存。

4. 对肥胖患者的特殊考虑　与肥胖有关的呼吸系统问题可能引起做功的增加和呼吸时氧耗的增加，以及运动耐力的消耗、残疾和生活质量的缺失。呼吸性功能的明显异常可单独因为肥胖引起，甚至在潜在的肺实质疾病和限制性胸廓疾病的不足中存在。与肥胖有关的呼吸问题包括低肺容量的呼吸性机制，呼吸系统顺应性的降低，增加下气道阻力，以及呼吸模式和呼吸驱动的改变。"轻度肥胖"的人也比同年龄预期的血氧水平不足，是由于肺底的扩张不足。

肺功能康复是致力于与肥胖有关的呼吸性疾病和肥胖导致功能受限的患者的需求。特殊的治疗包括营养指导，限制热量的饮食计划，鼓励减肥和身体支持。虽然没有确定关于肺功能康复后获得大量体重减少的目标，但是肥胖患者的全面康复可以导致体重减少和提高功能状态和生活质量。

五、功能结局

（一）生理功能方面

COPD 患者以呼吸困难、进行性加重为结局，绝大多数最终死于呼吸衰竭、循环衰竭和并发症。

（二）心理功能方面

大多数 COPD 患者终身有不同程度的忧郁、沮丧、焦虑和绝望等心理障碍。

（三）社会参与能力方面

ADL 能力及其相关活动受限、社会交往受限、职业受限及生活质量下降通常将伴随 COPD 患者终身。

康复治疗能改善 COPD 患者的生理功能、心理功能、社会功能、减少 COPD 感染发作频率、阻止病情进展速度以及提高 COPD 患者的生活质量，应及时介入并持之以恒。

六、健康教育

在治疗的同时让患者了解有关疾病的知识，是控制疾病、延缓疾病发展的重要手段。患者应该了解所患疾病的基本知识，包括药物的治疗作用、用法及不良反应，以便患者自我照顾。花粉、飞沫、灰尘、清洁剂、烟雾、寒冷等，都是不良刺激因素，会影响病情。指导患者掌握正常的呼吸方式和养成良好的呼吸习惯，管理好自己的呼吸道。呼吸系统疾患的患者由于呼吸道抵抗力很弱，极易患感冒，而继发感染会导致支气管症状加重，可采用防感冒按摩、冷才洗脸、食醋熏蒸、体质训练等方法预防感冒，减少发病的可能。保持所处环境的空气清新和通畅，每天开窗、开门，保持空气流通，减少呼吸道感染的机会，另外强调戒烟和避免被动吸烟，也有助于减少呼吸道分泌物，降低感染的危险性。积极治疗呼吸系统疾病，控制炎症，减少疾病的反复发作。在健康教育中，患者需要掌握以下基本知识，这是预防和控制这类疾病的重要环节。包括：认识正常呼吸道的解剖结构和呼吸肌的功能；认识呼吸在人体中的重要作用；掌握正常的呼吸方式和呼吸节律，注意保持呼吸道清洁卫生；认识吸烟的危害。

（一）能量保存技术

学会日常活动中的能量保存，强调节能技术的运用，可以减少日常生活活动中的能量消耗，使体能运用更有效，增强患者生活独立性，减少对他人的依赖。先对活动进行计划安排，包括活动节奏的快慢程度，活动强度的轻重交替，活动中间的休息等，这些都是节省体力、避免不必要氧耗的有效手段。像坐着比站着省力，经常用的东西放在随手可拿到的地方，避免不必要的弯腰、转身、举臂、前伸，如果有必要可借助棍子、叉子等辅助用具拿取物品，提较重的东西尽量用推车，而推比拉省力，活动时动作要连贯缓慢，有一定的休息间隙。教会患者如何保存体能，用最省力的方法独立完成日常生活活动。指导患者养成良好的姿势习惯，运用适当的躯体力学原理完成诸如举、搬、接、推、拉、梳头、洗澡等基本生活动作；必要时学会利用各种辅助设备完成生活活动。合理安排活动的时间、频率及程序，保证既完成活动又不过分疲劳。具体原则如下：

活动或做事前先将准备工作做好，所需物品和资料放在开始就要用的地方，如有可能尽量选择左右活动，避免前后活动。

坐位比站位省力，尽量选择坐位处理事情。

日常生活用品应放在随手可及的地方，避免不必要的弯腰、伸手。

移动物品时用双手且靠近身体，搬动笨重物体用推车，用手推比拉省力。

活动要连贯并缓慢进行，活动要经常休息，轻重事情交替进行。

动作过程中缩唇并缓慢呼气。如坐位穿鞋，应先将鞋拿起，再把同侧的脚放在另侧大腿上，穿鞋系带；另一只脚同对侧。而不要弯腰低头在地上穿鞋。

（二）纠正不良姿势

注意日常活动中的身体姿势，长期的呼吸肌以及辅助呼吸肌的紧张及胸廓钙化不仅使患者含胸驼背，姿势不良，且影响正常呼吸。纠正不良姿势的练习如下：

增加胸廓活动：患者坐位，双手叉腰，吸气，躯干向一侧屈，同时呼气，还原吸气，躯干再向另一侧屈并呼气，再还原，如躯干向一侧屈时另侧的上肢能同时上举，则效果更好。

挺胸、牵张胸大肌：吸气挺胸，呼气含胸耸肩。

肩带活动：坐位或立位，吸气并两臂上举，呼气同时弯腰屈髋双手下伸触地。

纠正驼背：立于墙角，面向墙壁，两臂外展90°屈肘90°，双手分别置于两侧墙上，双脚静止而身体向前移动并挺胸。也可双手持体操棒置于颈后部，双手与肩同宽以牵伸胸大肌、挺胸。以上练习每个持续5~10s或更长些，每组5~10个，每天2~3次。

（三）家庭氧疗

氧疗可以改善患者症状，提高工作效率，增加运动强度，扩大活动范围。有研究证实每天坚持15h吸氧效果比间断吸氧为好。长期低流量吸氧（小于5L/min），可提高患者生活质量，使COPD患者的存活率提高2倍。教会患者氧气的正确和安全使用。在氧气使用过程中主要应防止火灾及爆炸，在吸氧过程中禁止吸烟。

适应证：经过临床抗感染、祛痰和支气管扩张剂等治疗，如缓解期动脉血氧分压（PaO_2）仍在7.33kPa以下者，应进行家庭氧疗。而对于那些伴有继发性红细胞增多症或顽固性右心衰的COPD患者可适当放宽氧疗指征。

为防止高浓度吸氧对通气的抑制作用，应采用低流量吸氧。持续给氧气，流量小于1L/min；夜间给氧，流量小于3L/min；运动时给氧气，流量小于5L/min。氧浓缩器可以将空气中氧气浓缩，使用方便。液氧贮器将氧气在超低温下以液态保存，故体积小，重量也轻，可以随身携带，为其优点。

（四）防感冒按摩操（金豫和周士枋教授方法）

已经得到较普遍的应用，基本方法是：

1. 按揉迎香穴　迎香穴属于手阳明大肠经，位于鼻翼外缘沟。用两手中指指腹紧按迎香穴，做顺、反时针方向按摩各 16～32 次。

2. 擦鼻两侧　两手拇指根部掌面的大鱼际肌或两侧拇指近节互相对搓摩擦致热，自鼻根部印堂穴开始沿鼻两侧下擦至迎香穴。可两手同时，也可一上一下进行。各擦 16～32 次。

3. 按太渊穴　太渊穴属于手太阴肺经，位于腕桡侧横纹头即桡侧腕屈肌腱的外侧、拇长展肌腱的内侧。用拇指指腹紧按穴位做顺、反时针方向按摩各 16 次，左、右侧交替进行。

4. 浴面拉耳　主要为摩擦脸面和耳部。两手掌互搓致热，两手掌紧贴前额前发际，自上向下擦至下颌部，然后沿下颌分擦至两耳，用拇、示指夹住耳垂部，轻轻向外拉（也称双凤展翅），2～3 次，再沿耳向上擦至两侧颞部，回至前额部，重复 16 次。最后两手掌窝成环状，掩盖鼻孔，呼吸 10 次。

5. 捏风池穴　风池属少阳胆经，位于枕骨下发际，胸锁乳突肌和斜方肌止点之间的凹陷处。用两拇指指腹紧按该穴，其他各指分别置于头顶部，做顺、逆时针方向按摩各 16 次，或用一手的拇、示指分别按两侧的风池穴，按捏 16 次。得气感为局部酸、胀、热明显，并向下方和向内放散。然后，用手掌在颈项部做左右按摩 16 次。

（吴值荣）

第二节　肺源性心脏病

慢性肺源性心脏病（chronic pulmonary heart disease）是因肺组织、肺动脉血管或胸廓的慢性病变而导致肺组织结构和功能异常，产生肺血管阻力增加，肺动脉压力增高，使右心扩张、肥大，伴或不伴右心衰竭的心脏病。我国肺心病的患病率约为 0.4%，大于 15 岁人群中发病率约为 0.7% 肺心病的患病率存在地区的差异，东北、西北、华北患病率高于南方地区，农村患病率高于城市，并随年龄增高而增加。吸烟者比不吸烟者患病率明显增多，男女无明显差异。

肺心病的发病机制有些还不很清楚。但先决条件是肺的功能和结构的不可逆性改变，发生反复的气道感染和低氧血症。导致一系列的体液因子和肺血管的变化，使肺血管阻力增加，肺动脉血管的结构重构，产生肺动脉高压。肺循环阻力增加，右心发挥其代偿功能，以克服肺动脉压升高的阻力而发生右心室肥大。肺动脉高压早期，右心室尚能代偿，舒张末期压力仍正常。随着病情的进展，特别是急性加重期，肺动脉压持续升高且严重，超过右心室的负荷，右心失代偿，右心排血量下降，右心室收缩末期残留血量增加，舒张末压增高，促使右心室扩大和右心室功能衰竭。

一、临床表现

（一）症状和体征

本病发展缓慢，临床上表现为在原有肺、胸疾病的各种症状和体征外逐步出现的肺、心功能衰竭以及其他器官损害的征象。在肺、心功能代偿期，临床症状主要表现为慢阻肺的症状：慢性咳嗽、咳痰、喘息或气促，活动后的心悸感、呼吸困难、乏力和运动耐力下降。体检可有明显肺气肿征：肺动脉瓣区第二心音亢进，提示肺动脉高压；有右心室肥大时，三尖瓣区出现收缩期杂音或剑突下出现心脏搏动。在肺、心功能失代偿期的主要表现以呼吸衰竭为主，伴或不伴有心力衰竭。

（二）影像学检查

除肺、胸原发疾病的特征外，有肺动脉高压征，如右下肺动脉干扩张，其横径大于等于 15mm；其横径与气管横径之比大于等于 1.07；肺动脉段明显突出或其高度大于等于 3mm；右心室肥大征，皆为诊断肺心病的主要依据。

（三）心电图检查

典型的肺心病心电图表现为右心室肥大的改变，如电轴右偏，额面平均电轴 ≥ +90°，重度顺钟向转位，$RV_1 + SV_5 \geq 1.05\,mV$ 及肺型 P 波。

（四）超声心动图检查

诊断指标包括右心室流出道内径（大于等于 30mm），右心室内径（大于等于 20mm），右心室前壁的厚度，左、右心室内径的比值（小于 2），右肺动脉内径或肺动脉干及右心房肥大等。

（五）动脉血气分析

肺功能代偿期可出现低氧血症或合并高碳酸血症，当 $PaO_2 < 60mmHg$（7.8kPa）、$PaCO_2 > 50mmHg$（6.65kPa）时，表示有呼吸衰竭。

（六）其他检查

肺功能检查对早期或缓解期肺心病患者有意义。痰细菌学检查对急性加重期肺心病可以指导抗菌药物的选用。肺阻抗血流图及其微分图检查对肺心病的诊断和预测肺动脉高压及运动后预测肺动脉高压有参考价值。

根据"慢性肺心病诊断标准"，患者有慢支、肺气肿、其他肺胸疾病或肺血管病变，因而引起肺动脉高压、右心室肥大或右心功能不全表现，并有上述的心电图、X 线表现，再参考超声心动图、肺功能或其他检查，可以做出诊断。

二、康复评定

（一）生理功能的评定

1. 肺功能的评定　肺功能的评定包括通气功能和换气功能的评定。

（1）肺通气功能测定：包括静态肺容量测定、动态肺容量测定。分述如下：

静态肺容量：临床常用的静态肺容量测定内容有肺活量（VC）、残气量（RV）、功能残气量（FRC）和肺总量（TLC）。

肺活量：最大吸气后，再做一次最大呼气的气量。正常值：男性 3 470ml 左右，女性 2 440ml 左右。肺活量降低 20% 以上为异常。

残气量：最大呼气后仍残留在肺内不能再呼出的气量。残气量随年龄而增加。正常值：男性 1 530ml 左右，女性 1 020ml 左右。

功能残气量：平静呼气末遗留在肺内的气量。相当于残气量 + 补呼气量，正常值：男性 2 600ml 左右，女性 1 580ml 左右。

肺总量：深吸气后，肺内所含气体总量。相当于肺活量 + 残气量。正常值：男性 5 020ml 左右，女性 3 460ml 左右。

肺心病患者的静态肺容量测定中，其残气量增加，残气量占肺总量的百分比大于 40%，功能残气量也增加。

动态肺容量：动态肺容量是以用力呼出肺活量为基础，来测定单位时间的呼气流速，能较好地反映气道阻力。

用力呼出肺活量（FEVC）：尽力吸气后，再用力最快呼气，直至完全呼尽，其总的呼气量即为 FEVC。时间肺活量是指分别计算第 1s 末、第 2s 末和第 3s 末的呼气量，即 1s 用力呼气量、2s 用力呼气量、3s 用力呼气量。将 1s 量、2s 量、3s 量的绝对值与 FEVC 相比则为 1s 率、2s 率、3s 率，正常值分别为 83%、96%、99%。患者在早期，肺活量可以是正常的，而时间肺活量会降低，1s 率小于 60% 相对于肺活量，时间肺活量能更好地反映小气道的问题。

最大中期呼气量（MEF）与最大中期呼出流速（MMEF）：MEF 是把用力呼出肺活量的呼出曲线分成四段，舍去第一和第四段，取中间两段的量，即为最大中期呼气量。MEF 排除了受试者的主观因素，更为敏感。MMEF 是以 MEF 与相应时间的关系来计算：

MMEF = MEF/METs

用力呼出中期 50% 肺活量所需的时间称为 METs。MMWF 正常值：男性 4.48L/S ± 0.183L/S，女性 3.24L/S ± 0.1L/S。由于排除主观意志的影响，此法比时间肺活量更敏感，气道阻力的反映更确切。

最大通气量（MVV 或 MVC）：在单位时间内（每分钟）用最大速度和幅度进行呼吸，吸入或呼出的气量。正常值：男性 104L，女性 82L。降低 20% 以上为异常。

最大呼气流速 - 容量曲线（简称流速 - 容量曲线）：在尽力吸气后，再用力最快呼气，直至完全呼尽的过程中，连续测定不同流量下的肺容量和相应的压力改变，以此绘图，得到的曲线称为流速 - 容量曲线。其特点是在不同肺容量下，压力、流速的关系存在差别。在此曲线上可任意选择肺容量中的某一容量，来确定在此容量时产生某一流速所需的压力。流速 - 容量曲线在临床上多应用于小气道疾病的检查。不同的肺部疾患，流速 - 容量曲线表现有不同：①慢性阻塞性肺疾患，各阶段流速与最大流速都降低；曲线的降支突向容量轴，病情愈重，弯曲愈明显；肺活量减少。②早期小气道病：与慢阻肺图形基本相似，但改变程度较轻。肺活量无明显改变。③限制性通气障碍：表现为流速 - 容量曲线高耸，各阶段流速增高，肺活量减少，曲线倾斜度增大。

闭合气量（CV）：闭合气量是测定从小气道闭合开始到最大呼气末为止的时间段内的气量。闭合气量增高，表示气道早闭。原因是小气道的阻塞和肺弹性回缩力的降低。

（2）换气功能测定：肺泡通气量（有效通气量）：肺泡通气量 =（潮气量 - 无效腔气量）× 呼吸频率。正常值：4 200ml/min 左右。大于 5 000ml/min 表示通气过度，小于 2 000ml/min 表示通气不足。无效腔气量是指有通气作用，但不与肺血管中的血流进行气体交换的部分气体。呼吸频率高，潮气量小，无效腔气量大，则肺泡通气量减少。故深缓呼吸比浅快呼吸所取得肺泡通气量多，换气效能高。

通气与血流比率：

通气与血流比率 = 每分钟肺泡通气量/每分钟肺脏血流量

正常值 = 4 000ml/5 000ml = 0.8

肺泡内的气体与肺泡周围毛细血管的血流进行气体交换时，要求要有足够的通气及充分的血流量。如仅有通气无血流，则为无效腔样通气。有血流无通气，则无气体交换，相当于动静脉分流。

通气与血流比率失调对 O_2 和 CO_2 交换的影响在程度上是不相等的。原因在于 O_2 与 CO_2 的动静脉分压差悬殊［分别为 60mmHg（7.98kPa）和 6mmHg（0.798kPa）］，两者的解离曲线也不同。通气与血流比率失调往往只是缺 O_2，没有或仅有轻微的 CO_2 潴留。

弥散功能：弥散功能以肺泡膜两侧气体分压相差 1mmHg（0.133kPa）时单位时间（分钟）内通过的气体量，即弥散量来表示，衡量气体透过肺泡膜的能力。其大小与下列因素有关：气体在肺泡中和毛细血管血液中的压力差值、肺泡面积、肺泡膜厚度、气体分子量及气体在液体中的溶解度。CO_2 的弥散能力是 O_2 的 21 倍，故弥散功能障碍主要影响 O_2 的吸收。

2. 呼吸功能障碍程度评定　主观呼吸功能障碍程度评定根据气促程度进行分级：

（1）自觉气短、气急分级

Ⅰ级：无气短、气急。

Ⅱ级：稍感气短、气急。

Ⅲ级：轻度气短、气急。

Ⅳ级：明显气短、气急。

Ⅴ级：气短、气急严重，不能耐受。

（2）呼吸功能改善或恶化时以下列标准评分

-4：非常明显改善。

-3：明显改善

-2：中等改善

-1：轻度改善。

0：不变。

+1：轻度加重。

+2：中等加重。

+3：明显加重。

+4：非常明显加重。

3. 运动功能评定　通过运动试验，可评估心肺功能和运动能力。

（1）活动平板或功率自行车运动试验：通过活动平板或功率自行车运动试验，进行运动试验获得最大吸氧量、最大心率、最大 METs 值及运动时间等相关量化指标评定患者运动能力（详见本章第一节）。也通过活动平板或功率自行车运动试验中患者主观劳累程度分级（Borg 计分）等半定量指标来评定患者运动能力。

（2）6min 或 12min 行走距离测定：测定患者在规定时间内在平地行走的距离（详见本章第一节）。规定时间内行走距离越短心肺功能越差。

（二）心理功能评定

参见第二章：康复医学的临床评定。

（三）日常生活活动能力评定

呼吸功能障碍患者的日常生活活动能力的评定常采用六级分法：

0 级：虽存在不同程度的肺气肿，但是活动如常人，对日常生活无影响、无气短。

1 级：一般劳动时出现气短。

2 级：平地步行无气短，速度较快或上楼、上坡时，同行的同龄健康人不觉气短而自己感觉气短。

3 级：慢走不到百步即有气短。

4 级：讲话或穿衣等轻微活动时亦有气短。

5 级：安静时出现气短，无法平卧。

（四）社会参与能力评定

主要进行生活质量评定和职业评定。参见第二章：康复医学的临床评定。

三、功能障碍

（一）生理功能障碍

1. 呼吸功能障碍　主要表现为呼吸困难，病理性呼吸模式形成，最严重的呼吸功能障碍是呼吸衰竭。

肺心病患者原发疾病导致了小气道狭窄、肺泡弹性下降、肺动脉高压及肺血管毁损、胸廓活动受限等，使患者在呼吸过程中的有效通气量与换气量降低、残气量增加，临床上患者表现为运动后气促、气急、呼吸困难或出现缺氧症状等，给患者带来极大的痛苦。

病理性呼吸模式：肺心病患者呼吸方式多表现为浅快的胸式呼吸模式，膈肌运动很少。这种呼吸模式使肺有效通气量减少，患者为了弥补，即便在安静状态下也动用辅助呼吸肌参与呼吸，形成了病理性呼吸模式。病理性呼吸模式使患者不能进行有效的通气，同时，由于这些肌群在活动时增加耗氧量，使呼吸本身所消耗的氧量增加，加重了患者的缺氧状态。

2. 心脏功能障碍　主要表现为肺泡换气功能障碍或换气功能障碍加右心衰为特征性表现。

3. 运动功能障碍　主要表现为肌力及运动耐力下降。患者因为惧怕劳力性呼吸困难，活动减少，导致肌力与运动耐力下降，肌力与运动耐力下降使患者在同样运动时氧利用减少，需氧量增加，加重呼吸困难，形成恶性循环。

（二）心理功能障碍

1. 恐惧和焦虑　长期患病，患者日常生活活动与社会参与受限，导致患者出现恐惧与焦虑。

2. 疑病和敏感　由于疾病迁延不愈、反复发作，使患者产生疑虑，患者表现为一种不相信是自己患的病，另一种则认为自己的病情比医生说得更严重，多在病情缓解期出现。

3. 过度依赖与行为退化　肺心病患者多为老年人，对疾病发作、病情危重程度，患者完全处于被动状态，缺乏主见和信心，要求更多的关心和同情，并且事事都依赖别人去做，导致依赖心理增强，行为退化。

4. 患者角色减退或缺失　患者对疾病不在乎心理（自持心理）和久病成医心理，任意活动或滥用药物，依从性差。

（三）日常生活活动能力受限

由于呼吸功能、心功能与运动功能受限，大多数患者日常生活活动能力减退。严重患者可能长期卧床，生活不能自理。

（四）社会参与能力受限

患者社会参与、社会交往常常受到部分或全部限制，大多数患者职业参与能力受限，甚至完全不能参加工作。

四、康复治疗

肺心病的康复治疗主要在缓解期。康复原则是以综合治疗为主，最大限度改善患者的功能。康复目标是尽可能恢复有效的腹式呼吸，并改善呼吸功能；清除支气管腔内分泌物，减少引起支气管炎症或刺激的因素，保持呼吸道卫生；采取多种措施，减少和治疗并发症；提高心功能和全身体力，尽可能地恢复活动能力。其适应证包括所有病情稳定的肺心病患者，禁忌证主要包括呼吸衰竭、心力衰竭、不稳定型心绞痛、明显肝功能异常、脊柱及胸背部创伤等。康复治疗措施包括物理治疗、作业治疗、心理治疗与康复教育。

（一）物理治疗

主要包括物理因子治疗、气道廓清技术（有效的咳嗽训练与体位引流）、呼吸训练及运动训练。详细操作请参见本章第一节。

（二）作业治疗

作业治疗以减轻患者临床症状、改善机体运动能力、减轻心肺负担、提高呼吸功能、减轻精神压力、改善日常生活自理能力及恢复工作能力为目标。通过日常活动能力训练、适合患者能力的职业训练、有效的能量保护技术及适当环境改建等来实现使患者减少住院天数，最终摆脱病痛的折磨，提高生活质量，早日重返家庭和社会，并延长患者寿命和降低病死率。肺心病患者的作业治疗包括提高运动能力的作业治疗、提高日常生活活动能力的作业治疗、环境改造、职业前作业治疗，请参见本章第一节。

（三）心理治疗

（1）建立良好的医患关系，加强心理沟通：医护人员沉着、冷静，言行上表示信心，取得患者的信任，有助于患者主动配合治疗。

（2）对患者要具有同情心：依赖心理增强的患者，急需得到亲人照料与医护人员的关怀，医护人员的关怀同情，确可减轻或消除痛苦。

（3）对有自持心理的患者，应加强健康教育，提高他们对疾病的认识，更好地发挥患者对治疗的主观积极性。

（4）发现患者角色减退或阙如时，则耐心向患者说明逐渐增加活动量的重要性，以争取患者合作，保证他们安全与顺利康复。发现行为减退或角色过度时，则恰当地向其介绍病情，鼓励其循序渐进地活动，并讲明不活动的危害。同时应言语亲切、态度和蔼，使其感到自己的活动是在监护下进行的，绝对安全。

五、功能结局

（一）生理功能方面

肺心病患者以进行性加重的呼吸困难为结局，绝大多数最终死于呼吸衰竭、循环衰竭和并发症。

（二）心理功能方面

大多数患者终身有不同程度的抑郁、疑病、焦虑、过度依赖等心理障碍。

（三）社会参与能力方面

ADL能力与社会参与能力受限，生活质量下降通常将伴随肺心病患者终身。

合理的康复治疗后可达到减少用药量、缩短住院日；减少气短、气促症状；减轻精神症状如压抑、紧张等；提高运动耐力、日常生活自理能力和恢复工作的可能性；增加对疾病对认识，从而自觉采取预防措施，提高控制症状能力。最终能提高生活质量，减少因呼吸功能恶化所导致的病死率。

六、健康教育

在治疗的同时让患者了解所患疾病的基本知识，以便患者自我照顾。包括：

（一）强调戒烟

烟雾使黏膜上皮纤毛发生粘连、倒伏、脱失，使支气管杯状细胞增生，分泌物增多，呼吸道的防御功能下降，是引起肺部感染的重要原因。因此，必须戒烟，包括避免被动吸烟。

（二）防感冒

肺心病患者易患感冒，继发细菌感染后常使支气管炎症状加重。防感冒操的应用可以帮助患者，详细操作请参见本章第一节。

（三）家庭氧疗

每天持续低流量长时间（16h以上）的吸氧可以改善患者的临床症状，增加心肺适应性，提高患者的生存质量和存活率。应教育患者正确使用氧疗机及氧疗的方法。

（四）其他

（1）强调咳嗽排痰的重要性，如每天痰量超过30ml，宜进行体位排痰。

（2）药物治疗应根据医嘱进行，而不是自以为是，或对药物产生依赖。

（3）氧疗对肺心病患者的重要性与如何进行氧疗。

（4）认识慢支和肺气肿的关系和其可能转归，以及康复治疗的必要性。

（武润梅）

第三节 支气管哮喘

支气管哮喘（bronchial asthma）简称哮喘，是由多种细胞，包括气道的炎性细胞、结构细胞（如嗜酸性粒细胞、肥大细胞、T淋巴细胞、中性粒细胞、平滑肌细胞、气道上皮细胞等）和细胞组分参与的气道慢性炎症性疾病。这种慢性炎症导致气道高反应性，通常出现广泛多变的可逆性气流受限，并引起反复发作性的喘息、气急、胸闷或咳嗽等症状，常在夜间和（或）清晨发作、加剧，多数患者可自行缓解或经治疗缓解。

哮喘发病的危险因素包括宿主因素（遗传因素）和环境因素两个方面。本病病因不十分清楚，大多认为是一种多基因遗传病，受遗传因素和环境因素的双重影响。哮喘的发病机制不完全清楚。多数人认为哮喘与变态反应、气管炎症、气管高反应性及神经等因素相互作用有关。目前，哮喘发病机理的观点是一种涉及气管壁的特定性的慢性炎症过程，它可引起气流受限和反应性增高，从而当对不同的刺激物反应时气管更加狭窄。气管炎症的典型特点是呼吸道黏膜及管腔中活性的嗜酸性粒细胞、肥大细胞、

T 淋巴细胞数目增加和基底膜网质层增厚、上皮下纤维增生。这种变化甚至在没有哮喘症状时仍然存在。

支气管哮喘的流行病学：全球约有 1.6 亿患者，各国患病率 1%～13% 不等，我国的患病率 1%～4% 本病可发生于任何年龄，但半数以上在 12 岁前起病。在哮喘患儿中，约有 70% 起病于 3 岁前。一般认为儿童发病率高于成人，成人男女患病率大致相同，约 40% 的患者有家族史，发达国家高于发展中国家，城市高于农村。

一、临床表现

（一）症状与体征

（1）典型的支气管哮喘发作前有先兆症状，如打喷嚏、流涕、咳嗽、胸闷等，病情发展，可因支气管阻塞加重而出现哮喘。患者被迫采取坐位或呈端坐呼吸，咳嗽多痰或干咳，严重时出现发绀等，一般可自行或用平喘药物后缓解。某些患者在缓解数小时后可再次发作，甚至导致哮喘持续状态。发作时，胸部呈过度充气状，有广泛的哮鸣音，呼气音延长。但在轻度哮喘或非常严重的哮喘发作，哮鸣音可不出现。心率增快、奇脉、胸腹反常运动和发绀常出现在严重哮喘患者中。

（2）哮喘缓解期或非典型的哮喘患者：可无明显的体征。

（二）实验室检查

1. 血液检查　发作时可有嗜酸性粒细胞增高，但多不明显，如并发感染可有白细胞数增高，分类中性粒细胞比例增高。

2. 痰液检查　涂片在显微镜下可见较多嗜酸性粒细胞，可见嗜酸性粒细胞退化形成的尖棱结晶、黏液栓和透明的哮喘珠。如并发呼吸道细菌感染，痰涂片革兰染色、细菌培养及药物敏感试验有助于病原菌诊断及指导治疗。

3. 呼吸功能检查　哮喘发作时，有关呼气流速的各项指标均显著下降，第一秒用力呼气容量（$FEV_{1.0}$）、$FEV_{1.0}$/用力肺活量（FVC）%、最大呼气中期流速（MMER）、25% 与 50% 肺活量时的最大呼气流量（$MEF_{25\%}$ 与 $MEF_{50\%}$）以及呼气流量峰值（PEF）等均减少。缓解期可逐渐恢复。

4. 动脉血气分析　哮喘严重发作时可有缺氧，PaO_2 降低，由于过度通气可使 $PaCO_2$ 降低，pH 值上升，表现呼吸性碱中毒。重症哮喘，病情进一步发展，气管阻塞严重，可有缺氧及 CO_2 潴留，$PaCO_2$ 上升，表现呼吸性酸中毒。如缺氧明显可并发代谢性酸中毒。

5. 胸部 X 线检查　早期在哮喘发作时可见两肺透亮度增加，呈过度充气状态；在缓解其多无明显异常。如并发呼吸道感染，可见肺纹理增加及炎性浸润阴影。

6. 特异性变应原的检测　可用放射性变应原吸附试验（RAST）测定特异性 IgE，过敏性哮喘患者血清 IgE 可较正常人高 2～6 倍。在缓解期检查可判断变应原，但应防止发生过敏反应。

（三）支气管哮喘的诊断标准、临床分期和严重程度分级

根据中华医学会呼吸病学分会哮喘学组 2008 年提出的诊断标准、临床分期和严重程度分级如下：

1. 诊断标准　如下所述：

（1）反复发作喘息、气急、胸闷或咳嗽，多与接触变应原、冷空气，物理、化学性刺激，病毒性上呼吸道感染、运动等有关。

（2）发作时在双肺可闻及散在或弥漫性，以呼气相为主的哮鸣音，呼气相延长。

（3）上述症状可经治疗缓解或自行缓解。

（4）除外其他疾病所引起的喘息、气急、胸闷和咳嗽。

（5）临床表现不典型者（如无明显喘息或体征）应至少具备以下 1 项试验阳性：①支气管激发试验或运动试验阳性。②支气管舒张试验阳性 [一秒钟用力呼气容积（FEV_1）增加 15% 以上，且 FEV_1 增加绝对值 200ml]。③最大呼气流量（PEF）日内变异率或昼夜波动率≥20%。符合 1～4 条或 4、5 条者，可以诊断为支气管哮喘。

2. 分期　根据临床表现哮喘可分为急性发作期（exacerbation）、慢性持续期（persistent）和缓解期。慢性持续期是指在相当长的时间内，每周均不同频率和（或）不同程度地出现喘息、气急、胸闷、咳嗽等症状；缓解期系指经过治疗或未经治疗症状、体征消失，肺功能恢复到急性发作前水平，并维持3个月以上。

3. 病情严重程度分级　哮喘患者的病情严重程度分级应分为治疗前、治疗期间和急性发作时3个部分。其中哮喘急性发作时分级情况见表9－2。

表9－2　哮喘急性发作时病情严重程度的分级

临床特点	轻度	中度	重度	危重
气短	步行、上楼时	稍事活动	休息时	
体位	可平卧	喜坐位	端坐呼吸	
讲话方式	连续成句	单词	单字	不能讲话
精神状态	可有焦虑，尚安静	时有焦虑或烦躁	常有焦虑、烦躁	嗜睡或意识模糊
出汗	无	有	大汗淋漓	
呼吸频率	轻度增加	增加	常 >30 次/min	
辅助呼吸肌活动及三凹征	常无	可有	常有	胸腹矛盾运动
哮鸣音	散在，呼吸末期	响亮，弥漫	响亮，弥漫	减弱，乃至无
脉率（次/min）	<100	100~120	>120	脉率变慢或不规则
奇脉	无，<10mmHg（1.33kPa）	可有，10~25mmHg（1.33~3.32kPa）	常有，>25mmHg（3.32kPa）	无，提示呼吸肌疲劳
使用 β_2 受体激动剂后PEF预计值或个人最佳值百分比	>80%	60%~80%	<60%	或 <100L/min，或作用时间 <2h
PaO_2（吸空气，mmHg）	正常	≥60	<60	
$PaCO_2$（mmHg）	<45	≤45	>45	
SaO_2（吸空气，%）	>95	91~95	≤90	
pH 降低				

二、康复评定

康复评定包括病史采集和体检，血液及痰液检查、肺功能测定、动脉血气分析、胸部X线检查、特异性变应原的检测、肺活量与用力肺活量检查、运动功能评定、呼吸肌力测定、日常生活活动能力评定、心理功能评定。

（一）生理功能评定

1. 肺活量与用力肺活量检查　如下所述：

（1）肺活量：肺活量（vital capacity, VC）是在深吸气后，缓慢而完全地呼出的最大空气量。可利用肺活量计测定。其正常变异较大（可超过±20%），但由于简便易行，且其数值随限制性呼吸系统疾病严重程度而下降，所以仍是最有价值的测定方法之一。

（2）用力肺活量：用力肺活量（forced vital capacity, FVC）是在深吸气后利用最快速度强力呼气的一种试验。通常用一简单的呼吸计测定呼气流量。对于气道阻塞患者VC会明显高于FVC。

2. 肺功能检查肺功能检查（pulmonary functional test）　包括哮喘发作时，有关呼气流速的各项指标均显著下降，第一秒用力呼气容量（$FEV_{1.0}$）、$FEV_{1.0}$/用力肺活量（FVC）%、最大呼气中期流速

（MMER）、25%与50%肺活量时的最大呼气流量（MEF$_{25\%}$与MEF$_{50\%}$）以及呼气流量峰值（PEF）等均减少。由于气体阻滞和肺泡过度膨胀，结果残气量（RV）、功能残气量（FRC）及RV/TLC比值增大。中度与重度哮喘，吸入气体在肺内分布严重不均，通气/血流比率失调，生理死腔和生理静-动脉分流增加，导致PaO$_2$降低，但PaCO$_2$正常或稍减低。在临床缓解期的部分哮喘患者中，可有闭合容量（CV）/肺活量（VC）%、闭合气量（VC）/TLC%、中期流速（MMEF）和Vmax50%的异常。有效的支气管舒张药可使上述指标好转。

3. 运动功能评定　运动试验（evaluation of exercise ability）可评估支气管哮喘患者的心肺功能和运动能力，掌握患者运动能力的大小，了解其在运动时是否需要氧疗，为患者制订安全、适量、个体化的运动治疗方案。

（1）恒定运动负荷法：本法是指在恒定代谢状态下测定受试者的心肺功能。在6min或12min步行时间内监测心率、摄氧量，是呼吸疾患康复中最常用的评定运动功能的方法。

（2）运动负荷递增法：按一定的运动方案，每间隔一定时间增加一定负荷量，根据终止条件结束运动。终止条件有极限运动试验和次极限运动试验，常规监测心率、呼吸率、血压、ECG、VO$_2$、PaO$_2$、PaCO$_2$、SaO$_2$、呼吸商等，从肺功能数据中评估最大运动时耐受能力。

（3）耐力运动试验：其对康复计划更重要，应分别于训练计划开始前和完成时，用运动耐力的标准测量进行评估，如在步行器或固定自行车上用次最大负荷（由开始的渐进练习试验测得）测定耐力。常选用最大负荷的75%～80%作为固定负荷，并记录其速度与时间。

运动功能评定测试中，停止试验的指征：重度气短；血氧分压下降超过2.67kPa或血氧分压小于7.33kPa；二氧化碳分压上升超过1.33kPa或二氧化碳分压分压大于8.66kPa；出现心肌缺血或心律失常的症状与体征；疲劳；收缩压上升超过2.67kPa或收缩压大于33.3kPa.或在增加负荷时血压反而下降；达到最大通气量。

4. 呼吸肌力测定　呼吸肌力测定（tests of respiratory muscle strength）包括最大呼气压力（MEP或PEMAX），最大吸气压力（MIP或PIMAX）以及跨膈压的测量。它反映呼气与吸气期间可产生的最大能力，代表全部吸气肌和呼气肌的最大功能，也可作为咳嗽与排痰能力的一个指标。

（二）心理功能评定

哮喘可影响儿童的心理发育，包括自尊心。对成人而言，由于哮喘影响他们的工作、生活、学习，也产生心理问题。对哮喘患者进行心理功能评定，了解其心理状态，有利于哮喘患者的康复治疗。

（三）日常生活活动能力评定

日常生活活动能力（ADL）反映了人们在家庭和在社区的最基本的能力，哮喘的患者往往有日常生活活动方面的障碍。评定的范围包括运动、自理、交流、家务活动等方面。

（四）社会参与能力评定

主要进行生活质量评定、劳动力评定和职业评定。参见第二章：康复评定基础。

三、功能障碍

（一）生理功能障碍

表现为肺功能改变、气流受限。哮喘发作时，有关呼气流速的各项指标均显著下降，在临床缓解期的部分哮喘患者中，可有闭合容量（CV）/肺活量（VC）%、闭合气量（CC）/TLC%、中期流速（MMEF）和Vmax50%的异常。

（二）心理功能障碍

主要表现为忧郁、沮丧甚者绝望。哮喘可影响儿童的心理发育，包括自尊心。孩子感到自卑、缺乏主见并和他们的同伴关系不好。

（三）日常生活活动能力受限

哮喘反复发作将影响患者的购物、家务劳动等日常生活能力。

（四）社会参与能力受限

哮喘反复发作最终会影响患者的生活质量、劳动生产能力、就业和社会交往等能力。

四、康复治疗

哮喘康复治疗原则是综合治疗为基础，药物治疗为主，积极实施康复治疗。康复治疗目标是以改善心肺功能，提高其对运动和活动的耐力，增加 ADL 能力，提高劳动力，提高生活质量为目标。康复治疗方法主要包括物理治疗、作业治疗、心理治疗、健康教育等。

（一）物理治疗

1. 急性发作期的物理治疗　如下所述：

（1）穴位感应电疗法：患者取舒适体位，使用感应电疗仪，手柄电极，取穴大椎、肺俞、膈俞，配穴天突、太渊、丰隆或足三里，中等强度刺激，以引起向下传导感为宜，治疗时间每穴 2～10min，但一次总治疗时间不宜超过 15～20min。

（2）直流电离子导入疗法：①穴位离子倒入：用直流电疗仪，4X 点状电极，于太渊、曲池穴导入 1/1 000 肾上腺素，另极 150cm² 置于肩胛间，电量 2～6mA，时间 15～20min，15～20 次为一疗程。对于高血压患者，宜改用 2% 氨茶碱导入。②气管部位离子导入：用直流电疗仪，患者取卧位，2×300cm² 电极，一极置于颈部导入 10% 氯化钙；另极置于胸前部，电量 15～20mA，时间 10～20min，15～20 次为一疗程。③节段反射治疗：用直流电疗仪，取 2cm×15cm 电极，置于双上臂外侧，导入 Br－，连接阴极；另极 300cm² 置于肩胛间，导入 10% 奴佛卡因（Novocaine），接阳极，电量 15～20mA，时间 10～20min，15～20 次为一疗程。

（3）超短波、短波疗法：超短波或短波的板状电极，对置于胸背部，微热量，每次15～20min，每天 1 次，15～20 次为一疗程。

（4）激光疗法：主要采用激光疗法，He－Ne 或半导体激光穴位照射。取穴：大椎、天突、尺泽、丰隆等，每穴 2～3min，每天 1 次，12～15 次为一疗程。

2. 缓解期的物理治疗　如下所述。

1）超声波疗法

（1）超声雾化吸入疗法：用超声物化吸入治疗仪，吸入支气管扩张剂药液，每次吸入15～30min，每日 1～2 次。痰液黏稠，不易咳出者，可加用 α－糜蛋白酶。

（2）颈动脉窦疗法：用超声波治疗仪，频率 800～1 000KHz，声头面积约 10cm²，作用于颈动脉窦表面投影区，采用羊毛脂为基质的 Novocaine 药膏做接触剂，连续输出，声强 0.2～0.5W/cm²，每侧 3min，每日治疗一次，10～12 次为一疗程。

（3）穴位治疗：采用适于穴位治疗的超声波治疗仪，声头面积约 5cm²，涂抹石蜡油接触剂，取穴大椎、肺俞、中府、天突、膻中、合谷，分两组交替治疗，固定法，声强 0.5～0.75W/cm²，治疗时间每穴 5min，每日 1 次，10～15 次为一疗程。

2）超短波疗法

（1）肾上腺部位治疗：双肾区并置，无热量，15～20min，每天 1 次，10～15 次为一疗程。

（2）气管部位治疗：前后对置，无热量或微热量，15～20min，每天 1 次，10～15 次为一疗程。

3）紫外线疗法

（1）全身紫外线照射：先测量生物计量，患者取卧位，裸露全身后，分 2 野或 4 野，按缓慢或基本图表进行照射，隔日一次，每年进行 2 个疗程。

（2）胸廓紫外线照射：将胸廓部分为前胸、后背、左右侧区，每次照射 1 区，从 2～3MED 开始，每次递增 1/2MED，各区轮流照射，每区照射 5～6 次。

（3）穴位紫外线照射：用白布制的洞巾，或将白纸剪成直径 1.5～2.0cm 小孔，按中医辨证论治理论取穴，如：大椎、肺俞、膈俞、膻中、膏肓、天突、定喘等。剂量从 1.5～2.0MED 开始，照射 1 次，每次增加 1MED，以引起穴区适度红斑反映为宜。

（4）足底部紫外线照射：患者取俯卧位，裸露足底，用紫外线治疗灯直接照射，剂量从 20 ~ 50MED，每日照射 1 次，1 ~ 3 次即效。

3. 运动治疗　如下所述：

（1）呼吸练习：腹式呼吸训练与缩唇呼气训练相结合以控制呼吸频率，增加潮气量，减少功能残气量，提高肺泡通气，降低呼吸功耗，协调呼吸，缓解呼气性呼吸困难。呼吸电刺激训练的使用可以取得更好的呼吸训练效果。体位引流、翻身拍背、排痰、气管廓清技术等，均有助于患者呼吸功能的改善。

（2）全身性锻炼：适当的运动训练可增强体质，改善呼吸困难，增强呼吸困难的耐受力。锻炼方法有户外步行、慢跑、游泳、踏车、爬山、上下楼梯、做呼吸操、太极拳、气功等。运动试验可提供运动强度的指导。一般采用中等强度即60% ~80% 最大运动能力（最大摄氧量）或60% ~80% 最大心率，每次运动持续 15 ~60min 左右，每周训练 3 次以上，运动方式多为四肢肌群（上、下肢大肌群）、周期性（即肢体往返式运动，如走、跑等）的动力性运动。

4. 控制体重　可以采用有氧训练、饮食控制等方法

5. 控制环境诱发因素　如避免摄入引起过敏的食物和药物；避免强烈的精神刺激和剧烈运动；避免持续喊叫等过度换气动作；不养宠物；避免接触刺激性气体及预防呼吸道感染；外出戴口罩等。

（二）作业治疗

通过作业治疗可改善患者的心肺功能及心理状态，提高患者的自理能力及劳动能力。方法：根据病情，主要选择 ADL 作业（如家务劳动训练）、职业技能训练等。每日 1 次，每次每设计项目 20 ~ 40min，每周 5 次，连续 4 周。

（三）心理治疗

心理治疗有利于患者克服自卑、沮丧、焦虑的心理。通常可采用支持性心理治疗及认知疗法，通过对患者的鼓励、安慰与疏导，使患者正视其所患的疾病，渡过心理危机。

（四）其他治疗

1. 脱离变应原　部分患者能找到引起哮喘发作的变应原或其他非特异刺激因素，应立即使患者脱离变应原的接触。这是治疗哮喘最有效的方法。

2. 内科药物治疗　如下所述：

1）支气管舒张药

（1）β_2 肾上腺素受体激动药：可分为短效 β_2 受体激动药：有沙丁胺醇、特布他林、非诺特罗。长效 β_2 受体激动药：有丙卡特罗、沙美特罗、班布特罗。

（2）茶碱类：氨茶碱可分为口服及静脉用药两种。

（3）抗胆碱药：吸入抗胆碱药有异丙托溴铵。

2）抗炎药：包括糖皮质激素、色苷酸钠。

（1）糖皮质激素：可分为吸入、口服、静脉用药。吸入剂：吸入剂有两种，倍氯米松和布地奈德。口服剂：有泼尼松、泼尼松龙。静脉用药：有琥珀酸氢化可的松、地塞米松、甲泼尼龙。

（2）色苷酸钠：色苷酸二钠。

3）白三烯调节剂：有扎鲁司特和孟鲁司特。

4）其他药物：如酮替酚、阿司咪唑、氯雷他定。

（五）康复护理

教会患者进行呼吸肌功能锻炼，如缩唇呼吸、腹式呼吸、呼吸操、有效咳嗽等，进一步改善肺功能。针对患者的个体情况，指导患者控制诱发哮喘的各种因素。如：避免摄入引起过敏的食物和药物；避免强烈的精神刺激和剧烈运动；避免持续喊叫等过度换气动作；不养宠物；避免接触刺激性气体及预防呼吸道感染；外出戴口罩等。由于哮喘患者大多易反复发作，尤其夜间发作加重，故患者多伴有精神

紧张、焦虑、恐惧等消极情绪，护理人员应主动与患者及家属多接触、勤疏导。指导患者正确使用吸入治疗方法。

五、功能结局

（一）生理功能方面

个体差异及治疗方案的正确与否影响支气管哮喘患者的预后。轻症易恢复，儿童哮喘通过积极而规范的治疗，临床控制率可达95%；病情重，气道反应性增高明显，或伴有其他过敏性疾病不易控制。本病可发展为COPD、肺源性心脏病。

（二）心理功能方面

控制不良的支气管哮喘患者有不同程度的忧郁、沮丧和自卑等心理障碍。

（三）社会参与能力方面

本病发展为COPD、肺源性心脏病患者，ADL能力及其相关活动明显受限，心理障碍和心肺功能障碍等，使患者社会交往受限；劳动能力下降或丧失，就业能力受限。

康复治疗可能改善支气管哮喘患者的生理功能、心理功能、社会功能、缓解病情以及提高支气管哮喘患者的生活质量，应早期介入。

六、康复教育

（一）卫生保健专业人员教育

卫生保健专业人员应了解与掌握：该地区的哮喘状况如何；如何安排医护协同的工作；将社区的卫生条件和教育与医疗护理密切联系；了解并找出各自的哮喘的促/诱发因素；注意哮喘和它的治疗受哪些文化因素的影响；当前使用的是什么治疗；还有哪些合适的治疗可供选择；能使用吸入装置和药物标准化；谁将给予急诊治疗；哪组人群处于特殊危险状态；谁是我们可以列出的能帮助教育工作的人；谁负责保健专业人员的教育；谁负责患者的教育；如何将哮喘的教育和治疗纳入其他项目中去。

（二）患者教育

患者教育的目标是给哮喘患者及其家属提供适宜的信息和训练，使患者能够保持良好的状态并和卫生保健专业人员一起制订医疗计划。教育内容包括：

（1）通过长期规范治疗能够有效控制哮喘；避免触发、诱发因素的方法；哮喘的本质、发病机制。

（2）哮喘长期治疗方法；药物吸入装置及使用方法。

（3）如何测定、记录、解释哮喘日记内容、症状评分、应用药物、PEF、哮喘控制测试（ACT）变化。

（4）哮喘先兆、哮喘发作征象和相应自我处理方法，如何、何时就医。

（5）哮喘防治药物知识；如何根据自我监测结果判定控制水平，选择治疗心理因素在哮喘发病中的作用。

（武润梅）

第四节　呼吸衰竭

呼吸衰竭（以下简称呼衰）是各种原因引起的肺通气和（或）换气功能严重障碍，以致在静息状态下亦不能维持足够的气体交换，导致低氧血症伴（或不伴）高碳酸血症，进而引起一系列病理生理改变和相应临床表现综合征。影响呼吸功能完成的众多因素均可引起呼衰，常见气道阻塞性病变、肺血管疾病、肺组织病变、胸廓胸膜病变、神经肌肉及其传导系统和呼吸肌疾患。其缺氧的发生机制主要为通气不足、弥散障碍、肺泡通气/血流比例失调、肺内动－静脉样分流、耗氧量增加等。呼衰的临床表现为呼吸困难、发绀以及由于缺氧出现的一系列精神神经症状等。按病程可分为急性呼衰（acute respiratory failure，ARF）和慢性呼衰（chronic respiratory failure，CRF）。ARF 的治疗多在医院的重症监护病房内进行，CRF 多由慢性支气管-肺疾病引起，病程发展相对缓慢，机体内环境有足够的时间进行代偿，多不需要急救治疗，其治疗重点是对患者进行康复期训练和指导。在我国，呼吸系统疾病总病死率在各种疾病中居于首位，各种呼吸疾病引起死亡最常见的直接原因是呼吸衰竭，其中又以 CRF 为主。因此深入研究呼吸衰竭的发病机制以及有效康复治疗手段是降低人口病死率、保护社会劳动力、改善人民生存质量的关键和基础。由于引起 CRF 最常见的疾病是慢性阻塞性肺疾病（COPD）、重症肺结核、间质性肺病等，其中又以 COPD 最多见，本教材重点讨论由 COPD 引走的 CRF 的康复治疗。

一、临床表现

（一）症状和体征

除引起 CRF 的原发疾病症状体征外，主要是缺 O_2 和 CO_2 潴留所致的呼吸困难和多脏器功能紊乱的表现，后者包括精神神经症状、血液循环系统症状、消化和泌尿系统症状等。此外，发绀也是缺氧主要的临床表现，多见于口唇、指甲等部位。值得注意的是，以上这些症状均可随缺 O_2 或 CO_2 潴留的纠正而消失。

（二）实验室检查

动脉血气分析 PaO_2 小于 60mmHg（7.98kPa），可伴或不伴 $PaCO_2$ 大于 50mmHg（6.65kPa），临床上以伴有 $PaCO_2$ 大于 50mmHg（6.65kPa）（Ⅱ型呼衰）为常见。一般情况下，当 $PaCO_2$ 升高，但 pH≥7.35 时，为代偿性呼吸性酸中毒，如 pH < 7.35 则为失代偿性呼吸性酸中毒。

二、康复评定

（一）生理功能评定

1. 呼吸困难评分　CRF 的主要功能障碍为呼吸困难，常用的呼吸困难评分法有 Borg's 评分法和美国胸科协会评分法，现常用南京医科大学根据 Borg's 量表计分法改进的呼吸困难评分。具体分级方法见本章第一节。

2. 运动功能评定　如下所述：

（1）运动试验：运动试验有助于了解 CRF 患者的心肺功能和活动能力，运动试验就是通过观察受试者运动时获得的最大吸氧量、最大心率、最大 METs 值等，来判断其心、肺、骨骼肌等的储备功能和机体对运动的实际耐受能力，为制订安全、合适、个体化的运动训练计划提供理论依据。临床常用的方法有活动平板和功率自行车法。

（2）定量行走评定：常用的为 6min 或 12min 步行距离测定法。具体分级方法见本章第一节。值得一提的是，CRF 患者运动功能的评定方法及方案的选择应根据患者的病情及肺功能情况，现场必须具备抢救设施，同时必须在医护人员的监护下进行。

3. 呼吸肌功能评定　包括呼吸肌力量（最大吸气压及最大呼气压）、呼吸肌耐力及呼吸肌疲劳的测定。呼吸肌功能测定在呼衰诊治中具有重要的作用，可作为评价康复治疗对呼吸功能影响的客观指标。

（1）呼吸肌力量：呼吸肌力量是指呼吸肌最大收缩能力，测定的指标有最大吸气压及最大呼气压。其测定方法是让受试者在残气位和肺总量位时，通过口器与其相连管道做最大用力吸气和呼气时所测得的最大并维持至少 1s 的口腔压，它是对全部吸气肌和呼气肌的强度测定。

（2）呼吸肌耐力：呼吸肌耐力是指呼吸肌维持一定通气水平的能力，可用最大自主通气和最大维持通气量来反映。前者的测定方法是让受试者做最大最深呼吸 12s 或 15s 所计算出的每分最大通气量。正常人最大自主通气动作可以维持 15～30s。最大维持通气量是达到 60% 最大通气量时维持 15min 的通气量。

（3）呼吸肌疲劳：呼吸肌疲劳是指再呼吸过程中，呼吸肌不能维持或产生需要的或预定的力量。

临床可采用膈肌肌电图或膈神经电刺激法评估患者的膈肌疲劳状况。

（二）心理功能评定

CRF 患者大多伴有烦躁、恐惧、焦虑、紧张等心理问题。

（三）日常生活活动能力评定

CRF 患者日常活动能力评定可参照美国胸科协会呼吸困难评分法，根据各种日常生活活动时的气短情况，将日常生活活动能力分为 6 级。

0 级：如常人，无症状，活动不受限。

1 级：一般劳动时气短。

2 级：平地慢步无气短，较快行走或上坡、上下楼时气短。

3 级：行走百米气短。

4 级：讲话、穿衣及稍微活动即气短。

5 级：休息状态下也气短，不能平卧。

（四）社会参与能力评定

1978 年 WHO 制定的社会功能缺陷量表（SDSS）可较全面地反映 CRF 患者社会功能活动能力，评定内容主要有职业劳动能力和社交能力、家庭生活职能能力、个人生活自理能力等。

CRF 的其他功能评定还包括肺容积与肺通气功能测定：最大通气量（MMC）、第 1s 用力呼气量（FEV_1）、用力肺活量（FVC）、残气量（RV）、肺总量（TLC）等肺功能评定，以及血气分析、四肢肌肉力量评估、营养状态评估、认知功能评估等。

三、功能障碍

（一）生理功能障碍

1. 呼吸功能障碍　呼吸困难为最早出现症状，多数患者有明显的呼吸困难，可表现为呼吸频率、节律和幅度的改变。开始时表现为呼吸费力伴呼气延长，加重时出现浅快呼吸，辅助呼吸肌活动加强，呈点头或提肩呼吸。二氧化碳潴留加剧时，则出现浅慢呼吸或潮式呼吸。

2. 运动功能障碍　由于运动增加耗氧量可加重缺氧，造成呼吸困难，导致 CRF 患者不敢运动，影响运动能力。运动减少又使心肺功能适应性下降，进一步加重运动障碍，形成恶性循环。

3. 认知功能障碍　以智力或定向功能障碍多见。

4. 精神神经症状　可表现为过度兴奋或抑制，兴奋症状包括烦躁、失眠、夜间失眠而白天嗜睡（昼夜颠倒）现象。此时忌用镇静或催眠药，否则可加重 CO_2 潴留，发生肺性脑病，肺性脑病表现为神志淡漠、肌肉震颤、间歇抽搐、昏睡甚至昏迷，以致呼吸骤停等。

5. 血液循环功能障碍　搏动性头痛、血压异常、周围循环衰竭等。慢性缺 O_2 和 CO_2 潴留引起肺动脉高压，可发生右心衰竭伴有体循环瘀血体征（肺心病）。

6. 肝肾功能异常　严重呼衰对肝、肾功能的影响可出现丙氨酸氨基转移酶与血浆尿素氮升高等。有些患者因胃肠道黏膜保护功能损害，导致胃肠道黏膜充血水肿、糜烂渗血或应激性溃疡，引起上消化道出血。

（二）心理功能障碍

CRF 患者多为老年人，他们自理能力差，处于长期供氧不足状态，精神紧张、烦躁不安，再加上疾病反复发作、加重，生活质量差，患者往往情绪低落并感焦虑。急性发作时严重缺氧、濒死的感觉及机械通气治疗更使患者感到恐惧、孤独无助、悲观绝望。严重干扰患者的休息及睡眠，给患者带来极大的心理压力和精神负担。

（三）日常生活活动能力受限

呼吸功能障碍将不同程度地影响 CRF 患者的日常生活活动，这主要表现在活动后呼吸困难（又称劳力性呼吸困难），轻者在进食、穿衣、行走及个人卫生等日常生活活动时常感气促，严重时安静状态下都感呼吸困难，生活完全不能自理。

（四）社会参与能力受限

呼吸困难、活动受限以及长期缺氧导致的脑、肾、肝等重要脏器的功能障碍和疾病久治不愈引起心理障碍都将影响患者的生活质量、劳动、就业和社会交往等能力，严重者完全丧失劳动能力。

四、康复治疗

CRF 多有一定的基础疾病，病情发展较慢，但合并呼吸系统感染或气道痉挛等情况可急性发作而导致代谢紊乱，直接危及生命，必须采取及时而有效的抢救。呼衰急性发作期的处理原则是在保持呼吸道通畅条件下，改善通气和氧合功能，纠正缺 O_2、CO_2 潴留及代谢功能紊乱，防治多器官功能损害。CRF 缓解期的治疗原则为在积极治疗基础疾病的基础上，重点对患者进行康复训练和指导，其目标在于增强呼吸功能储备，避免导致呼吸功能恶化的诱因，减少 CRF 急性恶化的次数，提高患者生活及工作能力。基于上述目标，CRF 康复治疗的内容包括：①避免吸烟和其他可能加重本病的因素，控制各种并发症。②积极治疗和预防呼吸道感染，及时有效地排痰，建立通畅气道。③通过吸氧、运动训练等改善缺氧及肺换气功能，提高患者的日常生活活动能力。④增强肺通气功能，锻炼呼吸肌，纠正病理性呼吸模式，必要时借助无创通气技术以改善通气。⑤帮助患者解除焦虑、抑郁、恐惧等心理问题，树立战胜疾病的信心。康复治疗的适应证为病情稳定的 CRF 患者，但需根据患者肺功能的情况加以选择，主要方法包括物理治疗、作业治疗、心理治疗等。

（一）物理治疗

CRF 的物理治疗包括运动训练、排痰训练、机械通气及物理因子治疗等，主要作用为建立生理呼吸模式、保持通畅气道、改善通气、促进血液循环和组织换气，提高运动能力。

1. 物理因子治疗　如下所述：

（1）超短波治疗：采用大功率超短波治疗仪，电极胸背部对置，无热～微热量，每次 10～12min，1～2 次/d，12～15 次一疗程，可控制肺部炎症，减少痰液分泌。

（2）超声雾化治疗：可湿化呼吸道，稀释痰液使其易于排出。常用 4% 碳酸氢钠 20ml，盐酸氨溴索 30mg，α-糜蛋白酶 5mg，加生理盐水 20ml，每次 20～30min，每日 1～2 次，7～10d 一疗程。雾化吸入时，做膈肌深呼吸，可使药物微粒更广泛地分布在肺底部。吸入数分钟后鼓励患者咳嗽，有助于排痰。如配合体位引流，效果更好。

（3）膈肌电刺激：使用通电装置，非刺激电极放在胸壁，刺激电极放在胸锁乳突肌外侧锁骨上 2～3cm 处（膈神经部位），先用短时间低强度刺激，当找到可产生强力吸气的位置后，即可用脉冲波进行刺激治疗。此法适用于呼吸训练后膈肌运动仍不满意的患者。开始时每日 6～15 次，逐渐增加到每日 100 次左右。

2. 运动训练　CRF 患者常因体力活动时出现呼吸困难而回避运动，使日常生活活动障碍，生活质量不佳。适当的运动疗法可提高运动耐力，减轻运动时呼吸困难，从而改善 ADL 和 QOL。CRF 的运动训练包括呼吸训练、呼吸肌训练、有氧训练、力量训练等，具体方法可参见本章第一节慢性阻塞性肺疾病康复。需注意的是，CRF 患者的有氧运动处方应采取个体化原则，主要进行大肌肉群的运动耐力训练，最好也包括上肢肌肉的运动训练，运动强度多取 60%～80% 最大运动负荷。对力量训练应采取低阻抗多重复的原则。运动前确保呼吸道通畅，运动时注意监护，必要时可吸氧。

3. 排痰训练　通畅的气道是 CRF 所有康复治疗的基础，有效的排痰则可以使气道内的分泌物排出，是建立通畅气道的关键方法之一，其主要技术包括有效咳嗽训练、体位引流、手法排痰等，具体方法可参照本章第一节慢性阻塞性肺疾病康复。

4. 机械通气　肺泡有效通气量不足及呼吸肌疲劳无力是 CRF 的重要原因。对于严重呼衰患者，机械通气是抢救其生命的重要措施，其作用包括：①维持必要的肺泡通气量，降低 $PaCO_2$。②改善肺的气体交换效能。③减轻呼吸做功。④缓解呼吸肌疲劳，有利于恢复呼吸肌功能。根据通气支持方式，机械通气可分为经气管插管或切开的有创性机械通气和采用面罩或鼻罩进行的无创性人工通气。前者主要用于 CRF 急性加重期的抢救，后者则在呼衰未发展到危重阶段前使用，可促进患者的康复，减少气管插管的需要。广义的无创通气应当也包括体外负压通气、胸壁震荡通气、体外膈肌起搏等，但通常目前所称无创通气仅指通过鼻、面罩等方式与患者相连的无创正压机械通气（non - invasive positive pressure ventilation，NIPPV）。近二十年来，运用无创正压通气技术治疗 CRF 已成为呼吸衰竭治疗的研究热点，NIPPV 采用双水平气道正压，吸气压帮助患者克服吸气阻力，改善呼吸肌疲劳，增加肺泡通气量，同时也能改善气体在肺内分布不均匀状况，改善弥散，减少无效死腔气量。呼气压可对抗内源性呼气末正压，防止肺泡塌陷，使肺泡内 CO_2 排出，从而提高 PaO_2，降低 $PaCO_2$ 的作用。改善呼吸系统的顺应性。NIPPV 可部分取代呼吸肌做功，使呼吸肌肉得到充分的调整和休息，以解除呼吸肌疲劳。

NIPPV 入选标准（至少符合其中 2 条）：①中重度呼吸困难伴有辅助呼吸肌运动和反常腹部呼吸运动。②中重度酸中毒（pH 7.30 ~ 7.35）以及高碳酸血症（$PaCO_2$ 6.0 ~ 8.0kPa）。③呼吸频率大于 25 次/min。排除标准（符合下列条件之一）：①呼吸抑制或停止。②心血管系统功能不稳定（低血压、心律失常、心肌梗死）。③嗜睡、神志不清及不合作者。④易误吸者（吞咽反射异常、严重上消化道出血）。⑤痰液黏稠或有大量气管分泌物者。⑥近期曾行面部或胃食管手术者。⑦头面部外伤、固有的鼻咽部异常。⑧极度肥胖。⑨严重的胃肠胀气。而对以下需要紧急抢救或重症呼衰患者，应首先考虑有创性机械通气，有创机械通气的应用指征：①严重呼吸困难，辅助呼吸肌参与呼吸，并出现胸腹矛盾呼吸。②呼吸频率大于 35 次/min。③危及生命的低氧血症［$PaO_2 <40mmHg$（5.32kPa）或 $PaO_2/FiO_2 <200mmHg$（2.66kPa）］。④严重的呼吸性酸中毒（pH <7.25）及高碳酸血症。⑤呼吸抑制或停止。⑥嗜睡、神志障碍。⑦严重心血管系统并发症（低血压、休克、心力衰竭）。⑧其他并发症（代谢紊乱、脓毒血症、肺炎、肺血栓栓塞症、气压伤、大量胸腔积液）。⑨NIPPV 失败或存在 NIPPV 的排除指征。

NIPPV 的临床应用需要合适的工作、监护条件，包括人员培训、合适的工作地点以及生命体征监护和紧急插管的条件，其具体步骤及注意事项如下：

（1）患者教育：与插管通气不同，NIPPV 需要患者的合作和强调患者的舒适感。对患者的教育可以消除恐惧，争取配合，提高依从性，也有利于提高患者的应急能力，如在紧急情况下（如咳嗽、咳痰或呕吐时）患者能够迅速拆除连接，提高安全性。教育的内容包括讲述治疗的目的以及连接和拆除的方法，指导患者有规律地放松呼吸，注意咳痰和可能出现的不良反应（漏气等），有不适时及时通知医务人员等。

（2）试机：检查电源、呼吸机的各种管道及运转功能是否完好，准备好必要的抢救器材，如吸痰器、气管插管等。

（3）保持呼吸道通畅：保持呼吸道通畅是 NIPPV 通气有效的前提，患者治疗时取半卧或平卧位，但是头、颈、肩要保持在同一水平，头略后仰，保持呼吸道通畅，定时翻身、拍背，指导患者有效咳痰，必要时经口、鼻给予鼻导管吸痰。并保持呼吸机湿化功能良好，防止口鼻咽干燥、痰痂形成，防止枕头过高而将呼吸道压窄，影响气流通过，降低疗效。

（4）妥善固定面罩，保证通气量：根据患者的脸形选择大小适中的面罩，固定时调节系带松紧度，以无明显漏气的最小张力为最适。系带过分拉紧，会造成局部皮肤压伤，过松则会漏气，使通气量减少。患者翻身或改变体位后要注意面罩有无松脱、漏气。嘱患者尽量闭合口腔，保证足够的通气量。

（5）选择治疗参数，开机治疗：根据不同患者病情，选择呼吸机通气模式和治疗参数进行治疗，主要根据使用者的经验、各医疗单位的现有条件和经济水平。

（6）严密观察病情，合理调节呼吸机参数：在通气过程中应注意观察患者的精神、面色、喘息及发绀的改变程度，严密观察呼吸频率、幅度、节律及呼吸肌运动等，注意有无呼吸抑制存在以及呼吸机使用不当造成的并发症。同时注意监测心率、血压及血氧饱和度，并做详细记录。必要时使用心电监护仪，有异常及时通知医生。合理调节呼吸机参数，压力太高，患者烦躁难以配合，而且容易产生气压伤；压力太低则达不到治疗效果。此外，治疗时应缓慢增加压力，使患者逐渐适应。另外，还要注意预防和减轻胃胀气，指导患者吸气时尽量闭合双唇，用鼻呼吸，减少吞咽动作，防止腹胀的发生。出现胃胀气后应及早行胃肠减压，若已引起小肠胀气，可行肛管排气等处理。治疗过程中还要保护皮肤避免擦伤，为防止鼻梁及面部皮肤受压过久受损，可放松头带并予受压处皮肤按摩。

（二）作业治疗

CRF 的作业治疗主要是通过操作性活动，纠正患者日常生活活动中出现的病理性呼吸模式，着重训练患者上肢肌肉的力量和耐力，同时运用能量节省技术及适应性训练，减轻活动时呼吸困难的状况，改善患者躯体和心理状况，提高日常生活能力，帮助其重返社会。治疗内容包括常规的 ADI 训练，织毛衣、计算机操作、园艺等功能性训练，以及琴、棋、书、画等娱乐消遣性训练。训练时注意运用能量节省技术，减少日常生活中的耗能，使体能运用更有效，增强患者的生活独立性，以减少对他人的依赖。如让患者就每一项活动内容制订相应的训练，掌握体力节省的技巧。

（三）心理治疗

CRF 患者大多伴有烦躁、紧张、焦虑、恐惧等心理问题，心理治疗可有效地改善或消除 CRF 患者抑郁、焦虑、恐惧、绝望和自卑心理，帮助患者正确认识疾病，树立战胜疾病的信心，积极配合治疗。具体治疗方法包括心理咨询、心理支持等。

1. 心理咨询 通过专业人员采用指导、劝告、讨论、测验、解释等技术，对患者的情绪、疾病、康复治疗以及患病后患者的职业、婚姻、教育、康复、退休和其他个人问题等的处理提供专业的帮助。

2. 心理支持 通过对患者的指导、劝解、疏导、帮助、安慰、保证，使其克服焦虑、悲观、无助、绝望等心理危机，去适应和面对病残的现状。

3. 放松训练 是指通过一定的肌肉放松训练程序，有意识地控制自身的心理活动，阻断精神紧张和肌肉紧张所致的呼吸短促的恶性循环，减少机体能量的消耗，改善缺氧状态，提高呼吸效率。因此放松训练在 CFR 患者的治疗中占有重要地位。放松训练主要是在治疗师或患者自己（默念）的指导语下进行，分以下三个步骤：①练习与体验呼 - 吸与紧张 - 放松的感觉。②各部肌肉放松训练，如头部、颈部、肩部等。③放松训练结束语。

（四）其他治疗

1. 药物治疗 COPD 是 CRF 的主要原因，其药物治疗的目的是解除痉挛、消除气道炎症、促进排痰以保持呼吸道通畅。包括 β_2 受体激动药、抗胆碱药、茶碱、皮质激素类药等的应用。并发感染时加用抗菌药物和（或）祛痰药。

2. 氧疗 纠正缺氧是 CRF 康复治疗的根本目的。氧疗能直接提高 CRF 患者的肺泡和动脉血氧分压，纠正低氧血症；增加组织供氧，改善心、脑、肺、肾功能，稳定或降低肺动脉压；降低红细胞和血黏度，减轻红细胞增多症；减轻水钠潴留，改善呼吸困难症状，预防右心衰竭；预防夜间低氧血症，改善睡眠，最终提高患者的生存率，改善生活质量及精神状态，同时减轻家属负担，减少医疗费。

CRF 患者临床常用氧疗方法主要有长期氧疗（Long - term oxygen therapy，LTOT）和夜间氧疗，前者指每日吸氧时间至少大于 15h，至少持续 6 个月以上的氧疗方法，后者指夜间吸氧达 10h 或以上（1 ~ 2L/min）的氧疗方法。LTOT 的主要目标是解决低氧血症（特别是夜间睡眠时的低氧血症），使患者的维持在 90%，$PaCO_2$ 上升不超过 10mmHg（1mmHg = 0.133kPa）。目前推荐的对 CRF 患者开具 LTOT 处方的指征是：经积极药物（抗菌药物、气管扩张剂、利尿剂等）治疗，患者病情稳定至少一个月后，静息吸入空气时 $PaO_2 \leq 55$mmHg（7.3kPa）或 $\leq 88\%$，或 PaO_2 在 55 ~ 60mmHg（7.3 ~ 8kPa）之间，但伴有肺心病、肺动脉高压、明显的认知功能障碍、继发高血红蛋白血症、睡眠或运动时长时间低氧血症（$PaO_2 < 7.3$kPa）者。

CRF 患者稳定期后，LTOT 可在家庭内进行，又称为家庭氧疗（home oxygen therapy，HOT）。可采用氧压缩容器（氧气瓶）、液态氧和家庭用小型制氧机，3 种方法各有长处和优势。常用的给氧方法有双腔鼻管、鼻导管、鼻塞或面罩吸氧。原则上应低流量持续给氧。一般 1 ~ 3L/min，以免加深二氧化碳潴留导致呼吸抑制。同时还要根据病情变化，每 3 个月或定期随诊或家访 1 次，观察症状、体征、化验血红蛋白、红细胞计数、血细胞比容，测肺功能、血气，观察病情改善情况。

3. 营养支持 老年 CRF 患者，由于呼吸负荷重，进食不足，能量消耗大，常伴有不同程度的营养不良，影响机体免疫力，故应该在日常饮食中加强营养支持，鼓励患者进食高蛋白、高维生素、易消化饮食以及适量多种维生素和微量元素的饮食，适当控制糖类的进食量，以降低 CO_2 的产生及潴留，减轻呼吸负荷。

五、功能结局

CRF 的功能结局与患者心肺运动功能减退、气道反复炎症等密切相关。由于 CRF 常反复急性加重，患者应避免急性加重的各种危险因素，坚持呼吸训练、功能锻炼、运动训练及必要的药物治疗，减缓病情发展速度，减轻对患者日常生活活动、工作及社交的影响。若病情控制不好而反复急性加重，CRF 患者的运动性呼吸困难将呈进行性加重，直至静息时也感呼吸困难，发展到最后只能终身依靠机械通气维持呼吸。由此导致的运动障碍也逐渐加重，最终完全丧失运动能力，终日卧床。晚期合并的肝、肾、心、脑等重要脏器的功能障碍也呈进行性加重，并将成为 CRF 患者死亡的直接原因。在心理功能方面，几乎所有 CRF 患者终身都有不同程度的焦虑、抑郁、恐惧、孤独无助甚至悲观绝望等心理障碍，部分患者还可能因机械通气治疗适应性困难而发生人格改变。在社会功能方面，呼吸困难和运动障碍严重影响 CRF 患者 ADL 能力、工作能力及社交活动，生活质量低，最终只能依靠机器维持生命，给患者及其家庭造成极大的经济及精神负担。康复治疗可能改善 CRF 患者的生理功能、心理功能、社会功能，缓解病情以及提高 CRF 患者的生活质量，应早期介入。

六、健康教育

CRF 病程长，常常因呼吸道感染或气道痉挛等原因急性加重，不仅需要终身服药、长期家庭氧疗、长期家庭无创正压机械通气等治疗，给患者及其家庭造成极大的经济及精神负担，因此健康教育在 CRF 的康复治疗中占有极其重要的作用。CRF 健康教育的内容包括：

1. 疾病知识教育 让患者了解 CRF 的病因、病理生理、急性发作的危险因素，药物的作用、副作用、剂量及正确使用，使患者正确认识疾病，积极配合治疗。

2. 避免吸烟和其他可能加重疾病的因素 吸烟可刺激分泌物产生、破坏纤毛功能及诱发气道痉挛等，增加感染危险性，从而加重呼吸道阻塞及破坏呼吸道的防御功能，加速肺功能的恶化。所以，各种年龄及各期的 CRF 患者，都应该戒烟。同时，注意住所空气流通，避免有害烟雾刺激。此外，还应避免使用麻醉剂和镇静剂，以免抑制呼吸。

3. 积极防治呼吸道感染 呼吸道感染是 CRF 急性发作及加重的重要因素，CRF 患者由于抵抗力下降，易反复感冒并发生呼吸道感染。为预防呼吸道感染，应鼓励患者进行各种运动训练，可采用防感冒按摩、冷水洗脸，必要时可接种流感疫苗。一旦发生呼吸道感染，应立即运用抗菌药物，及早控制。

4. 详细介绍各种治疗措施，确保治疗在家庭中安全、有效地进行 CRF 的治疗包括药物治疗、建立通畅气道、氧疗、运动训练、物理因子治疗、营养支持、机械通气等，其中大部分都在家庭中自行进行，常用药物的使用方法、供氧装置的选择及氧气的安全使用原则、无创正压呼吸机的运用指导、小型家庭理疗器械的使用及保养知识都是健康教育的重要内容，详见本节康复治疗部分。

5. 心理支持 疾病久治不愈且呈进行性加重，给患者及其家庭造成了极大的精神负担和心理压力。因此，应注意对 CRF 患者及其家庭成员进行心理疏导，帮助他们正确面对疾病，树立战胜疾病的信心，积极配合治疗。

附录：社会功能缺陷量表（SDSS）

SDSS 包括 10 个项目，均为对患者最近一个月内的情况调查，采用 0、1、2 三级评分法。

具体内容及评分细则如下：

1. 职业和工作 指能力、质量和效率，遵守纪律和规章制度，完成生产任务，在工作中与他人合作等。

0分：无异常，或仅有不引起抱怨或问题的小事。

1分：确有功能缺陷：水平明显下降，出现问题或需减轻工作。

2分：功能严重缺陷：无法工作，或在工作中发生严重问题，或可能已被处分。

2. 婚姻职能　仅评已婚者，指夫妻间相互交流，共同处理家务，对对方负责，互相支持、鼓励和爱护。

0分：无异常，或仅有不引起抱怨或问题的小事。

1分：确有功能缺陷：有争吵，不交流、不支持，逃避责任。

2分：功能严重缺陷：经常争吵，完全不理对方，或夫妻关系濒于破裂。

3. 父母职能　仅评有子女者，指对子女的生活照顾，情感交流，共同活动以及关心子女的健康和成长。

0分：无异常，或仅有不引起抱怨或问题的小事。

1分：确有功能缺陷：对子女不关心或缺乏兴趣。

2分：功能严重缺陷：根本不负责任，或不得不由别人替他照顾孩子。

4. 社会性退缩　指主动回避与他人交往。

0分：无异常，或非常轻微异常。

1分：确有回避他人情况，经说明仍可克服。

2分：严重退缩，说服无效。

5. 家庭外的社会活动　指和其他家庭及社会的接触和活动，以及参加集体活动的情况。

0分：无异常，或仅轻微异常。

1分：不参加某些应该且可参加的社会活动。

2分：不参加任何活动。

6. 家庭内的活动过少　指在家庭中不干事，也不与人说话的情况。

0分：无，或很偶然地出现上述情况。

1分：多数日子至少每天有2h什么也不干。

2分：几乎整天什么都不干。

7. 家庭职能　指日常家庭活动中应起的作用，如分担家务，参加家庭娱乐，讨论家庭事务等。

0分：无功能缺陷，或很轻微。

1分：确有功能缺陷：不履行家庭义务，较少参加家庭活动。

2分：功能严重缺陷：几乎不参加家庭活动，不理家人。

8. 个人生活自理　指保持个人身体衣饰、住处的整洁，自行上厕所和进食等。

0分：无异常，或很轻微异常。

1分：确有功能缺陷：生活自理差。

2分：功能严重缺陷：生活不能自理，影响自己和他人。

9. 对外界的兴趣和关心　了解和关心单位、周围、当地和全国的重要消息和新闻。

0分：无异常，或很轻微异常。

1分：不大关心。

2分：完全不关心。

10. 责任心和计划性　关心本人及家庭成员的进步，努力完成任务，发展新的兴趣或计划。

0分：无异常，或很轻微异常。

1分：对进步和未来不关心。

2分：完全不关心进步和未来，没有主动性，对未来不考虑。

（武润梅）

第十章

循环系统疾病的康复

第一节　心血管病预防

目前我国心血管疾病（冠心病、脑卒中、慢性心力衰竭和高血压）患病人数2.9亿，不仅急性发病人数逐年增加，而且年强化趋势明显，接受PCI的病人数量也持续增加。面对中国的心血管病患者，我们关注的重点除了抢救与治疗，预防与康复显得尤为重要。心血管病的预防是综合性心血管病管理的医疗模式，是心理－生物－社会综合医疗保健，是心血管病全程管理中的重要组成部分。

心血管病的预防包括一级预防、二级预防和三级预防。心血管疾病的一级预防，指疾病尚未发生或疾病处于亚临床阶段时采取预防措施，控制或减少心血管疾病危险因素，预防心血管事件，减少群体发病率。在致残致死的心血管疾病中，75%以上是动脉粥样硬化性疾病，动脉粥样硬化的发生是一个漫长的过程，其早期病变在儿童时期就已经存在。在动脉粥样硬化性疾病中，尤以冠心病和卒中为重，常在首次发病就有致死、致残的风险。多数动脉粥样硬化性疾病患者的预后取决于是否发生心血管事件。所以有效控制致病因素，将延缓或阻止动脉粥样硬化病变发展成临床心血管疾病，减少心脑血管事件，降低致残率和死亡率，改善人群健康水平。

心血管疾病二级预防，指对已经发生冠心病和其他动脉粥样硬化性血管疾病的患者早发现、早诊断、早治疗，目的是改善症状、防止病情进展、改善预后，降低病死、病残率，同时防止疾病的复发。发达国家冠心病死亡率的大幅下降得益于其二级预防，二级预防已成为决定医疗质量及患者生存质量的重要环节。二级预防与心脏康复密切相连。

心血管病的三级预防是指危重病抢救，预防并发症发生和死亡，其中包括康复治疗。

近些年，各国学者还提出了原始预防或"零"级预防的理念，将预防的关口提前到阻止危险因素的发生和建立，例如通过提倡健康生活方式做到一生不吸烟和预防高血压、血脂异常和糖尿病的发生等，从源头上预防疾病的发生。

心血管病是多个危险因素共同作用的结果，因此心血管病的危险不仅取决于某一个危险因素的严重程度，更取决于个体同时具有的危险因素的数目和程度。这些危险因素之间的交互作用常可使心血管病的危险成倍增加（图10-1）。因此，心血管病防治实践中控制单个危险因素是不够的，而应综合控制心血管病的总体危险，即一段时间内（通常为10年）某人发生某类心血管事件的可能性。

现在主要有两种方法，一种是采用分类变量得到的半定量分层方法。另一种是根据前瞻队列研究结果，采用连续变量得出的危险评估模型来估算心血管发病或死亡危险（概率）。

半定量危险分层是根据血压水平、其他危险因素、靶器官损害和已患相关疾病等指标将总体危险分为"很低危""低危""中危""高危"和"很高危"5个层次。图10-2列出了5个危险层次的定义，表10-1对危险因素、靶器官损害和已患相关疾病等指标予以精确定义，是图10-3的补充。同时应用图10-3和表10-1就可以得到每一个体的总体危险的半定量估算。这种估算虽不十分精确，但使用方便。通过分层不但可了解个体的总体危险水平，也了解危险因素和靶器官损害程度，使防治工作心中有数，有的放矢。需要说明的是本分层法中将"高危"和"很高危"列为两个不同的层次是为了强调对于"很高危"者，须采用多种二级预防干预并举的措施。

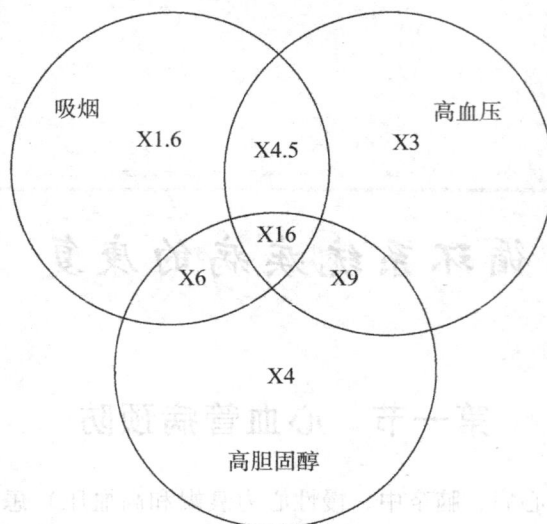

图 10-1　心血管危险因素的交互作用

血压水平 (mm Hg)					
其他RF,OD或疾病	正常 SBP120~129 或DBP80~84	正常高值 SBP130~139 或DBP85~89	1级高血压 SBP140~159 或DBP90~99	2级高血压 SBP160~179 或DBP100~109	3级高血压 SBP≥180 或DBP≥110
无其他RF	很低危	很低危	低危	中危	高危
1~2个RF	低危	低危	中危	中危	很高危
3个或以上RF，MS，OD或糖尿病	中危	高危	高危	高危	很高危
确诊CAD或肾脏疾病	很高危	很高危	很高危	很高危	很高危

图 10-2　危险分层定义

RF：危险因素；OD：亚临床器官损害；MS：代谢综合征；CVD：心血管疾病

表 10-1　有关危险因素、靶器官损害和相关心血管的定义

危险因素	亚临床器官损害
●收缩压和舒张压水平	●心电图左室肥厚（Sckolow-Lyon>38mm；Comell>2 440mm/ms）
●脉压水平（老年患者）	●超声心动图左室肥厚（LVMI 男≥125g/m², 女≥110g/m²）
●年龄（男>55岁，女>65岁）	●颈动脉壁增厚（IMT>0.9mm）或有斑块
●吸烟	●颈-股脉搏波速度>12m/s
●血脂异常	●踝臂血压指数<0.9
TC>5.18mmol/L（200mg/dl）或	●血浆肌酐轻度升高
LDL-C>3.37mmol/L（130mg/dl）或	男：115~133μmol/L（1.3~1.5mg/dl）
HDL-C：男<1.04mmol/L（40mg/dl）	女：107~124μmol/L（1.2~1.4mg/dl）
女<1.2mmol/L（46mg/dl）或	●肾小球滤过率[a] 低 [<60ml/（min·1.73m²）] 或肌酐清除率[b] 低（<60ml/min）
TG>1.7mmol/L（150mg/dl）	
●空腹血糖5.6~6.9mmol/L（102~125mg/dl）	●微量白蛋白尿：30~300mg/24h 或白蛋白-肌酐比值男≥22mg/g 肌酐，女≥31mg/g 肌酐
●糖耐量试验异常	
●腹型肥胖（腰围男>90cm，女>85cm）	
●早发心血管病家族史（男<55岁；女<65岁）	
●缺少体力活动	

续　表

危险因素	亚临床器官损害
糖尿病	确诊心血管病或肾脏疾病
• 重复测量的空腹血糖≥7.0mmol/L（126mg/dl），或重复测定的餐后血糖≥11.1mmol/L（200mg/dl），或随机血糖≥11.1mmol/L（200mg/dl）	• 脑血管病：缺血性卒中；脑出血；一过性脑缺血发作 • 心脏病：心肌梗死，心绞痛；冠状动脉血运重建术；心力衰竭 • 肾脏疾病：糖尿病肾病；肾功能受损（血清肌酐男>133μmol/l，女>124μmol/L）；尿蛋白（>300mg/24h） • 周围血管疾病 • 严重视网膜病变：出血或渗出，视盘水肿

注：a：MDRD 公式计算；b：Cockroft Gault。

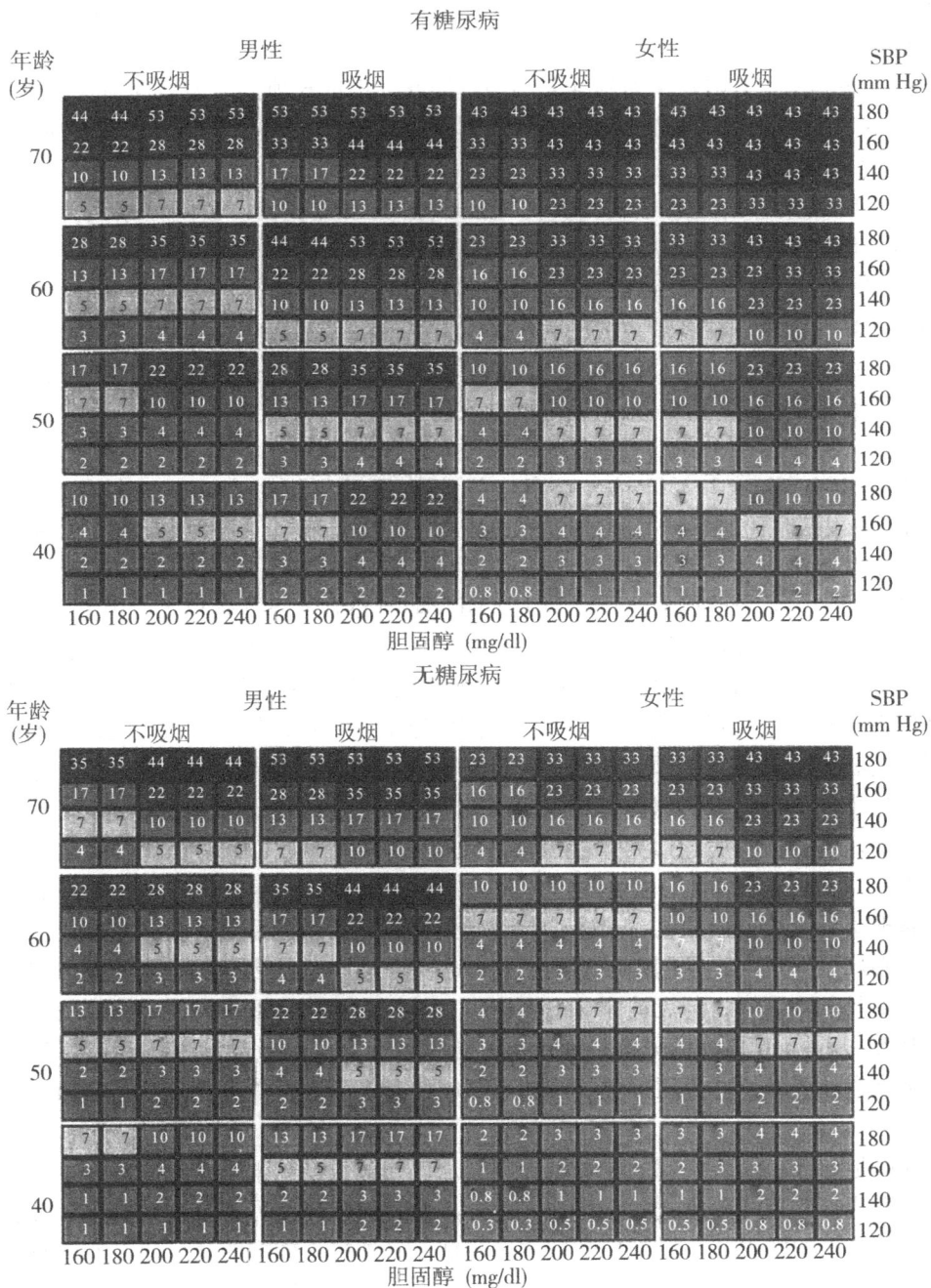

图 10-3　总体危险的半定量估算

有糖尿病

年龄（岁）／SBP(mmHg)／胆固醇(mg/dl)

男性 不吸烟

年龄	SBP	160	180	200	220	240
70	180	44	44	53	53	53
70	160	22	22	28	28	28
70	140	10	10	13	13	13
70	120	5	5	7	7	7
60	180	28	28	35	35	35
60	160	13	13	17	17	17
60	140	5	5	7	7	7
60	120	3	3	4	4	4
50	180	17	17	22	22	22
50	160	7	7	10	10	10
50	140	3	3	4	4	4
50	120	2	2	3	3	3
40	180	10	10	13	13	13
40	160	4	4	5	5	5
40	140	2	2	2	2	2
40	120	1	1	1	1	1

男性 吸烟

年龄	SBP	160	180	200	220	240
70	180	53	53	53	53	53
70	160	33	33	44	44	44
70	140	17	17	22	22	22
70	120	10	10	13	13	13
60	180	44	44	53	53	53
60	160	22	22	28	28	28
60	140	10	10	13	13	13
60	120	5	5	7	7	7
50	180	28	28	35	35	35
50	160	13	13	17	17	17
50	140	5	5	7	7	7
50	120	3	3	4	4	4
40	180	17	17	22	22	22
40	160	7	7	10	10	10
40	140	3	3	4	4	4
40	120	2	2	3	3	3

女性 不吸烟

年龄	SBP	160	180	200	220	240
70	180	43	43	43	43	43
70	160	33	33	43	43	43
70	140	23	23	33	33	33
70	120	10	10	23	23	23
60	180	23	23	33	33	33
60	160	16	16	23	23	23
60	140	10	10	16	16	16
60	120	4	4	7	7	7
50	180	10	10	16	16	16
50	160	7	7	10	10	10
50	140	7	7	10	10	10
50	120	3	3	4	4	4
40	180	7	7	7	7	7
40	160	4	4	5	5	5
40	140	2	2	3	3	3
40	120	0.8	0.8	1	1	1

女性 吸烟

年龄	SBP	160	180	200	220	240
70	180	43	43	43	43	43
70	160	43	43	43	43	43
70	140	33	33	43	43	43
70	120	23	23	33	33	33
60	180	33	33	43	43	43
60	160	23	23	33	33	33
60	140	16	16	23	23	23
60	120	10	10	16	16	16
50	180	10	10	16	16	16
50	160	10	10	16	16	16
50	140	7	7	10	10	10
50	120	3	3	4	4	4
40	180	7	7	7	7	7
40	160	7	7	7	7	7
40	140	4	4	4	4	4
40	120	1	1	2	2	2

无糖尿病

男性 不吸烟

年龄	SBP	160	180	200	220	240
70	180	35	35	44	44	44
70	160	17	17	22	22	22
70	140	7	7	10	10	10
70	120	4	4	5	5	5
60	180	22	22	28	28	28
60	160	10	10	13	13	13
60	140	4	4	5	5	5
60	120	2	2	3	3	3
50	180	13	13	17	17	17
50	160	5	5	7	7	7
50	140	2	2	3	3	3
50	120	1	1	2	2	2
40	180	7	7	10	10	10
40	160	3	3	4	4	4
40	140	1	1	2	2	2
40	120	1	1	1	1	1

男性 吸烟

年龄	SBP	160	180	200	220	240
70	180	53	53	53	53	53
70	160	28	28	35	35	35
70	140	13	13	17	17	17
70	120	7	7	10	10	10
60	180	35	35	44	44	44
60	160	17	17	22	22	22
60	140	7	7	10	10	10
60	120	4	4	5	5	5
50	180	22	22	28	28	28
50	160	10	10	13	13	13
50	140	4	4	5	5	5
50	120	2	2	3	3	3
40	180	13	13	17	17	17
40	160	5	5	7	7	7
40	140	2	2	3	3	3
40	120	1	1	2	2	2

女性 不吸烟

年龄	SBP	160	180	200	220	240
70	180	23	23	33	33	33
70	160	16	16	23	23	23
70	140	10	10	16	16	16
70	120	7	7	10	10	10
60	180	16	16	23	23	23
60	160	10	10	16	16	16
60	140	7	7	10	10	10
60	120	3	3	4	4	4
50	180	4	4	7	7	7
50	160	3	3	4	4	4
50	140	2	2	3	3	3
50	120	0.8	0.8	1	1	1
40	180	2	2	3	3	3
40	160	1	1	2	2	2
40	140	0.8	0.8	1	1	1
40	120	0.3	0.3	0.5	0.5	0.5

女性 吸烟

年龄	SBP	160	180	200	220	240
70	180	33	33	43	43	43
70	160	23	23	33	33	33
70	140	16	16	23	23	23
70	120	7	7	10	10	10
60	180	23	23	33	33	33
60	160	16	16	23	23	23
60	140	10	10	16	16	16
60	120	4	4	5	5	5
50	180	7	7	10	10	10
50	160	4	4	7	7	7
50	140	2	2	3	3	3
50	120	1	1	2	2	2
40	180	3	3	4	4	4
40	160	2	2	3	3	3
40	140	1	1	2	2	2
40	120	0.5	0.5	0.8	0.8	0.8

图 10－3　总体危险的半定量估算

心血管病总体发病（死亡）危险定量估算可评估我国成人（35 岁以上）缺血性心血管病 10 年发病危险，中国心血管病预防指南推荐了三种估算工具。

第一，网络直接计算法。第 1 步：登录中国心血管病防治信息网（网址 WWW. healthyheart - china. com）。第 2 步：从该网站首页最左侧总栏目中选择"危险评估"并点击，弹出"危险评估"页面。将个人有关信息填入相应空格中后，点击下面"确定"，此时会弹出"危险评估结论与建议"页面。在该页面中可查到 10 年缺血性心血管病发病绝对危险、此年龄段平均危险和此年龄段最低危险。第 3 步：将该个体的绝对危险与所在年龄组的平均危险和最低危险比较从而得出发病相对危险。

第二，发病危险。根据上述评分方法编制成 6 维的发病危险彩图。彩网由彩格构成，每一小彩格的颜色代表发病危险水平，格中的数字为 10 年发病绝对危险（概率）。根据个体的 7 种危险因素水平用"对号入座"的方法很容易查到该个体的 10 年缺血性心血管病发病危险。此图的最大优点是使用方便迅速，但使用时须注意：①年龄组"40"表示年龄范围为"35～44 岁"，"50"表示年龄范围为"45～54 岁"，依此类推。同一年龄组中年龄低者危险估计会偏高，年龄高者危险估计会偏低。②由于平面坐标数目的限制，体重指数（BMI）未包括在彩图中。因此须根据 6 项危险因素查到发病危险后，再根据 BMI 水平判断一下。如是超重（BMI > 24kg/m²）则危险水平提高一个档次。如是肥胖（BMI > 28kg/m²）则危险水平提高两个档次。

心血管病"危险因素"的概念最初由美国 Framingharn 研究提出。危险因素是指引起人类疾病发生、发展的遗传与环境中物理、化学、生物、社会等因素，而人类行为则决定着二者相互作用的方式和作用强度，因而在一定程度上能够加速或延缓疾病的进程。从人和自然的关系上看危险因素可以归为两大类：遗传因素和环境因素。前者最重要的为年龄、性别和家族遗传史，这些因素是不可变的，后者最重要的有高血压、血脂异常、吸烟、饮酒、糖尿病、缺乏运动、不平衡膳食、精神心理压力等。

高血压既是一种独立的疾病，又是多数心血管疾病的重要致病因素。血压和心血管事件呈对数线性正相关。国内研究表明血压水平和脑卒中发病的相对危险呈对数线性关系，在控制了其他危险因素后，基线收缩压每升高 10mmHg（1.33kPa），脑卒中发病的相对危险增高 49%，舒张压每升高 5mmHg（0.65kPa），脑卒中发病危险因素增高 46%。而血压水平与冠心病事件发病率之间的关系呈连续的正相关关系，但强度不及脑卒中。

吸烟是心血管病的主要危险因素之一。研究证明吸烟与心血管病发病和死亡相关并有明显的剂量—反应关系，每天吸 1 支烟，患缺血性心脏病的相对危险度为 1.39（不吸烟者为 1），每天吸 20 支烟便增加到 1.78。被动吸烟也会增加患心血管病的危险。烟草燃烧时产生的烟雾中致心血管病作用的两种主要化学物质是尼古丁和一氧化碳。戒烟的益处已得到广泛证实，且任何年龄戒烟均能获益。临床研究证据提示，戒烟是冠心病最有力的干预方法之一，且在冠心病患者中开展戒烟最有成效。帮助患者戒烟应成为心血管病诊疗工作不可缺少的部分。

血脂异常是缺血性心血管病的重要危险因素。人群血清 TC（或 LDL - C）水平与缺血性心血管病呈正相关，HDL - C 水平与缺血性心血管病呈负相关。病理学研究显示，脂质在血管壁的积聚是动脉粥样硬化的重要病理基础，而且脂质的含量多少与动脉粥样硬化斑块的稳定性关系密切。

糖尿病与冠心病系等危症，控制糖尿病的同时综合干预多重危险因素的获益显著，糖尿病是动脉粥样硬化性疾病的重要危险因素，与无糖尿病患者比较，糖尿病患者心血管疾病风险增加 2～5 倍，缺血性脑卒中风险增加 1.8～6.0 倍。糖尿病患者还往往同时具有众多的致动脉粥样硬化的危险因素，如高血压、肥胖、血脂紊乱等，这些因素的叠加及相互影响使其发生心血管病的危险较非糖尿病病人群大大增加。

不平衡膳食也是导致心血管疾病的重要危险因素。已知导致动脉粥样硬化的饮食主要指高饱和脂肪和高胆固醇膳食模式，此种膳食模式显著增加缺血性心血管病危险。另一方面，进食蔬菜、水果、全谷类、不饱和脂肪酸较多的膳食，心血管病基础危险较低。另外摄入较多的盐可通过血压影响心血管疾病的发生。美国 DASH（Dietary Approaches to Stop Hypertension）研究发现饮食中如果能摄食足够的蔬菜、水果、低脂（或脱脂）奶，以维持足够的钾、镁、钙等离子的摄取，并尽量减少饮食中油脂量（特别是富含饱和脂肪酸的动物性油脂），可以有效地降低血压，DASH 饮食 8 个月后收缩压平均下降 11.2mmHg（1.49kPa）。由此可见，保持健康的生活方式对心血管病的预防尤为重要。

超重和肥胖仍是导致心血管疾病事件升高的一个独立危险因素。体重增加可导致所有心血管病危险因素升高，包括高血压、糖耐量异常、胰岛素抵抗、高血清三酰甘油、HDL - C 降低、高血尿酸和血浆纤维蛋白原增高。Framingham 心脏研究发现，不论男女，随着体重上升，心血管疾病发病率稳定上升。而中心性腹部肥胖被证明是一种特殊的致动脉粥样硬化的脂肪沉积，有的研究认为它的增高比体重指数（BMI）增高的心血管病危险性更大。肥胖引起心血管疾病的机制可能与瘦素抵抗、胰岛素抵抗、交感神经系统功能亢进、肾素 - 血管紧张素（RAS）系统功能亢进等有关。

缺乏体力活动是心血管病的确定危险因素。约 1/3 缺血性心脏病死亡与缺乏体力活动有关。缺乏体力活动是冠心病的独立危险因素，而中等度的体力活动（如较快地步行 30min 以上、游泳、骑自行车等）可显著降低冠心病的发病危险（男性无论年轻或年老），而且不论其他危险因素水平如何均有此保护作用。中等度运动可以降低血压，增高 HDL - C，改变糖耐量，减少胰岛素抵抗，控制体重。而高强度运动可提高机体对突然缺血、缺氧的耐受能力。

慢性肾脏疾病不仅是严重危害人类健康和生命的常见病，也是心血管疾病的重要独立危险因素。慢性肾脏疾病患者肾功能损害的程度与心血管疾病的发病危险呈正相关。Bivulirudin 三期临床试验显示行冠心病介入治疗患者中，只有 25% 患者的肾功能正常，而轻度、中度和终末期肾病患者分别有 46%、28% 和 1%。心血管病往往伴发慢性肾病，慢性肾病多因心血管病死亡而不是进展为肾功能衰竭死亡。美国国家肾脏基金会（NKF）的报告显示慢胜肾病伴心血管病死亡率是普通人群的 10～30 倍。中国心血管病预防指南指出估测肾小球滤过滤（eGFR）和蛋白尿是心血管疾病的两个重要的独立危险因素。eGFR 每降低 10ml/（min·1.73m^2），心血管疾病的发病危险增加 5%，血清肌酐每增加 0.1mg/dl，心血管疾病的发病危险增加 4%。慢性肾脏疾病加重心血管疾病，反过来心血管疾病又加重慢性肾脏疾病，两者形成恶性循环，可大大加速疾病的进程。

家族史是心血管疾病的独立危险因素。家族史在心血管病发病中的致病机制除自身的独立作用外，还通过易感基因的携带，提高危险因素的易感性和增加环境因子的暴露而使冠心病的发病风险增加。研究发现，具有早发冠心病（CHD）家族史（男性一级亲属发病时小于 55 岁或女性一级亲属发病时小于 65 岁）的个体发生 CHD 是无家族史者的 1.5～1.7 倍。而且与患 CHD 的家庭成员亲缘关系越近，家庭中患 CHD 的成员比例越高，患 CHD 家庭成员患病时间越早，个体患 CHD 的危险性也越高。

心理压力引起心理应激，过量的心理压力，尤其会增加心血管病患病危险，是心血管病的危险因素。大量资料证实抑郁症、焦虑症、性格因素及人格特征、社会孤立和慢性生活压力 5 种主要社会心理因素与心血管病密切相关。社会心理因素引起心血管病的主要病理生理机制主要有交感神经系统功能亢进，触发心肌缺血，诱发心律失常，刺激血小板功能和破坏血管内皮功能。

除上述因素外，睡眠呼吸暂停低通气综合征也被认为是"新"的心血管病危险因素。

阻塞性睡眠呼吸暂停低通气综合征（OSAHS）是一种可治疗的睡眠紊乱，并且已有的动物及人群实验证明其与 2 型糖尿病、胰岛素抵抗、葡萄糖不耐受独立相关。相关研究亦揭示了 OSAHS 可能导致葡萄糖代谢异常的机制。据估测，高达 83% 的 2 型糖尿病患者并发 OSAHS，但未被诊断。OSAHS 加重可能恶化血糖控制情况，而持续性气道正压通气治疗（CPAP）可能改善葡萄糖代谢。因此 OSAHS 可能为 2 型糖尿病、糖尿病前状态的一个可干预、可控制的危险因素。

OSAHS 与冠心病患病率及病死率仍具有独立相关性，二者间存在因果关系。现有研究揭示的 OS-AHS 促使冠心病发生的机制包括 OSAHS 独有的间歇性低氧血症导致的交感神经过度激活，氧化应激、血管内皮功能失调及炎症反应。作为 OSAHS 患者的首选治疗方法，持续气道正压通气（continuous positive airway pressure，CPAP）已被大量研究证实有逆转 OSAHS 对心血管系统负面影响的作用，进而可能改善冠心病患者的预后。

（武润梅）

第二节 康复评定

一、运动试验在心脏康复评定中的作用

心脏负荷运动试验简称运动试验（exercise testing），它可以直接评定心脏的功能容量（functional capacity）和体力活动时的安全性，并对心脏病的预后有预测作用。

二、心功能评定

心功能指心脏做功能力的限度，取决于心脏心肌的收缩和舒张功能，也受心脏前、后负荷和心率的影响。

1. NYHA 心功能分级　纽约心脏病学会心功能分级是目前最常用的分级方法，此心功能程度分级主要根据症状，参考呼吸困难和乏力等症状。最大的缺点是依赖主观表现分级，评估者判断变异较大，同时受患者表达能力的影响。但由于已经应用多年，评估方法已被广泛接受，所以目前仍然有较大的使用价值。

2. 心脏超声评定心功能　超声心动图不仅可直接观察心脏和大血管的结构，而且可以随着心动周期的变化推算心泵功能、收缩功能和舒张功能，其优点是无创性，可以反复测定，而且对人体无

（1）泵血功能测定：包括左心室每搏排出量（SV）和心排出量（CO）：应用超声测量出的内径等数据通过公式计算出 SV 和 CO，心搏出量增高见于各种高搏出量状态，降低时见于心功能不全或由于失血、休克状态所致；射血分数（EF）：即每搏排出量占左心室舒张末期容量的百分比，反映左心室的排血效率。射血分数可以用于评估心肌的收缩功能，射血分数的变化可以反映心肌收缩力的改变。一般认为射血分数小于58%可以考虑为异常，在50%～75%为轻度减低，在35%～49%为中度降低，在34%以下为明显降低。

（2）左心室收缩功能：可通过测定左心室短轴缩短率和左心室向心缩短率，还有左心室局部收缩功能而获得。

（3）左室舒张功能和右心功能：可通过多普勒超声、M型及二维超声心动图测出。

3. 心脏导管检查测定心功能　包括①左心室造影：将导管放在左心室快速注入造影剂摄片后，从电影上出现的心动周期不同时刻的左心室心内膜边缘算出每搏排出量、射血分数等，对心室的节段性运动异常进行定性或定量的分析。②指示剂稀释法心功能测定：在右心房经导管快速注入冰水，冰水与血液混合后进入肺动脉内，测定肺动脉的血液温度，计算机会自动计算出心排血量。

4. 放射性核素扫描测定左心室功能　利用^{201}铊和^{99}锝剂通过门控心肌显像获得的左心室舒张和收缩期图像，可计算出不同的左心室功能参数、左心室腔与心肌计数比值和肺心计数比值等，亦可预测心功能的比值。

5. 运动试验　心肺运动试验可以提供心脏功能容量（cardiac functional capacity）的客观指标，具体在心脏康复中的作用为调整康复中的体力活动量，出院前评定，运动处方依据，预测心血管风险，用于心导管检查、药物治疗或体育疗法的筛选；确定所需运动程序（是否需监测、是否需医务人员在场）；随访检查内容的一部分。

6. 其他方法　心机械图是利用心脏泵活动为基础而记录的低频机械振动波，包括颈动脉波动图、心尖波动图、颈静脉波动图、心阻抗图等，可以测定泵血功能。另外磁共振和快速 CT 也可从不同方面测定出心功能的指标。

（周　天）

第三节 康复治疗

一、运动治疗方法

（一）伸展运动

为了减少受伤和运动的疼痛，所有患者运动前建议进行一些柔韧性训练，如伸展运动和一定的关节活动范围的运动，有证据证明伸展运动能降低因不习惯锻炼而产生的疼痛，使患者耐受运动，要想让心脏病康复人群获得伸展训练的效果，临床医生或者治疗师必须知道如何适当安排伸展训练。伸展需要保持 15～30s 才能达到最佳效果。心脏病康复患者或许应该做易教易学的并且能独立进行的静止性的伸展运动。在静止的伸展运动中，鼓励患者平静呼吸，避免 Valsalva 动作而起血压升高的反应，同时也要避免剧烈、突然的动作，防止引发肌腱反射导致肌肉收缩和减少伸展活动引发的损伤及肌肉撕裂的机会。

（二）有氧耐力训练

是心血管患者康复运动治疗的主要内容。

1. 基本定义　耐力是指人体持续进行工作的能力，包括力量耐力、速度耐力、专门耐力和有氧耐力 4 种。通常所说的耐力训练，一般是指有氧运动或有氧耐力训练（aerobic exercise）。有氧耐力训练旨在提高机体心肺功能，调节代谢，改善运动时有氧供能能力，是以身体大肌群参与、强度较低、持续时间较长、以规律的运动形式为主的训练方法。

耐力训练一般为中等强度的训练，即 40%～70%（常用 66%）最大运动能力（最大摄氧量，VO_{2max}）或 60%～80% 最大心率，每次运动 15～60min，每周训练 3 次以上，运动方式多为四肢肌群（上、下肢大肌群）、周期性（即肢体往返式运动，如走、跑等）的动力性运动。参与运动的肌群越多越大，训练效应就越明显。非周期性动力性运动（如各种球类运动）如果达到一定的强度和持续时间，也属于耐力运动。

2. 适应证　耐力训练主要适用于：增强心肺功能，减少心血管风险因素和心血管疾病发作，消除制动或不运动所导致的不利影响等。具体适应证为：①不同程度的心肺疾患。②各种代谢性疾病。③其他影影响心肺功能的情况如手术或重病后恢复期等。④维持健康，增强体能，延缓衰老。

（三）运动处方

运动处方包括运动强度、运动时间和频率、运动方式等方面。

1. 运动形式　大肌群参与的活动如步行、慢跑、游泳、骑自行车、越野滑雪、滑冰、园艺、家务劳动等活动都是可选择的有氧耐力训练的运动形式，但对年老体衰者，或有残疾妨碍从事上述活动者，力所能及的日常生活活动同样可产生有益的作用，如整理床铺、收拾房间、打扫卫生等。

2. 运动强度　是单位时间内的运动量。运动强度是运动处方定量化与科学性的核心，也是康复效果与安全性的关键，有氧耐力训练的运动强度要根据患者的病情、年龄、心肺功能状况、过去运动习惯及要达到的康复目标，制订出适合患者情况的个体化运动强度。最常用有氧训练，运动强度指标如下：

（1）最大摄氧量（maximum oxygen consumption，VO_{2max}）的百分比（%）：是国际公认的通用指标。最大摄氧量是指单位时间内最大耗氧量，用 L/min 或 mL/（kg·min）表示，可由最大心排出量与最大动静脉氧差相乘计算出来，但通过症状限制性运动试验时收集的代谢气体直接测得的更为准确。VO_{2max} 受年龄、性别、有氧运动水平、遗传和疾病的影响。为了提高有氧耐力，目前推荐以 40%～70% VO_{2max} 强度为有氧耐力训练强度，但低于 50%～VO_{2max} 强度的运动更适合于心脏病患者及老年人。

（2）最高心率（maximum heart rate，HR_{max}）的百分比（%）：最高心率指机体运动至力竭时每分钟的心跳次数。可在极量运动试验中直接测得，也可根据公式计算。年龄相关的最大心率为 220 - 年龄。

目前推荐 60%~80% HR_{max} 的强度为有氧训练强度。此外也可利用公式计算运动中允许达到的靶心率，具体公式为 180 - 年龄或（年龄预计最大心率 - 安静心率）×60%~80% + 安静心率。两种计算结果类似，对心脏病患者及老年人靶心率应适当降低。

（3）代谢当量数：代谢当量（metaboliC equivalenCes，METs）是指单位时间内单位体重的耗氧量，以 mL/（kg·min）表示，1MET = 3.5mL/（kg·min）。因此它与最大摄氧量有同等含义，是康复医学中常用的运动强度指标。一般认为 2~7METs 的运动强度适宜有氧耐力训练。WHO 已正式公布了日常生活活动及各项体育运动及娱乐活动对应的 MET 值。

（4）主观疲劳程度（the rating of perCeived exertions，RPE）：是由受试者主观报告疲劳程度，与前述客观检查和计算的各项指标有良好的相关关系。可用来表示有氧耐力训练的运动强度。RPE 分级量表中"有点累"（11）和"累"（15）级分别相当于 60%~80% HR_{max} 范围的运动。因此 RPE 量表中 11~15 级为推荐运动强度，住院患者以 RPE < 13 较合适。RPE 量表见表 10 - 2。

表 10 - 2　RPE 分级量表

分级	6	7	8	9	10	11	12	13	14	15	16	17	18	18	20
RPE		非常轻		很轻		有点累		稍累		累		很累			非常累

（5）无氧阈（anaerobic thresholcl，AT）：是指机体运动过程中清除无氧代谢产物乳酸的能力不能满足机体运动的需要，使乳酸在血液中累积超过某一程度，达到酸中毒水平时的功率水平或需氧量（分别有乳酸无氧阈和通气无氧阈）。超过无氧阈，说明机体无氧代谢供能逐渐占优势，运动强度较大，所以有氧耐力训练要以低于无氧阈的水平进行。可通过测定呼吸商和血乳酸水平来确定无氧阈。

3. 运动持续时间　运动持续时间应结合运动强度、患者健康状况及体力适应情况而定。运动强度与运动持续时间的积为运动量，如果运动强度较高，运动可持续较短时间，反之运动强度低，可进行稍长时间的运动活动，这样才能产生运动效果。患者健康状况好，体力适应佳，可采用较长时间的活动；而体力衰弱、高龄、有病的患者可采用短时间，一天多次，前 3d 每天 2~4 次，3d 后每天 2 次，从 3~5min 开始逐渐增加到 10~15min，再增加强度。一般认为基本训练部分，即达到靶强度的运动，需要持续 10~20min 或 20min 以上。美国疾病控制和预防中心以及美国运动医学院向每个美国成年人推荐中等运动强度的运动，少量、多次、每天累计 30min。所谓中等强度的活动相当于每天消耗 200kcal（1cal = 4.186 8J）能量的活动。

基本训练的方式可分为间断性和连续性 2 种：①间断性运动：在基本训练期有若干次高峰靶强度，高峰强度之间强度降低。优点是可以获得较高的运动刺激强度，获得较好的训练效应。缺点是需要不断调节运动强度，操作比较麻烦。②连续性运动：指基本训练期的靶强度（一般取中等偏低强度）持续不变，优点是简便，患者相对容易适应。

训练强度与时间成反比关系，在额定运动量的前提下，训练强度越高，所需时间越少，训练强度越低，所需时间越长。根据此点可具体安排训练，如训练时监护条件较差或患者自己运动时，可选择低强度、长时间；而监护条件好时，可选择高强度、短时间的训练。

在运动前应做 5~10min 准备活动，运动结束后做 5~15min 整理活动。在开始运动训练的 4~8 周内运动持续时间可适当短些，之后，逐渐增量至目标时间。

4. 运动频率　取决于运动量大小。若运动量大，运动使机体产生的变化持续时间长，可达运动后 24~48h，每周训练 3 次即可达到理想效果。若运动量小，应增加每周运动次数，最好每天都活动，才能产生最佳训练效果。因此，目前一般推荐运动频率为每周 3~5 次。少于每周 2 次的训练不能提高机体有氧耐力，每周超过 5 次的训练，不一定能增加训练效果。训练效果一般在 8 周以后出现，坚持训练 8 个月才能达到最佳效果。如果中断锻炼，有氧耐力会在 1~2 周内逐渐退化。因此，要保持机体良好的有氧做功能力，需坚持不懈地锻炼。

5. 运动方式　这类运动包括快步行、慢跑、踏车、跳跃、上下楼梯及登山、游泳、滑雪、划船、网球、排球、篮球等。耐力训练是心肺功能训练的最主要方法，其运动训练应按照运动处方进行。

（1）步行和慢跑：快步走是安全并容易进行的运动方式，慢跑虽然容易取得锻炼效果，但体育外伤较多，也曾有猝死的报道，因此对心功能有明显损害者、老年人、体质较差者不宜从事。慢跑者不应随意加快速度形成跑步，有过急性心肌梗死（AMI）者应根据运动评估结果选择运动速度来进行，以免发生意外。若康复医疗机构场地有限，可以利用活动平板进行步行锻炼。

（2）骑自行车：应用功率自行车可以在室内进行运动锻炼。应用家用自行车可以结合上下班进行锻炼，但以一般速度骑车，摄氧量很低，如 3km/h 相当于 2～3METs，10km/h 只相当于 3～4METs，功量太低。骑车锻炼的缺点是因交通拥挤，快速骑车可能撞人，容易精神紧张，也很难保持较快车速，因此可在晨间或运动场内进行。

（3）游泳：是一项良好的全身运动，但对于 AMI 者摄氧量偏高，据报告为 8.6～6.5METs，并且水温过低时容易引起不舒适的冷感甚或寒战，因此除体力好、原来会游泳、能在室内游泳池长期坚持的运动者外，不宜进行这项运动。游泳前应做好准备活动，但不宜时间过久。

（4）跳绳：虽然简便易行，但由于运动强度过大，相当于心脏功能容量 9.5～12.5METs，一般认为不适于 AMI 等心脏病患者。

6. 实施　每次训练应包括 3 个部分，即准备活动、基本训练活动和结束活动。①准备活动：主要目的是热身，即让肌肉、关节、韧带和心血管系统开始逐步适应。此时运动强度较小，要确保身体主要肌肉、关节、韧带都有所活动，运动方式包括等张运动和大肌群活动，一般采用医疗体操、太极拳等，也可采用小强度耐力训练，如步行等，准备活动时间为 10～15min。②基本训练活动：主要目的是产生最佳心肺和肌肉训练效应。高强度训练可刺激心肌侧支循环的生成，运动时间一般 30～60min，其中达到靶心率的训练强度的时间不宜小于 10min。③结束活动：主要目的是"冷却"，让高度兴奋的心血管应激逐步降低，并适应运动停止后血液动力学的改变，运动方式可以与训练方式相同或采用放松体操、自身按摩等，时间一般 5～10min。充分的准备与结束活动是防止训练意外的重要环节。

7. 运动量的调整　训练后患者无持续的疲劳感和其他不适，不加重原有疾病的症状，是运动量合适的指标。在训练过程中需要适时调整训练量，以适合患者的需要。调整内容包括运动负荷和心脏负荷。经 1～2 周训练后，原来的负荷可能达不到训练需要，此时可增加负荷量。增加运动负荷的方式可以是延长训练时间，不增加强度；也可既增加强度，又延长时间。心脏负荷的增加方式是适当增加靶强度，如原来采用 60% 最大心率作为靶强度，经过训练后，可调整为 70%～80% 靶强度。

（四）注意事项

1. 注意循序渐进　参加有氧耐力训练，需达到一定的运动量，长期坚持才能见效。训练进程分开始阶段、改善阶段和维持阶段，训练者要遵循这个规律，从小量开始逐渐适应后，再进一步按运动处方量进行锻炼，不要自恃己见，一开始就用强力锻炼，结果导致机体疲乏无力、肌肉疼痛，甚至出现一些不必要的身体损害。

2. 持之以恒　有氧耐力训练需长期坚持，才能对机体产生良性作用。如时断时续就不能达到锻炼的目的。若半途中断，训练效果会很快消退。如间隔 4～7d 或 7d 以上再恢复训练时，宜稍减低运动强度。

3. 根据季节变换和环境不同调整运动　适宜的运动环境是 4～28℃，空气湿度 60%，风速不超过 7m/s。气候炎热时，人们锻炼可选择清晨或傍晚凉爽时。有条件者可选择在有空调设施的室内进行，以免大量出汗，机体丢失水盐，影响身体健康。如果出汗较多，要及时补充并注意增加能量。近年来不断有研究表明，在寒冷、干燥地区训练的滑雪、游泳、长跑运动员，哮喘发病率显著高于其他地区的运动员，考虑与气候刺激气管致痉挛物质分泌增多有关。因此提示，在冬季进行耐力训练宜选择温暖之时或室内，以免造成肺损害。

4. 针对不同疾病、不同人群、不同训练目的制订相应的运动处方　如健康人以提高心肺功能为主，宜选较大强度运动；若训练目的为防治代谢病，则中低强度运动可取得最佳效果；老年人、孕妇或高危疾病患者宜从事低强度短时多次累积的活动。应在感觉良好时运动，感冒发烧应在症状体征消失 2d 以上方可恢复训练。

5. 表现为过度训练时应调整运动量或暂时中止训练 ①不能完成运动。②活动时不能交谈。③运动后无力或恶心。④慢性疲劳。⑤失眠。⑥关节疼痛。⑦清晨安静时突然出现明显的心率变快或变慢。

6. 适应证和禁忌证 耐力训练在临床上主要适用于心肌梗死康复训练的后期、高血压、慢性肺气肿等。禁忌主要为各种临床情况不稳定的心肺疾病、传染性疾病以及重症关节病变等。

（五）力量、抗阻和等长运动训练

抗阻运动不是禁忌，可以编入心肺康复运动训练方案中。等长运动占的比例不宜大，适于临床稳定的患者。对要恢复较强工作和体育活动的人，康复运动训练除要改善心血管功能外，增强肌力和局部肌肉耐力也是重要的。一般人群和大部分冠心病患者，需要上肢进行日常职业活动和业余娱乐活动，因此也应进行上肢运动。上肢运动训练理想的靶心率（THR），可从上肢功率仪测定结果计算获得，也可用平板运动或下肢功率自行车得到的靶心率减去 10 次/min 得到。冠心病患者上肢运动负荷约为下肢运动负荷的 50%。冠心病患者阻力运动产生的最大心率仅为运动试验测得最大心率的 56% ~ 64%，不会引起心律失常、血压异常、ST 段降低或心脏病症状。力量训练虽然对提高 VO_{2max} 价值较小，但可增加肌力，提高运动能力，只要指导得当，对增强体质有重要意义。尽管动力性有氧训练是改善心血管耐力的重要步骤，但抗阻训练已逐渐成为动态运动程序的辅助手段。心血管功能训练中的抗阻训练特点为对抗阻力较小（多为轻度至中度），运动次数较多。

1. 训练原则 ①抗阻或力量运动训练应是低水平的抗阻训练。②急性发作至少 7 周后才能进行这种训练。③通过症状限制性运动试验，排除参加抗阻或力量运动训练的禁忌证。靶心率是力量运动训练强度的限制指标。宜用心率、血压乘积（RPP）监测力量训练中的心肌摄氧量。④力量训练处方包括 3 组运动，每组运动重复 12 ~ 15 次，每组形式间以 30s 运动和 30s 休息。⑤冠心病患者应保持正确呼吸节奏，避免用力屏气。

2. 训练方法 目前最常用的抗阻训练方法为循环抗阻训练，其运动处方如下：

（1）运动方式：握拳、上举、屈肘、伸肘、抬膝、侧举、提举、下按等，抗重负荷常采用哑铃、沙袋、实心球、弹簧、橡皮条、多功能肌力训练器等。

（2）运动量：强度一般为一次最大抗阻质量的 40% ~ 50%；在 10s 内重复 8 ~ 10 次收缩为 1 组，5 组左右为 1 个循环，每组运动之间休息 30s，一次训练重复 2 个循环。每周训练 3 次。

（3）进度训练：开始时的运动强度应偏低，适应后，质量每次可增加 5%。

（4）注意事项：除了有氧训练的注意事项外，还应注意以下几点：①应强调缓慢的全关节活动范围的抗阻运动。②训练应以大肌群为主，如腿、躯干和上臂。③应强调在抗阻运动时使用正确的姿势和呼吸，上举时呼气，下降时吸气，不要屏住呼吸，以免使血压过度升高。④为了减少过强的心血管反应，训练时应避免双侧肢体同时运动，握拳不可太紧。

尽管低至中强度抗阻训练可改善心血管患者的力量和耐力，但并不能作为增加心功能的训练方法而单独运用，只能作为有氧训练的补充。对于左心功能低下、颈动脉窦反射敏感及功能储量小于 5METs 的患者应禁用。

二、作业治疗活动

以各种模拟性作业运动以及家务活动来达到训练目的。研究证明要使作业性活动达到维持或改善心肺功能水平，相当于每天每小时至少要搬起多于 20 磅（1b，11b = 0.453 592kg）质量的物体 1 次或整天连续搬运物体。由于自动化程度提高，很少作业活动可达上述运动量，因此还需要进行额外的有氧训练。作业治疗活动时确定运动强度主要根据心肺功能评定情况，选择恰当的活动方式（表 10 - 3 至表 10 - 5）。

表 10 - 3 自身保健活动的能量消耗

活动量	单位（kcal/min）	METs
卧床休息	1.0	1.0
坐位	1.2	1.0
站位肌肉放松	1.4	1.0
进餐	1.4	1.0
谈话	1.4	1.0
穿或脱衣服	2.3	2.0
洗手、洗脸	2.5	2.0
床边大、小便	3.6	3.0
步行（2.5mi/b＝4km/h）	3.6	3.0
沐浴	4.2	3.5
床上用便盒	4.7	4.0
步行下楼	5.2	4.5
步行（3.5mi/h＝6km/h）	5.6	5.5
用轮椅前行	2.4	2.0
用支撑器和拐杖步行	8.0	6.5

表 10 - 4 家务活动的能量消耗

活动量	单位（kcal/min）	METs
做针线活	1.4	1.0
扫地	1.7	1.5
用机械缝纫	1.8	1.5
擦家具	2.4	2.0
削马铃薯皮	2.9	2.5
站着洗刷	2.9	2.5
洗衣服	3.0	2.5
揉面	3.3	2.5
地板除尘	3.6	3.0
抹窗	3.7	3.0
铺床	3.9	3.0
站着熨衣	4.2	3.5
拖地板	4.2	3.5
用手拧干衣服	4.4	3.5
挂东西	4.5	3.5
敲打地毯	4.9	4.0

表 10 - 5 职业活动的能量消耗

活动量	单位（kcal/min）	METs
修表	1.6	1.5
绕线圈	2.2	2.0
装配无线电	2.7	2.5
缝纫机缝纫	2.9	2.5

活动量	单位（kcal/min）	METs
砌砖	4.0	3.5
泥瓦工	4.1	3.5
拖拉机犁田	4.2	3.5
用马犁田	5.9	5.0
推车（115pl·25mi/h = 25kg·4km/h）	5.0	4.0
木工活	6.8	5.5
剪修草坪	7.0	6.5
伐木	8.0	6.5
铲挖	8.5	7.0
负重上楼（负重8kg·82m/min）	9.0	7.5
刨	9.1	7.5
司炉	10.2	8.5
负重上楼（负重10kg·168m/min）	16.2	13.5

三、娱乐活动

包括各种棋牌类活动和球类活动等（表10-6），可以提高患者参加活动的积极性，提高训练效果；但应避免任何竞技性活动，以免产生过强的心血管应激，活动强度不应大于有氧训练的强度。

表10-6　娱乐活动的能量消耗

活动量	单位（kcal/min）	METs
坐位绘画	2.0	1.5
弹钢琴	2.5	2.0
驾驶车辆	2.8	2.0
划独木舟（2.5mi/h = 4km/h）	3.0	2.5
骑马慢行	3.0	2.5
打排球	3.0	2.5
打滚球	4.4	3.5
骑自行车（5.5mi/h = 8.8km/h）	4.5	3.5
（20.8km/h）	11.0	9.0
打高尔夫球	5.0	4.0
跳舞	5.5	4.5
园艺工作	5.6	4.5
打网球	7.1	6.0
骑马小跑	8.0	6.5
锄	8.6	7.0
滑雪	9.9	8.5

（周　天）

第四节　急性心肌梗死康复

急性心肌梗死各个阶段的康复内容不同，各国的分期和方案不尽相同，但均需按临床病情和个人情况制定和调整康复程序，即个体化、循序渐进原则。目前国际上通常将心脏康复分为 3 期或 3 个阶段。

第 I 期（也称第一阶段）：院内康复。为发生心血管事件如急性心肌梗死（acute myocardial infarction AMI）或急性冠脉综合征（acute coronar syndrome，ACS）和心脏外科手术后的住院患者提供预防和康复服务。

第 II 期（也称第二阶段）：院外早期康复。为急性心血管事件后早期（3~6 个月）的院外患者提供预防和康复服务，持续至事件发生后 1 年。

第 III 期（也称第三阶段）：院外长期康复。为心血管事件 1 年以后的院外患者提供预防和康复服务。

也有人将第 II 期进一步分为 2 期，即在有监护条件下进行的康复为早期，通常为 8~12 周；无须监护条件下进行的康复称为中期，持续至 1 年。

一、康复程序

（一）I 期康复

心肌梗死住院期间，病情稳定就开始进行，持续时间约 1 周，国外缩短至 3~5d。

1. 内容　①评估、教育与咨询：向患者讲解目前的病情、治疗及下一步诊疗方案，评估有无心理障碍（如抑郁焦虑），制订住院期间的活动计划，教育患者及护理者对可能发生的 AMI 症状如何识别、做出早期反应，纠正危险因素。②教育、帮助患者恢复体力及日常生活能力：通常于入院后 24h 内开始，目的是出院时达到基本生活自理。早期活动计划根据病情而定。受很多因素影响，如并发症、年龄、生活习惯及骨关节状况。无并发症的心肌梗死、冠脉搭桥手术（coronar arter bypassgrafting，CABG）和经皮冠状动脉腔内成开分术（percutaneous transluminal coronary angioplasty，PTCA）或急症冠脉介入手术治疗术后可以早期活动，而并发有心力衰竭或心源性休克等复杂情况者可能要延迟活动。③出院计划：评估患者何时适合出院、出院后的生活自理能力和能否进入相关社区保健服务，结合患者的需求，与专家、全科医生和（或）基层医疗保健人员联系，明确下一次随访的时间。④推荐患者参加院外早期心脏康复计划。⑤必要时行出院前的运动评估，为患者进行运动治疗提供依据。

2. 程序　Wenger 等提出 14 步程序（1973），后修改为 7 步程序（1980）。现在对于无并发症的急性心肌梗死，康复方案订为 7 步（表 10-7），1 周以内完成。因为大多数急性心肌梗死患者入院后行溶栓或 PCI，住院时间明显缩短，部分心脏中心也只是选择性地应用此方案，有些中心缩至 3~5 天完成此方案。

表 10-7　Wenger 的住院 7 步康复程序

阶段	监护下的运动	CCU/病房活动	教育娱乐活动
		CCU	
1	床上所有肢体的主动被动关节活动，清醒时教患者做踝关节跖屈背伸活动，每小时 1 次	部分活动处理，自己弯足于床边，应用床边便盆，坐椅 15min，每天 1~2 次	介绍 CCU，个人急救和社会救援
2	所有肢体的主动关节运动，坐于床边	坐椅 15~30min，每天 2~3 次，床上生活完全自理	介绍康复程序，配合戒烟、健康教育，计划转出 CCU
		病房活动	
3	热身运动，2METs；伸臀运动，做体操：慢步走，距离 15.25m（50ft）并返回	随时坐椅子，坐轮椅去病房教室，在病房里步行	介绍正常的心脏解剖和功能，动脉硬化、心肌梗死的病理生理

阶段	监护下的运动	CCU/病房活动	教育娱乐活动
4	关节活动和体操，2.5METs，中速走22.88m（75ft）一来回，教测脉搏	监护下下床，走到浴室，病房治疗	介绍如何控制危险因素
5	关节活动和体操，3METs；教患者自测脉搏，试着下几级台阶，走91.5m（300ft），每天2次	走到候诊室和电话间，随时在病房走廊里走步	介绍饮食卫生、能量保存和需要的工作及简单技巧
6	继续以上活动，下楼（坐电梯返回），走152.5m（500ft），每天2次，教做家庭运动	监护下温热水淋浴或盆浴，监护下去做作业治疗和心脏临床治疗	介绍心脏病发作时的处理：药物，运动，外科手术
7	继续以上活动，下楼（坐电梯返回），走152.5m（500ft），每天2次，教做家庭运动	监护下温热水淋浴或盆浴，监护下去做作业治疗和心脏临床治疗	介绍心脏病发作时的处理：药物，运动，外科于术
	提供院外运动程序资料	继续以前所有的病房活动	

（二）Ⅱ期康复

近年来，由于冠状动脉血管重建（revasculuarization）及药物治疗的巨大进展，急性心肌梗死和急性冠脉综合征（AMIIACS）的住院时间明显缩短，心脏康复第Ⅰ期的时间也缩短，由此产生的去适应反应轻微。但这一阶段的缩短，使得指导患者如何减少危险因素和运动的机会就减少了。第Ⅲ期心脏康复主要是维持前两期已形成的健康和运动习惯。因此，心脏康复的第Ⅱ期——院外早期康复变得尤为重要，这也是2007年AACVPR/ACC/AHA（美国心肺康复协会/美国心脏病学会/美国心脏协会）制定心脏康复和二级预防指南主要强调的内容，在出院后前1~3周即应该开始实施早期院外心脏康复/二级预防计划，主要内容为评估和危险分层、运动处方、二级预防与健康教育以及心理、社会支持和职业康复。

1. 评估和危险分层（表10-8）　首先应对患者在康复过程中再次发生严重心血管事件的危险程度进行评估和分级，掌握患者总体健康状况和生活状态。这对指导患者正确实施运动康复程序有重大意义。通过缺血心肌数量、左心室功能、基础心脏病至心律失常的危险性等3个因素进行判断。

表10-8　冠心患者心脏康复危险性分层表

低危	中危	高危
· 无明显左心室功能障碍（EF>50%）	· 左室功能中度障碍（EF=40%~49%）	· 左室功能障碍（EF<30%~40%）
· 运动或恢复期无症状，包括无心绞痛的症状或征象（ST下移）	· 中度运动（5.0~6.9METs）或恢复期出现包括心绞痛的症状/征象	· 低水平运动（<5METs）或恢复期出现包括心绞痛的症状/征象
· 无休息或运动引起的复杂心律失常		· 有休息或运动时出现的复杂室性心律失常
· 心肌梗死、冠状动脉旁路移植术、血管成形术或支架术后无并发症；心肌梗死溶栓血管再通		· 心肌梗死或心脏手术后并发有心源性休克、心力衰竭
· 运动或恢复期血液动力学正常		· 运动血液动力学异常（特别是运动负荷增加时收缩压不升）
· 猝死或心脏停搏的幸存者		
· 运动功能含量≥7METs		· 运动功能含量<5METs
· 无心理障碍（抑郁、焦虑）		· 心理障碍严重

2. 运动处方　制定程序：首先收集个人病史及资料，对患者行全面体格检查，参考运动负荷试验结果，按每个人的不同情况制订出运动康复处方。早期可根据出院前运动试验结果和危险分层给予运动处方，心脏事件后6~8周进行症状限制性运动试验后，根据结果调整运动处方。再隔3~6个月可进行

一次运动试验和医学评定。每年或根据需要调整运动处方。运动处方内容（运动强度、运动时间和运动频率、运动方式等）在运动治疗方法中已详述。

过去认为等长抗阻运动可明显升高血压，引起心肌缺血和心律失常，禁止心脏病患者参加等长运动或阻力训练。近年研究显示，阻力训练对机体的损害不像原先认为的那么大，特别是对于心功能基本正常的患者。阻力训练可增强肌力（24%）和运动耐力，是患者回归工作运动程序的一个重要组成部分，但对于冠心病患者阻力训练要慎重，只对有选择的患者推荐低、中等强度的动态/阻力训练，2007 年 AACVPR/ACC/AHA 建议每周 2 次抗阻运动训练，对于左心室功能低下的患者等长运动仍应该是禁忌的。

3. 二级预防与健康教育　所有心肌梗死患者均要改变生活方式并接受健康教育，后者包括对患者及其家属进行饮食和营养指导，学会选择含脂肪、盐和胆固醇少的健康食物，教患者学会如何放弃不良习惯，并学会如何控制伴随心脏疾患出现的疼痛或疲劳。2006 年 AHA/ACC 更新了冠心病的二级预防指南，简介如下：

（1）吸烟：彻底戒烟，且远离烟草环境。推荐措施如下：①每次就诊均询问抽烟情况。②建议吸烟者戒烟。③评估吸烟者戒烟的自愿性。④通过咨询及规划协助戒烟。⑤安排随访，制订专门的戒烟计划，或药物疗法［包括尼古丁替代治疗和安非他酮（抗抑郁药）］。⑥强调避免在工作时和在家中暴露于烟草环境。

（2）控制血压：目标在小于 140/90mmHg（18.62/11.97kPa）或者若为糖尿病或慢性肾病患者则小于 130/80mmHg（17.29/10.64kPa）。推荐措施如下：开始或维持健康的生活方式，包括控制体重，增加体力活动，适量饮酒，减少钠盐摄入，增加新鲜水果、蔬菜和低脂乳制品的摄入；血压大于等于 140/90mmHg（18.62/11.97kPa）的患者以及血压大于等于 130/80mmHg（18.62/11.97kPa）的慢性肾病或糖尿病患者如果可以耐受，首选 β 受体阻滞剂和（或）血管紧张素转化酶抑制剂（ACEI），必要时可加有其他药物如噻嗪类以达到目标血压。

（3）调节血脂：低密度脂蛋白（LDL - C）小于 2.6mmom/l；若三酰甘油（TG）大于等于 2.6mmol/L，则高密度脂蛋白小于 3.38mmol/L。推荐措施如下：①饮食治疗，减少饱和脂肪酸占总热量的比例（小于 7%）（2g/d）和黏性纤维（大于 10g/d）摄入，可进一步降低 LDL - C。②增加日常体力活动并控制体重。③鼓励以鱼或鱼油胶囊的形式增加 ω - 3 脂肪酸摄入（1g/d），尤其在治疗高三酰甘油血症时，通常需要更高剂量。

急性心血管事件患者需在入院 24h 内完善血脂控制评估检查。对住院患者，在出院前开始降脂药物治疗。

（4）体重控制：目标在 BMI：18.5 ~ 24.9kg/m²；腰围：男性小于 102cm 女性小于 89cm。推荐措施为：①每次就诊均评估 BMI 和（或）腰围，如超标，鼓励患者进行体力活动。②如女性腰围（髂嵴处水平测量）大于等于 89cm，男性大于等于 102cm，首选生活方式调节，如有代谢综合征可考虑对其进行治疗。③初始目标应是减少体重 10%，如进一步评估体重仍偏高，可继续降低体重。

（5）糖尿病控制：开始改变生活方式和药物治疗使 HbAlc 接近正常；开始对其他危险因素的强力纠正（如依照以上推荐进行体力活动、控制体重、控制血压和控制胆固醇）；与患者的初级护理医师或内分泌专家配合，共同进行糖尿病护理。

4. 心理、社会支持　心脏病患者会经历抑郁、焦虑，可以帮助患者与心理、社会支持系统联系，指导患者健康应对这些挫折，树立信心，使患者恢复正常的生活秩序并更好地享受生活。

5. 职业康复　是协助患者最大限度地达到功能恢复，重返工作岗位的多程序医疗手段。包括评估患者心功能级别、病情预后，观察患者学习新技术和对新生活方式的适应能力，帮助患者掌握就业前的必要技巧。

冠心病患者职业回归受到病情、心理因素、社会因素，包括年龄、性别、职业种类、教育水平、家庭成员的态度及医师和雇主态度等一系列因素的影响。目前有些发达国家已建立职业康复机构，提供职业分析、职业模拟、职业锻炼、职业稳定、改变职业等服务。在美国 70% ~ 75% 心肌梗死后患者可恢复工作。随着冠状动脉溶栓和介入治疗的开展，复工时间有进一步缩短的趋势且复工状况会有进一步的改善。

（三）Ⅲ期康复

1. 内容　Ⅱ期康复后继续维持方案。终身保持合理的生活方式。每年 1 次医疗评估包括症状限制性运动试验（SGXT）。

2. 预期达到Ⅲ期康复标准　①功能容量最少 8METs。②休息和运动时心电图无变化或与以前心电图对比有改善。③心绞痛已控制——稳定或日常活动不引起心绞痛发作。④休息时血压达标，HR 小于 90 次/min。⑤患者了解自身疾病的基本病理生理、医疗和坚持所推荐的生活方式的必要性。

二、冠心病介入治疗和搭桥术后的康复

冠心病的介入治疗（percutaneous coronary interventions，PCI）和冠脉搭桥手术（Coronary artery by-pass grafting，CABG）是冠心病治疗的重要手段。目前是主要的心脏康复的对象，特别是 PCI 的病人数量在急速增加，方法可参考急性心肌梗死的康复程序。

三、慢性冠心病的康复

慢性冠状动脉硬化性心脏病患者的数量远远超过 AMI，包括未进行任何介入和手术处理的冠心病患者，对这类患者来说，最重要的问题是由于诊断了冠心病，患者及其家属顾虑活动会增加急性发作或心肌梗死，往往采取减少身体活动的被动静养的生活方式。实际上，不活动的结果适得其反，大量研究已经证实：恰当的身体活动可以减低慢性冠心病的死亡率和猝死率；可以明显改善患者的症状：减少疲劳感，减少心绞痛的发作，改善情绪和睡眠，体力活动容量加大，患者主观感觉的生活质量明显提高。加上危险因素控制和生活方式的改善，常会使患者受益很大。

康复方法可参考 AMI 的康复程序。要强调评估运动风险，强调个体化，循序渐进，坚持系统性和长期性，并特别注意兴趣性，使患者能长期遵从医生的运动处方坚持下去，这是取得良好效果的关键。

（周　天）

第十一章

消化系统常见疾病康复

消化系统疾病是一组常见病、多发病，包括慢性胃炎、胃及十二指肠溃疡、肝硬化、肠粘连、便秘和大便潴留、胃肠自主神经功能紊乱、顽固性呃逆、肝移植、慢性胰腺炎及小肠功能失调等。在综合治疗的基础上，积极进行康复治疗和健康教育，能改善消化系统疾病患者的生理功能、心理功能、社会功能，提高患者的生活质量，早日回归社会。本章主要介绍慢性胃炎、胃及十二指肠溃疡、肝硬化、肠粘连、便秘、功能性胃肠病、顽固性呃逆、肝移植术后、慢性胰腺炎、吸收不良综合征等疾病的康复治疗。

第一节　慢性胃炎

慢性胃炎（chronic gastritis）系指由多种原因引起的胃黏膜慢性炎症和（或）腺体萎缩性病变。病因主要有幽门螺杆菌感染，其次有长期服用损伤胃黏膜药物、十二指肠液反流、口鼻咽部慢性感染灶、酗酒、长期饮用浓茶、咖啡，胃部深度 X 线照射也可导致胃炎。我国成年人的幽门螺杆菌感染率明显高于发达国家，感染阳性率随年龄增长而增加，胃窦炎患者感染率一般为 70% ~90% ，炎症持续可引起腺体萎缩和肠腺化生，胃体萎缩性胃炎常与自身免疫损害有关。

一、临床表现

（一）症状与体征

慢性胃炎临床症状无特异性，可有中上腹不适、饱胀、隐痛、烧灼痛，疼痛无节律性，一般于食后为重，也常有食欲缺乏、嗳气、反酸、恶心等消化不良症状，有一部分患者可无临床症状。有胃黏膜糜烂者可出现少量或大量上消化道出血，胃体萎缩性胃炎合并恶性贫血者可出现贫血貌、全身衰竭、乏力、精神淡漠，而消化道症状可以不明显。查体可有上腹部轻压痛，胃体胃炎有时伴有舌炎及贫血征象。

（二）辅助检查

1. 胃镜检查与组织学检查　胃镜检查并同时取活组织做组织学病理检查是诊断慢性胃炎最可靠的方法。一般来说浅表性胃炎胃镜所见黏膜呈红白相间，黏液分泌增多，附于黏膜不易剥脱，脱落后黏膜常发红或糜烂，或可见黏膜苍白、小凹明显，严重者黏膜糜烂，且常伴出血，萎缩性胃炎胃镜检查黏膜多呈灰、灰白或灰绿色，萎缩范围内可残留红色小斑；黏膜下血管常可显露，呈网状或树枝分叉状。

2. 其他　包括幽门螺杆菌检查、胃酸分泌功能测定、X 线钡餐检查等辅助检查。

二、康复评定

（一）生理功能评定

1. 疼痛　采用视觉模拟评分法（visual analogue scale，VAS）。

2. 胃液分泌功能检查　萎缩性胃炎时空腹血清胃泌素明显升高,而胃液中胃酸分泌缺乏。

3. 运动功能评定　肌力采用 MMT 方法。具体评定参见第二章:康复医学的临床评定。

(二)心理功能评定

参见第二章:康复医学的临床评定。

(三)日常生活活动能力评定

ADL 评定采用改良巴氏指数评定表。具体评定参见第二章:康复评定基础。

(四)社会参与能力评定

主要进行生活质量评定、劳动力评定和职业评定。

三、功能障碍

(一)生理功能障碍

主要有消化吸收功能障碍、营养不良、上腹疼痛,一般不影响运动功能,若出现恶性贫血会使患者肌力下降。

(二)心理功能障碍

主要表现为焦虑、抑郁。慢性胃炎迁延不愈,尤其是出现恶性贫血会影响患者的心理功能,出现焦虑、抑郁。

(三)日常生活活动能力受限

一般患者其日常生活活动不会受限。如果出现恶性贫血可影响患者的正常进食和行走等日常生活能力。

(四)社会参与能力受限

如果出现恶性贫血、肌力下降,最终会影响患者的生活质量、劳动、就业和社会交往等能力。

四、康复治疗

对无症状或症状轻微的慢性胃炎患者,有时可不用药物治疗,只给予物理因子治疗和饮食调节即可治愈。慢性胃炎中最需要药物治疗的是伴有恶性贫血的胃炎,需要补充维生素 B_{12}。康复治疗目标为消除幽门螺杆菌,改善胃的分泌功能、胃动力、ADL 能力、工作能力,提高生活质量。

(一)物理治疗

1. 物理因子治疗　有促进胃的血液循环及营养状况、调节胃黏膜的分泌功能、消炎解痉止痛的作用。

(1)超短波疗法:电极置于上腹部和背部相应脊髓节段($T_{6\sim2}$),距离 3～4cm,剂量温热量,15～20min,每日 1 次,8～12 次为一疗程。适用于胃酸分泌少,胃酸低。

(2)调制中频电疗法:两个电极胃区前后对置,强度以患者能耐受为度。每次 20min,每日 1 次,15 次为一疗程。适用于有上腹痛的慢性胃炎患者。

(3)紫外线疗法:对胃区和 $T_{5\sim7}$ 节段进行紫外线照射,剂量 2～3MED 开始,每次增加 1/2～1MED,隔日照射 1 次,7～8 次为一疗程。适于胃酸分泌功能低下的患者。

(4)直流电及直流电离子透入疗法:直流电离子透入疗法适用于胃酸高、胃分泌亢进、胃痛症状较重的患者;直流电疗法适用于胃酸缺少者。

普鲁卡因透入:先让患者口服 0.1%～0.2% 普鲁卡因溶液 200～300ml,阳极置于胃区,另一极置于背部的相应节段($T_{6\sim9}$),电流强度 10～20mA,时间 15～20min,每日 1 次,12～18 次为一疗程。

阿托品透入:方法同普鲁卡因导入法,阿托品每次用量为 3～5mg。

直流电疗法:电极大小、部位、电流强度、时间及疗程同上述电离子导入疗法,但胃区电极接阴极。

（5）间动电疗法：用 2 个电极，置于胃区及背部的相应节段，电流强度 15 ~ 20mA，时间 15 ~ 20min，每日 1 次，15 ~ 20 次为一疗程。胃液分泌多用密波，分泌少用疏波；上腹痛选疏密波，萎缩性胃炎加间升波。

（6）其他：红外线、石蜡疗法等，适用于胃酸增高型慢性胃炎。

2. 运动疗法　具有减轻慢性胃炎患者消化不良症状、维持和改善胃蠕动功能、改善机体整体耐力的作用。根据病情选择有氧耐力运动项目，如步行、跑步、游泳、太极拳等，以改善肌力、肌耐力和整体体能。每日 1 次，每次 20 ~ 30min，每周 3 ~ 5 次，连续 4 周或长期运动。

（二）心理治疗

心理治疗具有改善或消除慢性胃炎患者忧郁、焦虑和抑郁心理的作用。一般采用心理支持、疏导的治疗方法，使慢性胃炎患者得到帮助，消除心理障碍。

五、功能结局

慢性胃炎患者可伴有不同程度的忧郁、焦虑和抑郁等心理障碍。慢性萎缩性胃炎患者出现营养不良、贫血时，还可发生 ADL 能力及其相关活动受限、社会交往受限和劳动能力下降，导致生活质量下降。康复治疗可能改善慢性胃炎患者的生理功能、心理功能、社会功能，提高慢性胃炎患者的生活质量，应早期介入。

六、健康教育

（1）慢性胃炎患者应了解有关疾病的知识，注意饮食调节，避免长期饮浓茶、烈酒、咖啡，进食过热、过冷的粗糙食物，以免胃黏膜损伤。

（2）避免长期大量服用阿司匹林、吲哚美辛等非甾体类消炎镇痛药，以保护黏膜屏障，预防慢性胃炎的发生。

（3）患者可根据自身情况，进行自我锻炼，如跑步、游泳、气功、太极拳、医疗体操、球类等，还可选择休闲性作业活动，在娱乐活动中达到治疗疾病、促进康复的目的。

（周　天）

第二节　胃及十二指肠溃疡

胃溃疡（gastric ulcer，GU）及十二指肠溃疡（duodenal ulcer，DU）统称为消化性溃疡（pepticulcer，PU），主要是指发生在胃及十二指肠的慢性溃疡，亦可是发生在与酸性胃液相接触的其他部位的溃疡，包括食管、胃肠吻合术后的吻合口及其附近肠襻、梅克尔（Meckel）憩室，溃疡的病损超过黏膜肌层，与糜烂不同。消化性溃疡的发生是由于胃黏膜损害因素（幽门螺杆菌、胃酸及非甾体抗炎药等）大于防御因素（胃黏膜屏障、黏液、黏膜血流、细胞更新及前列腺素等）所致。

一、临床表现

（一）症状与体征

上腹痛为主要症状：①疼痛部位：十二指肠溃疡在上腹部或偏右，胃溃疡在上腹部偏左。②疼痛性质及时间：空腹痛、灼痛、胀痛、隐痛。十二指肠溃疡有空腹痛、半夜痛，进食可以缓解。胃溃疡饭后半小时后痛，至下餐前缓解。③发病周期性：每年春秋季节变化时发病。④诱因：饮食不当或精神紧张等。⑤其他症状：可伴有反酸、胃灼热、嗳气等消化不良症状。

体征主要有：上腹部压痛，十二指肠溃疡压痛偏右上腹，胃溃疡偏左上腹；其他体征取决于溃疡并发症，幽门梗阻时可见胃型及胃蠕动波，溃疡穿孔时有局限性或弥漫性腹膜炎的体征。

（二）辅助检查

1. 胃镜与组织学检查　胃镜是消化性溃疡最直接的检查，可同时取活体组织行病理和幽门螺杆菌检查。胃镜诊断应包括溃疡的部位、大小、数目以及溃疡的分期（活动期、愈合期、瘢痕期）。

2. X线钡餐检查　显示X线检查的直接征象为具有诊断意义的龛影，间接征象为对诊断有参考价值的局部痉挛、激惹及十二指肠球部变形。

二、康复评定

（1）胃液分泌功能检查。

（2）疼痛、运动功能、心理功能、日常生活活动能力评定、社会参与能力评定，内容同本章第一节，具体方法参见第二章：康复评定基础。

三、功能障碍

（一）生理功能障碍

1. 疼痛　以上腹痛为主。

2. 运动功能障碍　一般不影响运动功能。

（二）心理功能障碍

主要表现为焦虑、抑郁、沮丧等心理功能障碍。

（三）日常生活活动能力受限

一般患者其日常生活活动不会受限。如果出现出血、穿孔可严重影响患者的进食、穿衣、行走、个人卫生及购物等日常生活能力。

（四）社会参与能力受限

如果出现出血、穿孔会影响患者的生活质量、劳动、就业和社会交往等能力。

四、康复治疗

消化性溃疡的康复治疗目标为调节中枢及自主神经系统功能，改善胃及十二指肠血液循环，消除痉挛和水肿，调节胃及十二指肠分泌功能，缓解症状，促进溃疡愈合，改善ADL能力，提高生活质量。

（一）物理治疗

1. 物理因子治疗　具有消炎止痛、改善循环和防治消化不良的作用。但出现以下情况者为治疗禁忌证：①伴有出血者。②伴有穿孔者。③伴有幽门梗阻者。

（1）中频电疗法：①正弦调制中频电疗法：两个电极胃区前后对置，选用交调和变调波，调制频率100Hz，调制深度75%，每个波群治疗10min，每日1次，12次为一疗程。②干扰电疗法：4个电极交叉置于腹部和背部$T_{6~7}$区，频率50~100Hz和90~100Hz，每日1次，12次为一疗程。

（2）超声波疗法：治疗前先让患者饮用温开水400~500ml，患者取坐位或卧位，移动法，强度1.0~2.0W/cm^2，分别在胃区和脊柱（$T_{5~10}$）两侧皮肤各治疗8~12min，每日1次，15~20次为一疗程。

（3）直流电离子导入疗法：①鼻黏膜反射疗法：将浸湿的2.5%维生素B_1溶液的小棉条，轻轻塞入患者的鼻前庭，棉条末端置于口唇上方（皮肤上垫块小胶皮），用一铅板电极与阳极连接；另一极置于枕部接阴极。电流强调度0.5~3mA，每次15~20min，每日1次，1~20次为一疗程。适用于溃疡病早期或有出血的患者。②颈交感神经节反射疗法：用电极浸湿2%普鲁卡因溶液，置于喉结节两侧颈交感神经节处，与阳极相接；另一极置于肩胛间，与阴极相接，电流强度3~5mA，时间15~30min，每日1次，15~18次为一疗程。

（4）超短波疗法：用五官超短波治疗仪，电极置于喉结两侧颈交感神经节处，微热量，时间8~

12min，每日 1 次，15 次为一疗程。

（5）其他：温度生物反馈疗法、电睡眠疗法等也可消除大脑皮质的兴奋灶，反射性地调节胃肠活动功能。

2. 运动疗法 具有减轻胃及十二指肠溃疡患者消化不良症状、维持和改善胃蠕动功能、改善机体整体耐力的作用。根据病情选择有氧运动项目，如步行、跑步、游泳、太极拳等，以改善肌力、肌耐力和整体体能。每日 1 次，每次 20～30min，每周 3～5 次，连续 4 周或长期运动。

（二）心理治疗

心理治疗具有改善或消除消化性溃疡患者忧郁、焦虑和抑郁心理的作用。一般采用心理支持、疏导的治疗方法。要鼓励患者正确认识疾病，树立战胜疾病的信心，积极配合治疗，使患者从心理支持系统中得到帮助，消除心理障碍。

五、功能结局

胃、十二指肠溃疡患者可发生出血、穿孔、幽门梗阻甚至癌变，严重胃、十二指肠溃疡患者可有不同程度的忧郁、沮丧、焦虑和抑郁等心理障碍。严重胃、十二指肠溃疡伴有出血、穿孔患者 ADL 能力及其相关活动可受限，社会交往受限，劳动能力和职业受限、生活质量下降。康复治疗可改善胃、十二指肠溃疡患者的生理功能、心理功能、社会功能，提高患者的生活质量，应早期介入。

六、健康教育

在治疗的同时让患者了解有关疾病的知识，积极对患者进行有关饮食起居、自我锻炼、休闲性作业和药物预防等健康教育，详见本章第一节。

（耿兵将）

第三节 肝硬化

肝硬化（hepatic cirrhosis，HC）是临床常见的慢性进行性肝病，由一种或多种病因长期或反复作用形成的弥漫性肝损害。在我国大多数为肝炎后肝硬化，少部分为酒精性肝硬化和血吸虫性肝硬化。病理组织学上有广泛的肝细胞坏死、残存肝细胞结节性再生、结缔组织增生与纤维隔形成，导致肝小叶结构破坏和假小叶形成，肝脏逐渐变形、变硬而发展为肝硬化。早期由于肝脏代偿功能较强可无明显症状，后期则以肝功能损害和门脉高压为主要表现，并有多系统受累，晚期常出现上消化道出血、肝性脑病、继发感染、脾功能亢进、腹腔积液、癌变等并发症。

一、临床表现

（一）症状与体征

通常肝硬化起病隐匿，病程发展缓慢，可潜伏 3～5 年甚至 10 年以上，少数者因短期大片肝坏死，3～6 个月便发展成肝硬化。目前，临床上将肝硬化分为肝功能代偿期和失代偿期，代偿期症状以乏力和食欲减退出现较早，可伴有腹胀不适、恶心、上腹部隐痛、轻微腹泻；肝硬化失代偿期的共同临床表现主要为肝功能减退和门静脉高压症。体征有肝轻度肿大，质地结实或偏硬，无或有轻度压痛，脾轻或中度大。常见并发症包括感染、上消化道出血、肝性脑病、肝肾综合征等。

（二）辅助检查

1. B 超 肝被膜增厚，肝脏表面不光滑，肝实质回声增强，粗糙不匀称，门脉直径增宽，脾大，腹水。

2. 食管胃底钡剂造影 食管胃底静脉出现虫蚀样或蚯蚓样静脉曲张变化。

3. CT 检查 肝脏各叶比例失常，密度降低，呈结节样改变，肝门增宽、脾大、腹腔积液。

4. 胃镜 确定有无食管胃底静脉曲张，阳性率较钡餐 X 线检查为高，可了解静脉曲张的程度，并对其出血的风险性进行评估。食管胃底静脉曲张是诊断门静脉高压的最可靠指标，在并发上消化道出血时，急诊胃镜检查可判明出血部位和病因，并进行止血治疗。

5. 肝穿刺活检 可确诊肝硬化。

6. 生化指标 主要有：①血常规：初期多正常，以后可有轻重不等的贫血。②尿常规：一般正常，有黄疸时可出现胆红素和尿胆原。③粪常规：如有消化道出血可出现黑便。④肝功能：可见转氨酶升高，清蛋白下降、球蛋白升高。⑤其他：乙、丙、丁病毒性肝炎血清标记物，有助于分析肝硬化病因；甲胎蛋白：升高往往提示原发性肝细胞癌，自身免疫抗体：自身免疫性肝炎引起的肝硬化可检出相应的自身抗体。

二、康复评定

（一）生理功能评定

（1）肝功能检测：肝功能失代偿期时转氨酶常有轻、中度增高，一般以 ALT（GPT）增高较显著，肝细胞严重坏死时则 AST（GOT）活力常高于 ALT，胆固醇亦常低于正常。血清总蛋白正常、降低或增高，但清蛋白降低、球蛋白增高。

（2）腹部超声：可显示肝脾脏大小、外形改变。有门/脾静脉增宽、腹腔积液等，提示肝功能失代偿。

（二）其他评定

疼痛、运动功能、心理功能、日常生活活动能力评定、社会参与能力评定，内容同本章第一节，具体方法参照第二章：康复评定基础。

三、功能障碍

（一）生理功能障碍

1. 疼痛 上腹部隐痛。

2. 运动功能障碍 肝硬化早期一般无运动功能障碍。到了肝硬化晚期由于代谢变化、呼吸和循环异常，可出现肌肉萎缩、肌力下降。

（二）心理功能障碍

肝硬化患者从疑诊时开始，到确诊后、治疗前后都可能发生剧烈的心理变化和心理反应过程，出现震惊、恐惧、否认、淡漠、抑郁、焦虑及悲伤情绪。病情恶化、治疗后出现严重副作用或出现消化道出血、脾大、腹壁静脉曲张、腹腔积液等严重并发症时，患者的心理状况可能随之出现明显的波动和恶化，甚至绝望。

（三）日常生活活动能力受限

一般患者其日常生活活动不会受限，如果出现黄疸、出血、脾大、侧支循环的建立和开放、腹腔积液等可严重影响患者的进食、穿衣、行走、个人卫生及购物等日常生活能力。

（四）社会参与能力受限

肝硬化早期一般不会影响患者的生活质量、劳动、就业和社会交往等能力；但是随着肝硬化病情加重，最终会影响患者的生活质量、劳动、就业和社会交往等能力；更严重者不能回归家庭及社会而需住院治疗。

四、康复治疗

肝硬化的康复治疗目标是改善肝循环，增加运动能力，改善 ADL 能力，提高生活质量，最大限度地促进患者回归社会。肝硬化代偿期的患者可进行运动治疗，但肝硬化失代偿期患者应禁止运动，须绝对卧床休息。

（一）物理治疗

物理治疗有改善肝脏的血液循环、促进胆汁分泌、消炎止痛的作用。

1. 超短波疗法　有助于改善肝脏的血流，促进胆汁分泌。每次 15min，每天 1 次，15 次为一疗程。

2. 运动疗法　具有改善肝硬化代偿期患者机体整体耐力的作用。根据病情选择有氧运动项目以改善肌力和整体体能，如散步、太极拳、保健操等。具体运动量要根据患者的病情而定，肝硬化失代偿期患者应禁止运动，须绝对卧床休息。

（二）作业治疗

肝功能代偿期的患者可根据个人兴趣，给予休闲性作业治疗，如玩扑克、缝纫、下棋等各种娱乐活动。作业治疗师对患者的娱乐功能进行评定，并指导患者，使其在娱乐活动中达到治疗疾病、促进康复的目的。肝硬化失代偿期患者应禁止竞争性娱乐活动。

（三）康复辅具

康复工程在肝硬化中的应用主要涉及辅助器具，对行走困难的患者使用轮椅改善其步行功能和社会交往能力。

（四）心理治疗

心理治疗具有改善或消除肝硬化患者震惊、恐惧、否认、淡漠、抑郁、焦虑、悲伤情绪及绝望的作用。一般采用心理支持、疏导的治疗方法，鼓励患者正确认识疾病，树立战胜疾病的信心，积极配合治疗，使肝硬化患者从支持系统中得到帮助，消除心理障碍。

五、功能结局

肝硬化患者可发生消化道出血、肝肾综合征和肝性脑病等并发症。患者可有不同程度的忧郁、沮丧、焦虑和抑郁，甚至绝望等心理障碍。严重肝硬化患者 ADL 能力及其相关活动明显受限，社会交往受限，劳动能力下降或丧失、职业受限、生活质量下降，甚至不能回归家庭及社会。康复治疗可改善肝硬化患者的生理功能、心理功能、社会功能，缓解病情以及提高患者的生活质量，应早期介入。

六、健康教育

（1）在治疗的同时让患者了解有关疾病的知识，积极配合治疗尤为重要。营造舒适和谐的生活环境，以帮助患者消除焦虑和抑郁情绪，使其重新树立生活信心，促进肝功能恢复。

（2）饮食应以高蛋白质、高热量、维生素丰富而易消化的食物为宜。有食管—胃底静脉曲张者，避免进食坚硬、粗糙的食物；有腹腔积液者，应进食少钠盐或无钠盐食物；有肝性脑病先兆时应严格限制蛋白质食物。

（3）肝功能代偿期的患者可根据自身情况，进行自我锻炼，如步行、气功、太极拳、医疗体操等锻炼。肝硬化失代偿期患者应禁止运动，须绝对卧床休息。

（4）肝硬化的早期防治至关重要。早期防治措施包括：易感人群筛查与干预（注射乙型肝炎疫苗）；在我国以病毒性肝炎所致的肝硬化最为常见，早期诊治病毒性肝炎意义重大。

（耿兵将）

第四节　肠粘连

肠粘连是指由于各种原因引起的肠管与肠管之间、肠管与腹膜之间、肠管与腹腔内脏器之间发生的不正常黏附。肠粘连的患病率尚无确切统计数据，但腹部手术后引发肠粘连占总粘连病人数的90%以上。临床上对肠粘连无特效治疗方法，物理因子等康复治疗方法可取得一定疗效。

一、临床表现

（一）症状与体征

临床上肠粘连患者多发生于手术之后，尤其是阑尾炎或盆腔手术后并发肠粘连的机会最多。症状可因粘连程度和部位而有所不同。轻者可无任何症状，或偶尔在进食后出现轻度腹痛、腹胀；重者可经常伴有腹痛、腹胀、排气不畅、嗳气、打嗝、大便干燥、排便困难等。

（二）辅助检查

1. X 线检查 一般情况下检查无明显异常，病情严重时 X 线检查显示肠道积气和积液。
2. 实验室检查 血、尿、粪常规等生化指标无明显异常。

二、康复评定

疼痛、运动功能、心理功能、日常生活活动能力评定、社会参与能力评定，内容同本章第一节，具体方法参照第二章：康复评定基础。

三、功能障碍

（一）生理功能障碍

1. 疼痛 以腹痛为主。
2. 运动功能障碍 肠粘连患者一般不影响运动功能。

（二）心理功能障碍

主要表现为焦虑、抑郁，可影响患者的生活质量。

（三）日常生活活动能力受限

肠粘连患者一般不影响日常生活活动，但发生肠梗阻时日常生活活动就会受到影响。

（四）社会参与能力受限

影响患者的生活质量，但劳动和就业能力、社会交往能力不受限。

四、康复治疗

腹腔脏器手术后或腹腔感染治愈后应尽早开始康复治疗，以防止或减轻肠粘连的形成。康复治疗目标为减轻肠粘连症状，改善消化功能，提高生活质量。

（一）物理治疗

有改善局部血液循环，促使炎症、渗出物的吸收，使粘连的纤维组织软化，增加肠蠕动，调整内脏功能，缓解腹胀、疼痛等症状的作用。但出现肠梗阻时应停止物理治疗。

1. 物理因子治疗 如下所述。

（1）超短波疗法：电极置于腹痛部和背部相应脊髓节段，微热量，15~20min，每日 1 次，15~20 次为一疗程。常与音频电疗法配合应用效果较好。

（2）音频电疗法：电极并置于粘连处，电极面积视粘连部位大小而定，电流强度为耐受量，每次 20~30min，每日 1 次，15~20 次为一疗程。

（3）碘离子透入疗法：电极置于粘连处，衬垫上加 5%~10% 的碘化钾溶液，一极接阴极，另一极置于其相对的部位，接阳极。电流强度 10~20mA，每次 20min，每日 1 次，15~20 次为一疗程。

（4）磁疗：常用磁场强度为 0.2~0.3T，每次 20~30min，每日 1 次，15~20 次为一疗程。

（5）超声波疗法：采用接触移动法，电流强度 0.5~1.2W/cm²，每次 8~12min，每日 1 次，15~20 次为一疗程。

（6）石蜡疗法：患部蜡饼法或蜡垫法，每次 30~60min，每日 1 次，15~20 次为一疗程。

2. 运动治疗　腹部手术后尽早下床，配合腹部按摩、呼吸运动训练、腹肌锻炼、下肢活动可预防粘连的形成，并改善消化功能。

（二）心理治疗

心理治疗具有改善或消除肠粘连患者忧郁，焦虑心理的作用。一般采用心理支持、疏导的治疗方法以消除心理障碍。

（三）其他治疗

伴有肠梗阻对保守治疗无效者，应考虑手术治疗。

五、功能结局

部分肠粘连患者治疗不彻底可发展为肠梗阻。患者可有不同程度的忧郁、焦虑和抑郁等心理障碍。患者 ADL 能力及其相关活动不受限，劳动能力和职业不受限，但是可使患者生活质量下降。康复治疗可改善肠粘连患者的生理功能、心理功能、社会功能，提高患者的生活质量，应早期介入。

六、健康教育

（1）在治疗的同时让患者了解有关疾病的知识，避免进食坚硬、粗糙的食物，伴有肠梗阻时应禁食。

（2）患者可根据自身情况，进行自我锻炼，如腹部按摩、呼吸操、步行、气功、太极拳、医疗体操等锻炼，伴有肠梗阻者应禁止运动，须绝对卧床休息。接受腹腔手术的患者应尽早下床活动，可预防肠粘连的发生。

（耿兵将）

第五节　便秘

便秘（constipation）是临床常见的复杂症状，而不是一种疾病，主要是指排便次数减少、粪便量减少、粪便干结、排便费力等。上述症状同时存在 2 种以上时，可诊断为症状性便秘。通常以排便频率减少为主，一般每 2～3d 或更长时间排便一次（或每周小于 3 次）即为便秘。

一、临床表现

（一）症状与体征

便秘常表现为便意少、便次少，排便费力、不畅，大便干结、硬便，排便不净感。便秘常伴有腹痛或腹部不适，部分患者还伴有失眠、烦躁、多梦、抑郁、焦虑等精神心理障碍。便秘的"报警"征象包括便血、贫血、消瘦、发热、黑便、腹痛等，如果出现报警征象应马上去医院就诊，做进一步检查。

（二）辅助检查

1. 粪常规　可发现器质性胃肠道疾病所致的便秘及隐血。

2. 肛门直肠指检　了解有无肿块和肛门括约肌的功能。

3. 直肠镜、乙状结肠镜及结肠镜　直接观察黏膜是否存在疾病，并可做活组织检查以明确病变性质。

4. 胃肠 X 线钡餐　胃肠运动功能正常时，钡剂在 12～18h 内可到达结肠脾曲，24～72h 内应全部从结肠排出。便秘时可有排空延迟。

5. 生化和代谢检查　临床表现提示症状是由于炎症、肿瘤或其他系统性疾病所致，需化验血红蛋白、血沉、甲状腺功能、血钙、血糖等生化检查。

二、康复评定

疼痛、运动功能、心理功能、日常生活活动能力评定、社会参与能力评定，内容同本章第一节，具体方法参照第二章：康复评定基础。

三、功能障碍

（一）生理功能障碍

1. 疼痛 有不同程度的腹痛。
2. 运动功能障碍 一般无运动功能障碍。

（二）心理功能障碍

主要表现为沮丧、焦虑、抑郁等心理改变。

（三）日常生活活动能力受限

一般患者的日常生活活动不会受限。

（四）社会参与能力受限

如果出现贫血会影响患者的生活质量，但劳动、就业和社会交往等能力一般不受影响。

四、康复治疗

便秘的治疗宜采用综合措施和整体治疗，以改善或恢复正常的排便。康复治疗目标为调节自主神经功能及肠道功能，提高平滑肌张力，促进肠蠕动，恢复排便功能。

（一）物理治疗

物理治疗有调节自主神经功能及肠道功能、提高平滑肌张力、促进肠蠕动、恢复排便的作用。

1. 物理因子治疗 如下所述。

（1）干扰电疗法：4个电极分别置于降结肠及乙状结肠部位进行治疗。差频 $0 \sim 5Hz$ 治疗 10min；$0 \sim 100Hz$ 治疗 10min，每日治疗 1 次，$15 \sim 25$ 次为一疗程。

（2）间动电疗法：包括穴位间动电疗法和反射区间动电疗法。

穴位间动电疗法：用 4 个圆形电极，一组取穴肾俞为阴极、大肠俞为阳极；另一组取穴照海为阴极、支沟为阳极；先用密波，后用起伏波。每组治疗 $8 \sim 10min$，每日治疗 1 次，$12 \sim 15$ 次为一疗程。

反射区间动电疗法：①脊髓反射区治疗：用两个手柄圆形电极，从 $T_{5 \sim 12}$ 脊柱两旁，逐节进行阶段反射治疗，密波，每点治疗 2min。②腹腔太阳神经丛区治疗：一板状电极置于 $T_{5 \sim 9}$ 脊柱部为阳极，一圆形电极置于剑突下方为阴极，密波治疗 $5 \sim 10min$。③结肠区治疗：用一板状电极置于腰部为阳极，另一移动电极为阴极，于腹部沿升结肠、横结肠、降结肠，分三区移动治疗，每区各用间升波或起伏波 5min。以上三个步骤顺序进行，每日治疗 1 次，$12 \sim 18$ 次为一疗程。

（3）音频电疗法：电极置于脐两侧，电流强度以局部有明显的跳动感为宜，$20 \sim 30min$，每日治疗 1 次，10 次为一疗程。

（4）其他：可选择旋磁穴位治疗、冷热坐浴或全身浸浴等。

2. 运动疗法 具有维持和改善胃肠蠕动功能、改善机体整体耐力的作用。根据病情选择主动有氧运动项目（游泳、步行、跑步、太极拳等）以改善肌力、肌耐力和整体体能。每次 $10 \sim 20min$，每日 1 次，每周 $3 \sim 5$ 次，连续 4 周或长期坚持运动。

3. 按摩 用全掌按摩腹部，沿结肠走向推揉；可同时按揉大肠俞、足三里、关元、气海等穴位，每穴按揉 $3 \sim 5min$，每日按摩 1 次，$15 \sim 20$ 次为一疗程。

4. 生物反馈治疗 是一种纠正不协调排便行为的训练法，主要用于治疗肛门括约肌失调，盆底肌、肛门外括约肌排便时矛盾性收缩导致的便秘。

（二）心理治疗

心理治疗具有改善或消除便秘患者抑郁、焦虑心理的作用。一般采用心理支持、疏导的治疗方法，鼓励患者正确认识疾病，使便秘患者消除心理障碍，建立正常的排便反射。

（三）其他治疗

饮食治疗：改善饮食结构，增加纤维和水分的摄入。泻药：经过上述处理无效者，可酌情应用泻药；容积性泻药如甲基纤维素，润滑性泻药如甘油、石蜡油，高渗性泻药如硫酸镁，刺激性泻药如乳果糖、蓖麻油，软化性泻药如二辛基硫酸琥珀酸钠。灌肠：使用灌肠剂，如温盐水、温水、肥皂水及开塞露等。也可服用微生态制剂如双歧杆菌、酪酸菌制剂等。

五、功能结局

便秘患者常伴发肛裂、痔疮。严重便秘患者可有不同程度的忧郁、沮丧、焦虑和抑郁等心理障碍。患者 ADL 能力及其相关活动无明显受限，社会交往、劳动能力和职业均无受限，但生活质量下降。康复治疗可改善便秘患者的生理功能、心理功能、社会功能，提高便秘患者的生活质量，应早期介入。

六、健康教育

（1）在治疗的同时让患者了解有关疾病的知识，养成良好的排便运动习惯，建立每日按时排便的习惯，使直肠的排便运动产生条件反射。

（2）多吃富含纤维素的食物如粗粮、水果、蔬菜。伴有梗阻时应禁食。忌食酒类、浓茶、咖啡、辣椒等刺激性食物。

（3）根据自身情况，进行自我锻炼，如腹部按摩（顺时针）、呼吸操、步行、太极拳、医疗体操、气功等锻炼。伴有肠梗阻的患者应禁止运动，绝对卧床休息。

（4）可服用微生态制剂如双歧杆菌、酪酸菌制剂等预防便秘。

（耿兵将）

第六节 功能性胃肠病

功能性胃肠病（functional gastrointestinal disorder）是指具有腹胀、腹痛、腹泻及便秘等消化系统症状，但缺乏器质性疾病（如胃炎、肠炎等）或其他证据的一组疾病，在普通人群的发生率达到 23.5% ~74.0% 功能性胃肠病包括功能性消化不良（functional dyspepsia，FD）和肠易激综合征（irritable bowel syndrome，IBS）。

一、功能性消化不良

功能性消化不良（fuctional dyspepsia，FD），也称为非溃疡性消化不良（non - ulcer dyspepsia，NUD），是指一组无器质性原因可究的，慢性持续性或反复发作性中上腹综合征。

（一）临床表现

1. 症状与体征　患者常有上腹部和胸骨后胀闷、疼痛、嗳气、腹胀和肠鸣，进食后胀闷或疼痛加重，还可有厌食、恶心、排便不畅以及焦虑或抑郁等神经系统综合征。但通过各种检查，找不到消化性溃疡或肿瘤等器质性病变。

2. 辅助检查　对有"报警症状和体征"者，即有消瘦、贫血、呕血、黑便、吞咽困难、腹部肿块、黄疸等消化不良症状进行性加重者，必须进行彻底检查，直至找到病因；对无"报警症状和体征"者，可选择基本的检查，如血、尿常规，粪隐血试验、血沉、肝功能试验，胃镜、腹部 B 超（肝、胆、胰），或先给予经验性治疗 2 ~4 周观察疗效，对诊断可疑或治疗无效者有针对性地选择进一步检查。

（二）康复评定

疼痛、运动功能、心理功能、日常生活活动能力评定、社会参与能力评定，内容同本章第一节，具体方法参照第二章：康复医学的临床评定。

（三）功能障碍

1. 生理功能障碍　主要表现为疼痛不适，一般无运动功能障碍。
2. 心理功能障碍　患者多较脆弱，遇事敏感、多疑、性情不稳定、易受环境的诱导，表现有焦虑、抑郁、失眠等心理改变。
3. 日常生活活动能力受限　一般患者日常生活活动不会受限。
4. 社会参与能力受限　职业能力一般不会受限，但可影响患者的生活质量。

（四）康复治疗

应采取综合治疗措施，以调节自主神经及内脏器官功能、改善胃动力、增加运动耐力、提高生活质量为目标，积极进行康复治疗。

1. 物理治疗　有调节中枢神经、胃肠神经功能，促使胃肠分泌与运动功能正常化，缓解临床症状的作用。

（1）物理因子治疗：主要应用超短波、热磁、紫外线等疗法。

超短波疗法：电极于腹部及背腰部（$T_{11} \sim L_3$）前后对置，微热量，每次 15～20min，每日 1 次，10～20 次为一疗程。

磁热振疗法：传感治疗带置于脐部，温度 42～45℃，振动适度，每次 20～30min，每日 1 次，15～20 次为一疗程。

紫外线疗法：采用腹部多孔照射法，置于腹部及背部相应节段（$T_{11} \sim L_3$），距离 50cm，首次剂量 2～3MED，每次增加 1/2～1MED，每日或隔日照射 1 次，8～12 次为一疗程。

直流电离子导入疗法：两个电极于下腹部及腰骶部对置，用 10% 氯化钙从下腹部阳极导入，电流强度 15～25mA，每次 15～25min，每日 1 次，15～25 次为一疗程。

其他：可选用超声波疗法、矿泉水或松脂浴疗法、全身静电疗法、红外线、蜡疗、泥疗等。

（2）运动疗法：具有减轻患者的症状、维持和改善胃肠蠕动功能、改善机体整体耐力的作用。根据病情选择主动等张运动、抗阻运动和有氧运动项目以改善肌力、肌耐力和整体体能。有氧运动包括步行、游泳、太极拳等。每日 1 次，每次 20～30min，每周 3～5 次，连续 4 周或长期坚持运动。

2. 心理治疗　如下所述：

（1）物理治疗师应该通过肌肉放松、作业治疗及中医气功等技术来完成放松训练。选择一些放松精神和心灵的磁带给患者在家里舒缓焦虑的情绪。

（2）认知疗法：通过改变患者的错误认识，告知患者所患疾病无器质性改变，以解除患者的顾虑，提高对治疗的信心。

（3）其他心理行为疗法：包括催眠疗法和生物反馈疗法等。

（五）功能结局

患者的生理功能多无明显异常，可有不同程度的沮丧、焦虑和抑郁等心理障碍，社会交往和职业一般不受限，但是可使患者生活质量下降。康复治疗可改善患者的生理功能、心理功能，提高生活质量，应早期介入。

（六）健康教育

（1）饮食上应少食多餐，多食易消化的食物，少食油腻饮食。避免摄入诱发症状的食物，如产气的食物（乳制品、大豆）、辣椒、烟酒、咖啡等。高纤维食物有助于改善便秘。

（2）患者可根据自身情况，进行自我锻炼，如步行、气功、太极拳、医疗体操等锻炼，可调节自主神经功能，减轻症状。

二、肠易激综合征

肠易激综合征（irritable bowel syndrome，IBS）是一种以腹痛或腹部不适伴排便习惯改变为特征的功能性肠病，需经检查排除引起这些症状的器质性疾病。其病因和发病机制至今尚不清楚，目前认为与多种因素有关，有精神心理和食物两大因素，肠道感染和精神心理障碍为发病的重要因素。病理特点主要是胃肠动力异常和内脏感觉异常。

（一）临床表现

1. 症状与体征　消化道症状包括：①腹痛：以腹痛最为突出，多位于下腹或左下腹，便前加剧，冷食后加重，多在清晨 4~5 点出现。②腹泻：常为黏液性腹泻或水样腹泻，可每日数次，甚至几十次，并带有排便不尽的感觉。③腹胀：常与便秘或腹泻相伴，以下午或晚上为重，肛门排气或排便后减轻。④便秘：多见于女性，排便费力，每周大便少于 1 次或每日粪便少于 40g。患者常便秘与腹泻交替出现。⑤消化道外症状：40%~80% 患者有精神因素，表现为心烦、焦虑、抑郁、失眠多梦等；约 50% 的患者伴有尿频、尿急、排便不尽的感觉；还可出现性功能障碍，如阳痿、性交时疼痛等。

2. 辅助检查　参照本节"一、功能性消化不良"。

（二）康复评定

疼痛、运动功能、心理功能、日常生活活动能力评定、社会参与能力评定，内容同本章第一节，具体方法参照第二章：康复评定基础。

（三）功能障碍

（1）生理功能障碍有不同程度的腹痛，但一般不影响运动功能。

（2）心理功能障碍表现有焦虑、抑郁、失眠等心理改变。

（3）日常生活活动能力受限一般不会受限。

（4）社会参与能力一般不会受限。

（四）康复治疗

目前尚没有一种药物或单一疗法对肠易激综合征患者完全有效，治疗应遵循个体化的原则，采取综合性治疗措施，同时给予积极的康复治疗。康复治疗目标为调节自主神经及胃肠道功能，改善心理状况，提高生活质量。

1. 物理治疗　如下所述：

（1）物理因子治疗：具有调节中枢神经系统及胃肠神经功能，促使分泌与运动功能正常化的作用。具体方法参照本章本节 FD 的物理因子治疗。

（2）运动疗法：具有减轻患者的症状、维持和改善胃肠蠕动功能、改善机体整体耐力的作用。根据病情选择主动等张运动、抗阻运动和有氧运动项目以改善肌力、肌耐力和整体体能。有氧运动项目可选择自己喜欢的运动，如跑步、太极拳、步行、游泳等。每日 1 次，每次 20min，每周 3~5 次，连续 4 周或长期坚持运动。

2. 心理治疗　具体方法参照本章本节 FD 的心理治疗。

3. 其他治疗　对腹痛患者可服用胃肠解痉药如匹维溴铵；对腹泻患者可服用洛哌丁胺，而对便秘的患者可服用乳果糖等。可酌情选用针灸疗法以减轻症状，改善胃肠动力。

（五）功能结局

患者生理功能多无明显异常，常有高度忧郁、焦虑和抑郁等心理障碍；生活质量下降，但是社会交往和职业均未受限。康复治疗可改善患者的生理功能、心理功能，提高患者的活质量，应早期介入。

（六）健康教育

（1）饮食上避免摄入诱发症状的食物，如产气的食物（乳制品、大豆、卷心菜、洋葱等）。进食高纤维类食物能增加便量，加速肠道转运，有助于改善便秘。

（2）患者可根据自身情况，进行自我锻炼。如步行、气功、太极拳、医疗体操等锻炼，可调节自主神经功能，减轻症状。

（杨　宁）

第七节　顽固性呃逆

膈肌痉挛又叫呃逆，是由于膈肌、膈神经、迷走神经或中枢神经等受到刺激后引起一侧或双侧膈肌的阵发性痉挛，伴有吸气期声门突然关闭，发出短促响亮的特别声音。如果持续痉挛超过48h未停止者，称顽固性膈肌痉挛，也叫顽固性呃逆。顽固性呃逆多发生于有器质性疾患的患者，其发病机制不明，严重时可影响正常工作、休息，如果伴有心肺疾患，呼吸功能也会有很大影响。

一、临床表现

（一）症状及体征

顽固性呃逆表现为持续性呃逆，可伴有嗳气、恶心、上腹痛或不适、上腹胀等症状。呃逆发作时，查体可见上腹部抽动。

（二）辅助检查

1. X线检查　有助于胸膜炎、心包炎、纵隔炎等的诊断。
2. 超声心动图　有助于发现胸膜炎、心包炎等。
3. 头颅CT、MRI　可明确是否有脑瘤、脑出血、脑梗死等脑血管疾病。
4. 生化指标　血常规检查有无感染、贫血；大便常规检查隐血试验除外胃部疾患；血清学检查以明确是否有尿毒症、电解质紊乱等疾病。

二、康复评定

运动功能、心理功能、日常生活活动能力评定、社会参与能力评定，内容同本章第一节，具体方法参照第二章：康复评定基础。

三、功能障碍

（一）生理功能障碍

（1）原发疾病引起的生理功能障碍如心包炎时会出现心功能异常；尿毒症时会出现肾功能不全。
（2）运动功能障碍顽固性呃逆患者无运动功能障碍。

（二）心理功能障碍

主要表现为焦虑、抑郁、沮丧，可影响患者的生活质量。

（三）日常生活活动能力受限

顽固性呃逆发作时可影响患者的进食、穿衣、行走及购物等日常生活能力。

（四）社会参与能力受限

顽固性呃逆会影响患者的生活质量，但是对劳动、就业和社会交往等能力一般无影响。

四、康复治疗

顽固性呃逆的综合治疗有非药物治疗和药物治疗，在此基础上应积极进行康复治疗。康复治疗目标为改善膈肌痉挛，提高生活质量。

（一）物理治疗

1. 物理因子治疗　具有改善循环、消除膈肌痉挛、抑制发作的作用。

（1）超短波、热磁振、紫外线疗法：同本章第六节功能性消化不良的物理因子治疗。

（2）吸入二氧化碳：吸入 5%～10% 二氧化碳 10min 左右可能制止呃逆。

2. 运动疗法　具有减少顽固性呃逆的发作、维持和改善膈肌运动功能、改善机体整体耐力的作用。

（1）根据病情选择主动等张运动、抗阻运动和有氧运动项目以改善肌力、肌耐力和整体体能。每日 1 次，每次 20min，每周 3～5 次，连续 4 周或长期坚持运动。

（2）屏气、饮冷开水、重复深呼吸可有效制止呃逆。

（3）揉压双眼球法：患者闭目，术者将双手拇指置于患者双侧眼球上，按顺时针方向适度揉压眼球上部，直达呃逆停止，若心率小于 60 次/min，应立即停止操作。青光眼及高度近视患者忌用，心脏病患者慎用。

（4）导管法：通过鼻腔插入软导管，插入深度 8～12cm，缓慢来回移动导管以刺激咽部，常可有效终止呃逆。

（二）心理治疗

心理治疗具有改善或消除顽固性呃逆患者焦虑和抑郁心理的作用，物理治疗师应该给患者提供一些认知压力症状和解决压力的方法。通过肌肉放松及中医气功等技术来完成放松训练。选择一些放松精神和心灵的磁带给患者在家里舒缓焦虑的情绪。

（三）其他治疗

药物治疗可根据病情选用甲氧氯普胺（胃复安）、盐酸氯丙嗪、地西泮、氟哌啶醇、东莨菪碱、多塞平等。可酌情选用按摩、针灸疗法以减少呃逆发作。

五、功能结局

顽固性呃逆患者常有食欲减退，可有不同程度的忧郁、焦虑和抑郁等心理障碍；患者的生活质量下降，但 ADL 能力、社会交往、劳动能力及职业无影响。康复治疗可改善顽固性呃逆患者的生理功能、心理功能，提高生活质量，应早期介入。

六、健康教育

教育患者自觉放弃不良的生活习惯，如暴饮暴食、酗酒等，指导患者进行自我锻炼，如步行、气功、太极拳、医疗体操等锻炼，可调节自主神经功能，减轻症状。

（杨　宁）

第八节　肝移植术后

肝移植术是治疗终末期肝病的重要技术，通过肝移植，可以使晚期肝病患者获得生机。原则上，当各种急性或慢性肝病用其他内外科方法无法治愈，预计在短期内（6～12 个月）无法避免死亡者，均可考虑进行移植术。采用外科手术的方法，切除已经失去功能的病肝，然后将一健康肝脏植入人体内的过程就是肝移植，俗称"换肝"。我国的肝移植起步于 1977 年，近 10 年飞速发展，已跻身于国际先进行列。截止 2011 年 10 月，全国累计施行肝移植手术约 20 900 例，术后疗效已接近国际先进水平。

一、临床表现

（一）症状与体征

术前典型表现为先天性胆道闭锁、先天性胆汁性肝硬化时，可有顽固性瘙痒；终末期肝脏疾病出现顽固性腹腔积液、肝性脑病及食管胃底静脉破裂出血等。术后主要并发症有高血压、感染、排斥反应等。

（二）辅助检查

原发性、继发性胆汁性肝硬化血清胆红素大于171umol/L；晚期肝硬化并发肝肾综合征或复发性自发性细菌性腹膜炎或血清白蛋白小于25g/L、凝血因子时间延长大于5s、血清胆红素大于85.5umol/L。

二、康复评定

（一）生理功能评定

1. 隔离期检测　隔离期为2~4周，定时进行病原学培养，并密切观察生命体征。

（1）病原学检测：肝移植术后应入隔离的术后监护室，一般为层流间，既有助于空气流动，又减少空气污染，同时定期进行病因学培养。

（2）生命体征监护：隔离期是术后最危险的阶段，病情可能随时发生变化，应对患者施行24h连续监护，严密观测心电图、血压、呼吸、电解质及凝血时间。每天行床旁胸部X线检查。术后7~20天，根据病情可由监护室转回病房。

2. 排斥反应监测　肝活检的病理结果对排斥反应最具诊断价值，应与移植时供肝的病理做对照，以鉴别胆管炎、肝炎和缺血性损害。

（1）急性排斥反应：出现血清胆红素、转氨酶、碱性磷酸酶升高，凝血因子时间延长、多核细胞升高，T管引流胆汁量减少、变淡呈水样。病理表现为汇管区炎症（混合型）、小叶内胆管上皮异常和汇管区及中央静脉内膜炎。

（2）慢性排斥反应：出现进展性胆汁淤积伴高胆红素血症，ALP、γ-GT升高，清蛋白降低、凝血因子时间延长。病理表现为小叶内胆管进行性消失和肝小动脉炎伴内膜纤维增生性管腔阻塞。

3. 营养状态评定　一般进行身高、体重、体重指数〔BMI：体重（kg）／身长^2（m^2）〕的测定。

4. 疼痛、运动功能评定　参照第二章：康复评定基础。

（二）心理功能评定

参照第二章：康复医学的临床评定。

（三）日常生活活动能力评定

ADL评定采用改良巴氏指数评定表。具体评定参照第二章：康复评定基础。

（四）社会参与能力评定

主要进行生活质量评定、劳动力评定和职业评定。方法参照第二章：康复评定基础。

三、功能障碍

（一）生理功能障碍

1. 疼痛　以肝区疼痛为主。

2. 运动功能障碍　长期患病及肝脏移植前后长期卧床，加之腹部手术的创伤，患者存在不同程度的腹部活动受限、废用性全身肌肉萎缩、肌力下降。

3. 不正确的呼吸方式　肝移植后可形成不正确的呼吸方式，多为胸式呼吸，呼吸浅快而且用力，即使能维持通气量，但肺泡通气量减少，呼吸肌耗氧量增大。

4. 营养障碍　肝脏移植前后患者大都伴有不同程度的营养不良。

（二）心理功能障碍

主要表现为焦虑、抑郁、恐惧甚至绝望。患者由于长期局限在病床或室内，几乎与社会隔离。同时对疾病的治疗抱着悲观、失望情绪，加之对肝脏移植手术的不理解与恐惧，使患者产生焦虑、抑郁、恐惧甚至绝望等心理改变。

（三）日常生活活动能力受限

肝脏移植前后使患者不敢外出，甚至不敢活动。长期患病使患者身体虚弱、肌肉萎缩、肌力及耐力均降低，关节活动度有不同程度的受限，严重影响患者的进食、排泄、个人卫生、散步以及购物等日常生活能力。

（四）社会参与能力受限

长期患病、病情的进行性加重、反复的住院治疗等使患者生活质量下降，在病情进展的不同时期丧失社会交往、社区活动参与及工作能力。

四、康复治疗

肝移植术后患者的综合治疗包括维持循环功能稳定，预防感染、肝衰竭、肾衰竭、高血糖、消化性溃疡，防治排斥反应。康复治疗目的是防治感染和排斥反应，减少并发症，延长生存时间，增加运动耐力，改善 ADL 能力，提高劳动力，最大限度改善肝移植者的生活质量，促进患者回归社会。

康复治疗的适应证为肝移植术后患者，且无以下情况者：①心力衰竭。②窦性心动过速，心率大于 120 次/min。③严重心律失常。

当出现以下情况时应停止运动治疗：①心力衰竭未得到控制者。②出现心绞痛、呼吸困难。③严重心律失常。④急性全身性疾病，中度以上的发热。⑤安静休息时收缩压大于 220mmHg（29.3kPa），或舒张压大于 110mmHg（14.6kPa）。⑥直立性低血压，直立位血压下降大于等于 20mmHg（2.66kPa），或运动时血压下降者。⑦术后出现胸腔积液、严重呼吸功能不全（$PaO_2 < 8kPa$）。⑧术后近期出现体、肺静脉栓塞，下肢血栓性静脉炎、下肢水肿者。⑨切口愈合不良、感染或出血，电解质紊乱、肾功能不全者。

（一）物理治疗

在患者充分理解的基础上，使其容易配合，术前就开始以下内容的训练指导。

1. 呼吸运动与排痰训练　以增加受者肺活量和呼吸肌力量，促进有效咳嗽和排痰，减少术后肺部感染。

（1）咳嗽训练：目的是为了促进咳痰和分泌物排泄，防治感染。方法有强制呼气借助法、震动法和叩击法。适合于术后早期卧床患者。

（2）呼吸训练：分为呼吸机通气下、脱机后呼吸训练。

呼吸机通气下呼吸训练：在呼吸机通气下，一边观察胸廓的活动和柔软性，一边进行放松训练、胸廓体操、呼吸借助手法以及体位排痰。逐渐调整和改善呼吸模式，进行脱机后适应性训练，同时进行四肢和躯干的肌力强化训练，当患者可以长时间坐位时，应努力早期离床。

脱机后呼吸训练：呼吸训练的呼吸方式可分为静态呼吸运动、配合躯体活动呼吸运动。临床上常采用吸气性呼吸训练器进行呼吸训练，患者取站位，采用胸腹式呼吸最大限度由口吸气鼻子呼气；按照训练器指示器的提示流速范围缓慢吸气，按照正常人身高、体重设置肺活量目标值；早晚各 1 次，每次 10～20min。根据患者体力情况逐渐增加练习次数和时间。还可进行其他呼吸训练，如腹式呼吸、深慢呼吸、吹哨式呼吸等。

2. 运动疗法　治疗目标是最大限度地保持或提高现有健康水平，防止长期卧床引起体力活动能力进一步减退及其他制动综合征的发生，防治术后并发症，如肺不张、关节僵硬等。

（1）维持关节活动范围训练：术后保持患者肢体良好的体位，给予翻身、坐位等体位转换，进行四肢关节被动活动，具体方法参照教材《物理治疗学》。

（2）低负荷运动训练：训练患者在床上洗漱、进食、床边大小便。坐在床上或床边进行膈肌呼吸练习、肢体被动运动、简单主动运动。训练长时间坐在椅中，做较多的上下肢节律性主动运动或简单的柔软体操。还可进行在病房或病区走廊走动、上厕所、去浴室等活动。术后患者争取早期下床活动，运动时要严密观察病情变化。

（3）有氧训练：若患者耐受低负荷运动训练良好，可逐渐进行有氧训练。根据患者术前病情，选择下肢运动训练、上肢运动训练、呼吸体操、放松训练和增强腹肌的肌力、耐力训练，如步行训练、登梯练习、踏车、抗重力练习和抗阻练习。开始可以取间歇休息法，并在 1d 中分次活动。运动指征为：活动时心率以不超过 120 次/min 或增加小于 30 次/min 为限，或控制在最大心率预计值的 60% 以下。训练中可以吸氧，注意任何活动时不应该使疼痛加重。

（二）作业疗法

术后尽早进行翻身、坐起、转移训练等日常生活活动能力的训练，并可选择休闲活动训练：如欣赏音乐、看电视、玩电子游戏等文娱活动等。具体方法参照教材《作业治疗学》。

（三）康复辅具

康复工程在肝脏移植术后的应用主要涉及辅助器具。对行走困难的患者使用轮椅、助步器，改善其步行功能和社会交往能力。

（四）心理治疗

心理治疗具有改善或消除肝移植术后患者焦虑、抑郁、恐惧甚至绝望等的作用。一般采用心理支持、疏导的治疗方法，鼓励患者正确认识疾病，树立战胜疾病的信心，积极配合治疗，使肝移植术后患者得到精神支持，消除心理障碍。

（五）其他治疗

出现严重排斥反应和原发性供肝无功能者需再次肝移植。排斥反应应在医师指导下采用药物治疗。

五、功能结局

肝移植术后患者可因排斥反应而再次肝移植，还可发生多脏器功能衰竭、出血、脑病、原发性供肝无功能、血管阻塞、心力衰竭等并发症，甚至死亡。患者有不同程度的沮丧、焦虑、抑郁甚至绝望等心理障碍。ADL 能力及其相关活动明显受限、劳动能力下降或丧失，使肝移植术后患者生活质量严重下降。康复治疗可改善肝移植术后患者的生理功能、心理功能、社会功能，提高肝移植术后患者的生活质量，应早期介入。

六、健康教育

（1）术后可恢复进食时，宜进食清淡易消化的食物，并且少量多餐，逐渐恢复正常饮食。

（2）患者出院后可根据自身情况，进行自我锻炼。如气功、太极拳及医疗体操等锻炼。应教会病人数心率，运动中心率不超过休息时心率 5～10 次/min。自感劳累计分不应超过 12 分。

（3）患者可根据个人兴趣，参加各种娱乐活动，如玩扑克、游戏、下棋等。作业治疗师对患者的娱乐功能进行评定，并指导患者，使其在娱乐活动中达到治疗疾病、促进康复的目的。但应避免参加球类娱乐。

（杨 宁）

第九节 慢性胰腺炎

慢性胰腺炎（chronic pancreatitis, CP）是由于胆道疾病或酒精中毒等因素导致的胰腺实质进行性损害和纤维化，常伴钙化、假性囊肿及胰岛细胞减少或萎缩。主要表现为腹痛、消瘦、营养不良、腹泻或脂肪痢，后期可出现腹部包块、黄疸和糖尿病等。

一、临床表现

（一）症状与体征

1. 腹痛 为最常见症状，上腹部局限性疼痛，迅速加重并持续较长时间，可放射到左、右季肋下或背部，疼痛发作频度和持续时间不一。无痛期间，上腹部常持续不适或隐痛。

2. 胰腺外、内分泌障碍　慢性胰腺炎的后期，可出现消化不良、食欲减退、厌食油腻、体重减轻和脂肪泻等消化不良综合征的表现。还可伴发夜盲症、手足抽搐、肌肉无力、出血倾向和糖尿病。

3. 其他　伴有胰腺假性囊肿者，可于左上腹或脐部扪及肿块，并伴压痛及腹肌紧张。腹痛发作时，常可伴黄疸和发热。急性发作时，可出现腹腔积液、胸腔积液。

（二）辅助检查

1. X 线腹部平片检查　显示第 1~3 腰椎左侧胰腺区钙化或结石，对诊断有意义。

2. B 超、CT 检查　可见胰腺增大或缩小、边缘不清、密度异常、钙化斑或结石、囊肿等改变。

3. 经十二指肠镜逆行胰胆管造影（ERCP）　对诊断慢性胰腺炎有重要价值。

4. 胰腺外分泌功能试验　有粪便（72h）脂肪检查、淀粉酶测定等。慢性胰腺炎急性发作时，血、尿淀粉酶可一过性增高。

5. 胰腺内分泌测定　可测定血清缩胆囊素、血浆胰多肽、空腹血浆胰岛素水平。

二、康复评定

生理功能评定、日常生活活动能力评定、社会参与能力评定，具体内容参照本章第一节康复评定。

三、功能障碍

（一）生理功能障碍

疼痛以上腹痛为主，一般无运动功能障碍。

（二）心理功能障碍

主要表现为焦虑、抑郁、沮丧，可影响患者心理功能和生活质量。

（三）日常生活活动能力受限

一般患者其日常生活活动不会受限。如果出现上消化道出血可严重影响患者的进食、穿衣、行走、个人卫生及购物等日常生活能力。

（四）社会参与能力受限

一般患者其职业能力不会受限。如果出现上消化道出血可影响患者生活能力及劳动，更严重者不能回归家庭及社会而需住院治疗，最终会影响患者的生活质量。

四、康复治疗

治疗首先要去除病因，如戒酒、积极治疗胆道疾病；止痛、治疗糖尿病，同时积极进行康复治疗。康复治疗目标为改善循环、消炎止痛、防治吸收不良，增加运动耐力，提高劳动力，提高生活质量。

（一）物理治疗

1. 物理因子治疗　具有消炎止痛、改善循环和防治吸收不良的作用。

（1）超短波疗法：两电极分别于左上腹部、背部（$T_8 \sim L_1$）对置，微热量，10~20min，每日 1 次，15~20 次为一疗程。

（2）微波疗法：圆形辐射器置于上腹部胰腺区，距离 10~12cm，微热量，10~20min，每日 1 次，15~20 次为一疗程。

（3）干扰电疗法：一组电极置于双脾俞穴，另一组电极置于上腹部（腹正中线）两侧，差频 90~100Hz 及 50~100Hz，各治疗 10min，电流强度 20~40mA，每日治疗 1 次，10~20 次为一疗程。

（4）超声波疗法：分别在上腹部胰腺区、背部（$T_{6\sim9}$），强度 1~2W/cm²，移动法，各治疗 5~6min，每日 1 次，15~25 次为一疗程。

2. 运动疗法　具有减轻慢性胰腺炎患者吸收不良症状、改善机体整体耐力的作用，还有预防血栓性静脉炎或静脉血栓形成的作用。根据病情和个人爱好选择步行、游泳、跑步等有氧运动项目，以改善肌力、肌耐力和整体体能。每日1次，每次20min，每周3~5次，连续4周或长期坚持运动。

（二）心理治疗

可通过肌肉放松、作业治疗及中医气功等技术来完成放松训练。可选择一些放松精神和心灵的音乐让患者在家里舒缓焦虑的情绪。

（三）其他治疗

营养治疗，给予高热量、高蛋白、高糖、高纤维素及低脂肪饮食。应用胰酶治疗腹泻，口服降糖药物治疗胰源性糖尿病。内科治疗无效者可考虑手术治疗。

五、功能结局

患者可伴发糖尿病、上消化道出血、血栓性静脉炎或静脉血栓形成、营养不良。严重慢性胰腺炎患者可有不同程度的忧郁、沮丧、焦虑和抑郁等心理障碍。如出现上消化道出血可影响患者生活能力、工作能力和生活质量。

六、健康教育

（1）给予高热量、高蛋白、高糖、高纤维素及低脂肪饮食，饮食上要严格禁酒，限制脂肪摄入，同时限制进食咖啡、碳酸类饮料及辛辣饮食。

（2）患者出院后可根据自身情况，进行自我锻炼，如气功、太极拳及医疗体操等锻炼。应教会患者自测心率，运动中心率不超过休息时心率5~10次/min。

（3）可根据个人兴趣，参加各种娱乐活动，如玩扑克、游戏、下棋等。

（杨　宁）

第十节　吸收不良综合征

吸收不良综合征（malabsorption syndrome）是指各种原因所致小肠营养物质吸收不良而引起的综合征。一般老年人容易发生，与其胃、小肠和胰腺退行性变化有关，以腹胀、腹泻、贫血或骨痛为主要表现。

一、临床表现

（一）症状与体征

1. 共同表现　有腹泻、体重减轻、乏力、水肿，有维生素和矿物质缺乏的表现，如贫血、出血倾向、手足搐搦症、骨质疏松或病理性骨折、夜盲症等。

2. 特殊表现　糖、脂肪、蛋白吸收不良，最常见症状有腹泻、腹痛、腹胀、呕吐等，脂肪泻，粪便油脂状、恶臭，可引起营养不良性贫血，并出现与低蛋白血症有关的症状，如水肿、腹腔积液等，而尿蛋白常阴性。

（二）辅助检查

小肠吸收试验异常，小肠黏膜活检可发现小肠绒毛有不同程度萎缩。

二、康复评定

（一）生理功能评定

（1）小肠吸收功能评定有脂肪、糖、蛋白质、维生素 B_{12}、胆盐等吸收试验。

（2）运动功能评定参照第二章：康复评定基础。

（3）心理功能评定参照第二章：康复医学的临床评定。

（二）日常生活活动能力评定

ADL 评定采用改良巴氏指数评定表。

（三）社会参与能力评定

主要进行生活质量评定、劳动能力评定和职业评定。

三、功能障碍

（一）生理功能障碍

1. 小肠功能障碍　表现为消瘦、营养不良和贫血。
2. 运动功能障碍　吸收不良综合征患者由于消瘦、营养不良和贫血，所以有不同程度的肌力减低。

（二）心理功能障碍

主要表现为焦虑、抑郁、沮丧，可影响患者心理功能和生活质量。如果出现营养不良和贫血可影响患者生活及劳动能力，严重者因长期或反复住院治疗不能回归家庭及社会，使患者产生焦虑、忧郁、沮丧甚至绝望等心理改变。

（三）日常生活活动能力受限

一般患者日常生活活动不会受限。如果出现恶性贫血可严重影响患者的进食、穿衣、行走、个人卫生及购物等日常生活活动能力。

（四）社会参与能力受限

如果出现营养不良和恶性贫血、运动耐量降低可影响患者的生活质量、劳动、就业和社会交往等能力。

四、康复治疗

吸收不良综合征应采取病因治疗、药物治疗及饮食治疗等综合治疗措施，同时积极进行康复治疗。康复治疗目标为改善血液循环，促进胃肠蠕动，促使分泌与运动功能正常化，提高劳动力、提高生活质量及最大限度地促进患者回归社会。

（一）物理治疗

1. 物理因子治疗　具有改善血液循环，促进胃肠蠕动，促使分泌与运动功能正常化的作用。
（1）超短波疗法：电极于腹部、背腰部（$T_{11} \sim L_3$）对置微热量，每次 $15 \sim 20$min，每日 1 次，$10 \sim 20$ 次为一疗程。
（2）低频电磁法：磁头置于脐部，磁场强度 $0.08 \sim 0.10$T，磁头温度 $42 \sim 45$℃，每次 $15 \sim 20$min，每日 1 次，$15 \sim 20$ 次为一疗程。
（3）紫外线疗法：采用腹部多孔照射法，治疗灯以脐部为中心，距离 50cm，首次剂量 $2 \sim 3$MED，每次增加 $1/2 \sim 1$MED，每日或隔日照射 1 次，$8 \sim 12$ 次为一疗程。
2. 运动疗法　具有维持和改善小肠吸收功能、改善机体整体耐力的作用。根据病情能下床活动者，尽量做有氧运动以改善肌力、肌耐力和整体体能。每日 1 次，每次 $5 \sim 20$min，每周 $3 \sim 5$ 次，连续 4 周。

（二）康复工程

康复工程的应用主要涉及辅助器具。对严重贫血、营养不良而行走困难的患者使用轮椅、助步器改善其步行功能和社会交往能力。

（三）心理治疗

一般采用心理支持、疏导的治疗方法，鼓励患者正确认识疾病，消除心理障碍。还可通过肌肉放松及中医气功等技术来完成放松训练，还可选择放松精神的音乐，舒缓患者焦虑的情绪。

（四）家庭肠内营养治疗

患者通常行胃造瘘或肠造瘘，在家庭经造瘘口给予成分营养剂，其优点是无需严格的无菌操作，还可给予口服药物；缺点是若营养剂给予速度和次数不当，易造成进一步的吸收不良，且胃造瘘或肠造瘘导管皮肤贯通部位易发生感染。

（五）其他治疗

病因治疗是疾病治愈或缓解的重要措施。如成人乳糜泻患者，给予无麸质饮食；特异性肠道炎症可用抗菌药物；肠道寄生虫病可用驱虫治疗；胃泌素瘤患者给予抑酸制剂和手术切除等。可酌情选用针灸疗法以改善消化吸收功能。

五、功能结局

吸收不良综合征患者常有营养不良、贫血。患者可有不同程度的忧郁、沮丧、焦虑和抑郁等心理障碍。ADL能力及其相关活动明显受限，工作能力下降或丧失，生活质量严重下降。康复治疗可改善吸收不良综合征患者的生理功能、心理功能、社会功能，提高患者的生活质量，应早期介入。

六、健康教育

（1）让患者了解有关疾病的知识，积极配合治疗尤为重要。

（2）恢复进食时，宜进食清淡易消化的食物，先少量多餐，再逐渐恢复正常饮食。

（3）家庭肠内营养治疗的患者，要教会患者家属对胃造瘘或肠造瘘部位的消毒、换药，以预防感染。

（4）患者可根据自身情况，进行力所能及的锻炼，如气功、太极拳及医疗体操等。

（张海娜）

第十二章

泌尿生殖系统疾病康复

在泌尿系统中，尿路感染是一种常见病、多发病，在临床中较多见的是慢性肾盂肾炎和膀胱炎；尿失禁或尿潴留既是常见的临床症状，又是泌尿系统常见的疾病之一。在生殖系统中，男女生殖系统感染有盆腔炎、子宫颈炎及前列腺炎等，其中尤以女性生殖系统感染多见。肾移植术后，除常见排斥反应之外，易发生各种原因引起的感染。性功能障碍中，男性常见阳痿、早泄，女性常见性欲低下、无性欲、女性性欲高潮障碍等疾病。本章主要讨论上述泌尿生殖系统常见疾病的康复治疗。

第一节　尿路感染

尿路感染（Urinary tract infection，UTI）是指病原微生物侵入泌尿系统引起的炎症反应，一般指普通病原体引起的非特异性感染。根据感染部位可分为上尿路感染（累及肾、肾盂及输尿管）和下尿路感染（累及膀胱及尿道）。最常见的致病菌是革兰阴性菌，其中以大肠埃希菌为主，占 60% ~ 80%，其他依次有副大肠杆菌、变形杆菌等。革兰阴性菌主要以上行性感染途径引起尿路感染；而革兰阳性杆菌，如金黄色葡萄球菌、白色念珠菌属、新型隐球菌及假单胞菌属等，主要以血行性感染途径引起尿路感染。

正常情况下，机体对感染具有防御功能，但在各种易感因素的影响下，尿路抵抗力下降，容易发生UTI，常见的易感因素有：①尿路梗阻：各种原因导致的尿液潴留，如肾及输尿管结石、尿道狭窄、前列腺增生等，使细菌容易繁殖而发生感染。②泌尿系统畸形和功能异常：肾发育不良、多囊肾、蹄铁肾、肾盂及输尿管畸形等，易使局部组织对细菌抵抗力减弱；膀胱输尿管反流、神经源性膀胱等也会增加患病的风险。③医源性因素：导尿、留置膀胱造口管、腔镜检查等操作，如处理不当，可将致病菌带入，还易导致尿路黏膜损伤引起尿路感染。④女性：其尿道解剖生理特点为尿道短、直、宽，尿道括约肌弱，细菌易沿尿道口向上，侵入膀胱；此外，妊娠期、产后及性生活时的性激素变化，可引起阴道、尿道黏膜生理改变，使得细菌易于侵入。⑤机体免疫功能下降：全身性疾病如糖尿病、慢性肝病、艾滋病患者、长期使用免疫抑制剂（如肿瘤化疗、肾移植后等）易发生尿路感染。值得注意的是尿路感染影响个体范围广泛，常与其他专科疾病相伴随，既可为无症状性菌尿，也可对机体产生严重影响，甚至危及生命。

一、临床表现

（一）症状及体征

1. 急性肾盂肾炎（acute pyelonephritis）　为肾盂和肾实质的急性感染性疾病。起病急骤，可有寒战、高热，体温常升至39℃以上，伴头痛、呕吐等全身症状，单侧或两侧腰部胀痛，肋脊角有明显压痛及叩击痛；由下尿路感染上行所致，患者先出现尿频、尿急、尿痛等症状，再有全身症状。病理改变主要在肾小管和肾间质，肾脏因炎症水肿而增大，严重时发生肾盂黏膜脓肿。肾实质感染多集中于一个或多个楔形区，可出现大小不等、分布不规则的小脓灶，肾小球一般较少受累。

2. 肾积脓（pyonephrosis） 是肾脏严重感染所致的广泛性化脓性肾实质破坏，形成一个积聚脓液的"肾囊"。急性发作时以全身症状为主，如畏寒、高热、腰部疼痛、肋脊角叩痛等；慢性表现常有泌尿系畸形、感染或结石病史，多继发于肾或输尿管结石等梗阻性疾病所致的肾积水，表现为反复感染、腰痛，伴消瘦及贫血，病理特点是肾组织严重破坏、肾全部或一部分成为脓性囊。

3. 肾皮质脓肿（cortical abscess of kidney） 病原菌经血行进入肾脏皮质引起感染，原发灶可为皮肤疖肿、肺部感染、扁桃体炎等。糖尿病患者为高危人群。起病时原发灶症状明显，可继发高热、寒战、腰痛、肾区压痛、肌紧张和肋脊角叩击痛。

4. 肾周围炎（perinephritis） 是发生于肾周围组织的化脓性炎症，若形成脓肿则称为肾周围脓肿（perinephric abscess）。该病常急性起病，主要表现为腰痛，肾区压痛、叩击痛及肌紧张，腰部或腹部可扪及肿块，脓肿形成后可见全身症状，如畏寒、持续性高热等。

5. 输尿管炎（ureteritis） 是指输尿管壁的感染性炎症，常继发于肾盂肾炎、膀胱炎，也可因邻近器官感染的蔓延经血行或淋巴传播引起；部分患者因腔镜检查、尿道结石摩擦或药物引起。临床表现为尿急、尿频伴有腰痛、乏力、尿液混浊等；严重时可发生血尿、肾绞痛，最终可发生肾积水；急性发作可伴有发热等全身症状。

6. 膀胱炎（cystitis） 是非特异性细菌感染引起的膀胱壁急性炎症性疾病，女性多见，绝大多数为上行感染所致。临床表现为起病突然，有明显尿频、尿急、尿痛，尿道烧灼感，严重时可有急迫性失禁，常见终末血尿，有时全程血尿。一般全身症状不明显。

7. 尿道炎（urethritis） 是指尿道黏膜的炎症性疾病，女性多见。以上行性感染途径为主，常继发于尿道黏膜损伤、尿道内异物、尿道梗阻及邻近器官炎症。男女均可有尿痛或烧灼感，后尿道发生炎症时，可出现尿频、尿急及会阴部钝痛。急性发病时，可见尿道外口红肿，少数男性患者可发生尿道口糜烂，表面有脓性或浆液性分泌物，浅表常有溃疡。慢性尿道炎主要发生在后尿道、膀胱颈及膀胱三角区，严重时蔓延至整个尿道，尿道分泌物为浆液性或稀薄黏液，尿路刺激症状轻或无症状。

（二）辅助检查

1. 急性肾盂肾炎 白细胞数升高，中性粒细胞核左移，血沉可增快。尿沉渣内白细胞多数显著增加，可见白细胞管型，尿液细菌培养阳性，菌落计数大于等于 $10^5/ml$。

2. 肾积脓 血常规检查可见白细胞总数增高；尿液常规检查有大量脓细胞，尿液培养阳性。B超显示为肾盂积脓；膀胱镜检查可见患侧输尿管口喷脓尿。尿液细菌培养多为革兰阴性菌。

3. 肾皮质脓肿 尿沉渣涂片染色可找到细菌，尿培养有球菌生长，血液细菌培养呈阳性；排泄性尿路造影可见肾盂肾盏受压变形。B超及CT可发现肾脓肿。尿液细菌培养多为金黄色葡萄球菌。

4. 肾周围炎 血白细胞及中性粒细胞上升；B超和CT可显示肾周围脓肿。尿液细菌培养多为金黄色葡萄球菌和大肠埃希菌。

5. 输尿管炎 尿常规异常，尿液细菌培养阳性；静脉尿路造影可见输尿管扩张或狭窄、扭曲变形，囊性输尿管炎有充盈缺损；膀胱镜检查有异常表现。尿液细菌培养多为大肠埃希菌、变形杆菌属、铜绿假单胞菌和葡萄球菌。

6. 膀胱炎 可有肉眼血尿；尿液检查：尿常规白细胞大于等于 10 个/HP，可有红细胞，但无管型；尿沉渣涂片革兰染色，白细胞大于等于 15～20 个/HP。尿液细菌培养多为大肠埃希菌、变形杆菌属等。膀胱镜可见黏膜弥漫性充血水肿、出血，严重时可见溃疡形成，黏膜表面有脓液或坏死组织附着。

7. 尿道炎 尿道分泌物涂片检查阳性；尿液检查：镜下可见大量白细胞。尿液细菌培养多为大肠埃希菌、链球菌属及葡萄球菌属。镜下急性期可见黏膜轻度水肿，炎性细胞浸润，尿道旁腺充血或积脓；慢性期尿道黏膜呈黯红色颗粒状，粗糙不平，尿道狭窄。

二、康复评定

（一）生理功能评定

1. 疼痛 可采用视觉模拟评分法（VAS 法）。

2. 肾功能评定 包括肾小球滤过功能和肾小管浓缩功能测定。肾小球滤过功能测定有内生肌酐清除率、血尿素氮、血肌酐测定。肾小管浓缩功能测定包括尿比重、尿渗透压及尿酚红排泄试验测定。

3. 排尿功能评定 尿流动力学测定。

（二）心理功能评定

参照第二章：康复评定基础。

（三）日常生活活动能力评定

ADL 评定采用改良巴氏指数评定表。具体评定参照第二章：康复评定基础。

（四）社会参与能力评定

主要进行生活质量评定。方法参照第二章：康复评定基础。

三、功能障碍

尿路感染可发生在泌尿道各个部位，临床表现多样，但导致的功能障碍大致相同，归纳如下：

（一）生理功能障碍

1. 疼痛 可引起尿频、尿急、尿痛及腰痛等。

2. 肾功能障碍 感染常反复发作，持续进展可使肾功能受损害。

3. 排尿功能障碍 可引起患者尿失禁或尿潴留。

（二）心理功能障碍

因感染反复发作，患者心理产生压力，同时对生活、工作产生不同的影响，患者的心理负担加重，常常伴有焦虑、烦躁、悲观失望的情绪变化。

（三）日常生活活动能力受限

感染急性期，患者的日常活动减少。

（四）社会参与能力受限

对患者劳动、就业的影响较小，因其症状反复发作，患者的社交活动轻度受限。

四、康复治疗

康复治疗原则以抗感染为主，纠正易感因素为辅，同时应用各种措施加强全身营养，提高机体免疫功能。康复目标为抗感染、减轻临床症状、防止肾功能损害及感染扩散、改善 ADL、提高生活质量。康复治疗的方法包括物理治疗、心理治疗等，适用于急性期、慢性泌尿系感染引起的疼痛和功能障碍。

（一）物理治疗

1. 物理因子治疗 可使肾脏血管扩张、血流加速，改善肾脏的血液循环；解除血管痉挛、消炎止痛；加强利尿，促进代谢产物的排泄，促进坏死细胞的再生和肾功能的好转。

（1）超短波疗法：电极对置于肾区或膀胱区前后，无热量或微热量，1~20min，每日 1 次，10~20 次为一疗程。

（2）中频电疗法：电极并置法或对置于肾区或膀胱区，电流强度以患者耐受为准，20min，每日 1 次，10~20 次为一疗程。

（3）超声波疗法：将声头与肾区或膀胱区体表直接接触，移动法，电流强度 $1.0~1.2W/cm^2$，治疗时间为 5~10min，每日 1 次，10 次为一疗程。

（4）红外线：病变区照射，温热量，15~20min，每日 1 次，10 次为一疗程。

（5）蜡疗：蜡饼敷于双肾区或膀胱区，30min，每日 1 次，10 次为一疗程。

（6）磁疗：磁头置于双肾区或膀胱区，磁场强度 0.2~0.3T，20min，每日 1 次，10 次为一疗程。

2. 其他　如针灸治疗、推拿等，可根据病情选择。

（二）心理治疗

常采用的方法有：支持性心理治疗、认知疗法等。对于尿路感染患者，治疗者可通过与患者沟通、对患者指导、安慰及疏导来减轻患者焦虑、抑郁、沮丧的情绪，并可以帮助患者缓解心理压力，解决患者所面临的心理困难与心理障碍，正确地认识疾病，树立战胜疾病的信心，配合治疗。

（三）其他治疗

1. 全身支持治疗　卧床休息，多饮水，保持每日尿量在 2 000ml 以上，注意饮食，多食用易消化、富含热量和维生素的食物。

2. 药物治疗　目前临床所用药物主要为 β–内酰胺类抗生素、喹诺酮类药物、磺胺类药物、氨基苷类抗生素及去甲万古霉素等。

3. 手术治疗　如切开引流、患肾切除术等。

五、功能结局

（一）生理功能方面

由于人体解剖学上的特点，泌尿道与生殖道关系密切，且尿道口与外界相通，尿路易与生殖道同时感染或相互传播。上尿路感染易并发下尿路感染，而下尿路感染可单独存在。上尿路感染症状重、预后差、易复发，可损害肾功能；下尿路感染症状轻、预后佳、少复发，一般不损害肾功能。对于有尿路梗阻的患者，及早解除梗阻，否则不易治愈，且易复发，损害肾功能。

（二）心理功能方面

对于尿路感染患者，当症状明显时，其焦虑、抑郁、沮丧的心理障碍严重，反之，患者则无明显的心理障碍的表现。

（三）社会参与能力方面

上尿路感染的患者因其症状重、易复发，长期的疾患不但使得患者的体质变差，还可能发生明显的心理障碍，使得患者不愿参与社交活动、劳动能力下降或丧失、职业受限，从而降低患者的生活质量。

康复治疗对尿路感染患者的生理功能、心理功能、日常生活活动能力及社会能力有改善，并能缓解病情，减轻症状，提高生活质量，故应早期介入。

六、健康教育

尿路感染经正确处理后大多数均可治愈，但容易复发。因此，在治疗中，既要积极治疗其临床症状，纠正其易感因素，还要使患者了解疾病的易发因素，采取积极预防措施，防止复发。

（一）避免易感因素

（1）多饮水、勤排尿（2~3h 排尿 1 次），注意阴部的清洁，女性患者在月经、妊娠和产褥期，特别要注意预防。

（2）尽量避免使用尿路器械，如必需留置导尿管，须严格执行无菌操作。

（3）作为易患人群，要全面了解自身疾病的特点，找出易感因素，学习与疾病相关的知识，增强自我保护的意识，积极做好预防。

（二）掌握基本防治方法

因尿路感染易复发，应教育患者认识疾病常见症状，并能按疾病的康复治疗原则做出相应处理，做到早发现、早防治、及时治疗，降低疾病复发率，减少对机体功能的损害。

（三）保持健康的生活方式

1. 合理饮食　补充多种维生素，经常食用利尿菜果，如冬瓜、西瓜等。新鲜的蔬菜与水果有一定的利尿作用，对清除尿路感染有好处。

2. 生活规律　避免过度性生活，要坚持不懈开展体育运动如跑步、体操、气功等，增加泌尿系统血液循环，提高机体免疫功能。

（四）社会干预

因尿路感染发病率较高，年龄涉及广泛，应在全社会开展宣传教育，使更多的人了解尿路感染的病因、易感因素及防治办法，减少其发病率。

（张海娜）

第二节　生殖系统感染

生殖系统包括内生殖器和外生殖器。生殖系统各部都可受到病原体感染产生炎症，形成泌尿外科、妇产科的常见疾病和特殊急症。生殖系统感染既可局限于一个部位，也可同时累及几个部位，有时甚至向全身扩散，也可能是全身或重症感染的一部分。

一、临床表现

（一）症状及体征

1. 男性生殖系统感染　是指男性生殖系统（尿道、前列腺、附睾、输精管、精囊、睾丸等）受到细菌、病毒或寄生虫感染而引起的疾病，包括前列腺炎、附睾炎、睾丸炎、精囊炎及阴茎软组织感染。

（1）前列腺炎（prostatitis）：急性前列腺炎一般起病较急，表现为寒战、高热，并伴尿频、尿急、尿痛及会阴部疼痛，有时可因前列腺充血、肿大，出现排尿困难甚至急性尿潴留。慢性前列腺炎多有不同程度的尿频、尿急、尿痛，排尿时尿道不适或烧灼感；会阴部、阴囊和睾丸、下腹部或腰骶部可有持续性钝痛、胀痛或坠痛，部分患者可并发性功能障碍或精神紧张。

（2）附睾炎（epididymitis）：发病突然，多继发于下尿路感染，可见患侧附睾肿大，触痛明显，阴囊疼痛，可放射至同侧腹股沟和腰部。患侧腹股沟压痛，阴囊皮肤红肿，附睾体积增大、质硬，严重时睾丸与附睾界限不清，常形成一硬块。病变先侵犯附睾尾部，向头部发展，开始为蜂窝织炎，后可进展为小脓肿。

（3）睾丸炎：多为单侧、突发阴囊和睾丸红肿热痛并向腹股沟区放射，常伴发热。阴囊红肿，睾丸肿大，有明显压痛，可伴有鞘膜积液。

（4）精囊炎：由尿道炎或前列腺炎直接蔓延所致。血精为急性精囊炎的特征性症状，局部可表现为下腹疼痛，放射至腹股沟、会阴部，并发后尿道炎时可出现尿频、尿急、尿痛、排尿困难、血尿等。常有发热、寒战等全身症状。

（5）阴茎软组织感染：以阴茎蜂窝织炎和阴茎海绵体炎最为常见。阴茎蜂窝织炎表现为阴茎感染部位皮肤弥漫性红肿热痛，包皮水肿，并发淋巴管炎和腹股沟淋巴结肿大，有时形成皮下脓肿，肿胀的阴茎可压迫尿道使排尿不畅。重者可伴有头痛、发热、寒战等全身症状。阴茎海绵体炎临床表现有阴茎红肿，疼痛明显，排尿时加重，重者伴有高热、寒战等全身症状。

2. 女性生殖系统感染　是妇科常见病。感染可发生于下生殖道如外阴炎、阴道炎及子宫颈炎；也可侵袭上生殖道即内生殖器，发生于子宫及其周围结缔组织、输卵管、卵巢及盆腔腹膜，如盆腔炎。

（1）外阴炎：因外阴皮肤不洁、阴道分泌物过多、长期尿液等理化刺激，特别是糖尿病患者的尿糖刺激，或因雌激素水平低下、外阴皮肤抵抗力弱，引起外阴非特异性感染。常见的细菌感染有大肠杆菌、金黄色葡萄球菌和溶血性链球菌。患者可感到外阴不适，皮肤瘙痒及疼痛，或有灼痛，可出现外阴皮肤及黏膜有不同程度的肿胀充血，严重时还会形成糜烂、溃疡，外阴局部可见抓痕、溃烂及浸渍面，分泌物增多。

（2）阴道炎：由多种细菌感染引起，主要表现为阴道排液增加，呈水样或脓性并伴有臭味，白带多，常呈灰白色，较稀薄，黏度低，有时可以见到泡沫。多数患者会有阴道壁黏膜充血发红，黏膜皱襞变厚，有外阴瘙痒和烧灼感。

（3）子宫颈炎：急性子宫颈炎主要症状为阴道分泌物增多，呈黏液脓性，阴道分泌物的刺激可引起外阴瘙痒，伴有腰酸及下腹部坠痛；此外，常有下尿路感染症状，如尿急、尿频、尿痛。慢性子宫颈炎多见于分娩、流产或手术损伤宫颈后，病原体侵入而引起感染；临床主要症状是阴道分泌物增多、白带中夹有血丝，或性交出血，伴外阴瘙痒，腰骶部疼痛，经期加重。

（4）盆腔炎：是女性盆腔生殖器官及其周围的结缔组织、盆腔腹膜发生的炎症病变，包括输卵管炎、输卵管卵巢炎、子宫内膜炎、子宫肌炎、盆腔腹膜炎、盆腔结缔组织炎等，可一处或几处同时发病。大多发生于性活跃期妇女，初潮前、绝经后及未婚者少见。盆腔炎若未得到及时处理可导致不孕、异位妊娠等后果。急性盆腔炎临床表现为急性下腹疼痛、阴道有大量脓性分泌物，严重时可伴高热、头痛、寒战、食欲不振等全身症状；有些患者可出现子宫出血，有些患者则表现为恶心、呕吐等消化道症状。

（二）辅助检查

1. 男性生殖系统感染　如下所述：

（1）前列腺炎：急性前列腺炎血常规检查有中性粒细胞计数升高；前列腺液、精液、尿液的镜检和培养可发现致病菌；B 超可见前列腺体积肿胀，光点增粗。慢性前列腺炎前列腺液镜检白细胞大于10/HP，卵磷脂小体减少；尿动力学检测，最大尿道压力明显增高，膀胱颈压力增高。尿液细菌培养多为革兰阴性杆菌，也有葡萄球菌和链球菌。

（2）附睾炎：可见血白细胞及中性粒细胞升高；尿液镜检有白细胞、红细胞；多普勒超声可显示急性炎症的血流增加。

（3）睾丸炎：血常规有白细胞升高；尿培养可见致病菌；B 超检查可见睾丸增大，血流丰富。

（4）精囊炎：血白细胞总数及中性粒细胞升高；尿中红、白细胞增多；精液检查镜下有多数红细胞，有时可见白细胞及死精子；精液细菌培养出致病菌；B 超、CT 可显示精囊及其周围组织的形态学结构变化。

2. 女性生殖系统感染　如下所述：

（1）外阴炎：阴道分泌物生理盐水悬液检查可检出滴虫、真菌；子宫颈分泌物检查可检出衣原体、支原体、淋球菌；阴道分泌物细菌培养可检出病原菌；阴部溃疡必要时需做活体组织病理检查。

（2）阴道炎：实验室检查可见阴道分泌物 pH 大于 4.5，阴道分泌物培养可明确病原菌。

（3）子宫颈炎：急性子宫颈炎可见子宫颈黏液革兰染色涂片中每油镜视野下有 10 个以上的中性多核白细胞。

（4）盆腔炎：血常规白细胞升高、血沉加快；B 超检查可有积液、输卵管肿大；后穹隆穿刺可抽出脓液等。需注意排除异位妊娠。

二、康复评定

（一）生理功能评定

1. 疼痛　可采用视觉模拟评分法（VAS 法）。

2. 排尿功能评定　尿流动力学测定。

3. 性功能评定　参照第二章：康复评定基础。

4. 子宫颈糜烂的评定　如下所述：

（1）子宫颈糜烂的分度：根据糜烂面积大小将子宫颈糜烂分为：①轻度：指糜烂面小于整个子宫颈面积的 1/3。②中度：指糜烂面占整个子宫颈面积的 1/3～2/3。③重度：指糜烂面占整个子宫颈面积的 2/3 以上。

（2）子宫颈糜烂的程度：根据糜烂的深浅程度可分为单纯型、颗粒型和乳突型。

（二）心理功能评定

参照第二章：康复评定基础。

（三）日常生活活动能力评定

参照第二章：康复评定基础。

（四）社会参与能力评定

主要进行生活质量评定、参与社会交往和社区活动的能力评定。方法参见本套教材《康复功能评定学》。

三、功能障碍

（一）生理功能障碍

1. 疼痛　炎症反应常常造成患者下腹部、腰部及病变生殖部位的疼痛不适。

2. 性功能障碍　部分男性患者出现射精痛、血精、早泄、遗精、性欲减退或勃起障碍。

3. 排尿功能障碍　患者常常因炎症反应造成排尿困难。

4. 生殖功能障碍　感染常造成男性或女性患者不能生育。

（二）心理功能障碍

生殖系统感染的患者因病变部位特殊，表现为情绪紧张、精神压力大，常感觉全身乏力、失眠、多梦、疑病，大多数患者对自身疾病认识不够，常常感到羞怯、焦虑、抑郁、烦躁不安、易激惹等。疾病所造成的有关性功能问题，使患者产生自卑、沮丧，并对生活失去信心等心理改变。

（三）日常生活活动能力受限

不适的躯体反应及复杂的心理变化，常常影响生殖系统感染患者参加许多日常活动，使其日常生活活动能力受限。

（四）社会参与能力受限

生殖系统感染患者常因其病症，不愿参加各种社交活动，减少同其他人的交往。但此病对患者劳动、就业的影响不大。

四、康复治疗

生殖系统感染治疗目标在于迅速控制炎症，以防转为慢性或反复发作。康复治疗以消炎止痛、改善功能为原则；以抑制感染，缓解疼痛等临床症状，减少对患者日常生活和工作的影响，减轻性功能损害，提高生活质量为目标。

（一）物理治疗

1. 物理因子治疗　可以改善患病脏器的血液循环，促进排出聚积的炎性渗出物，控制感染，缓解疼痛。

（1）超短波疗法：电极对置于患病脏器前后，无热量或微热量，20min，每日一次，10 次为一疗程。

（2）中频电疗法：同本章第一节。

（3）离子导入疗法：常用药物（致病菌敏感的相关抗菌药物），两个电极分别放在腰骶部和下腹，极性连接视药物而定，耐受量，每次 20min，每日 1 次，10 次为一疗程。

（4）超声波：同本章第一节。

（5）紫外线疗法：照射于患处，照射剂量按病情而定，一般从 2MED 开始，每次增加 1/2 ~ 1MED，每日或隔日一次，10 次为一疗程。

（6）激光疗法：①氦－氖激光照射法：散焦照射于患处，每日 1 次，10 次为一疗程。②二氧化碳激光照射法：凝固、炭化、气化治疗子宫颈糜烂，治疗次数视病情而定。

2. 其他　如磁疗、电兴奋疗法、热水坐浴疗法等，可根据病情酌情选择。

（二）心理治疗

常采用的方法有：支持性心理治疗、认知疗法等。对于生殖系统感染的患者，治疗者对患者要坦诚相待，要以深入浅出、通俗易懂的方法去给患者讲解生殖系统感染的基本知识，使患者能清楚了解自身的病症，从而达到领悟和缓解病情的目标，减轻患者的不良心理反应，消除心理症状，提高治疗效果。

（三）其他治疗

1. 一般治疗　卧床休息、合理饮食、避免性生活等。
2. 药物治疗　根据致病菌选择有效抗菌药物。
3. 手术治疗　当脓肿形成时，可切开引流；也可根据病情采取适当手术治疗。

（四）康复护理

（1）杜绝各种感染途径，保持会阴部清洁、干燥，不可用热水、肥皂等洗外阴，选用 pH 为 4 左右的弱酸配方的女性护理液更适合；要勤换内裤，不穿紧身、化纤质地内裤。

（2）要注意观察白带的量、质、色、味。有白带量多、色黄质稠、臭秽味者，说明病情较重；如白带由黄转白（或浅黄）、量由多变少、味趋于正常（微酸味），说明病情有所好转。发热患者在退热时一般汗出较多，要注意保暖，保持身体的干燥，汗出后给予更换衣裤，避免吹空调或直吹对流风。

（3）督促患者遵医嘱积极配合治疗。宜卧床休息或取半卧位，以避免炎症扩散。慢性盆腔炎患者应劳逸结合，节制房事，避免症状加重。

（4）长期自服抗菌药物的慢性盆腔炎患者可因阴道内菌群紊乱，致阴道分泌物增多，白带呈白色豆渣样，此时应及时就诊，排除真菌性阴道炎。

五、功能结局

生殖系统感染由于其男女结构的特殊性则产生不同的表现，若及早治疗，大都可治愈，若延误病情会使病情加重，导致疾病反复发作。男性患者除了有泌尿系症状外，还常常存在性功能障碍，甚至导致不育。女性患者泌尿系症状较重，也存在性功能问题，是不孕的一个因素。

生殖系统感染常涉及性功能、性心理问题，由于封建意识的影响加上宣传不够，患者常常会产生特殊心理反应，如羞怯、情绪紧张、焦虑、烦躁不安、自卑、易激惹等。并且因此到处乱求医，乱投药，不及时看病检查，延误病情。

生殖系统感染严重者可限制患者过多的社会活动，因其复杂的心理反应，使其减少社交活动，不愿与人来往，长期下去，必将对工作、生活造成严重影响，并降低生活质量。

早期实施康复治疗，能控制炎症，减轻症状，减少对相关器官的损害，对个人健康、家庭幸福和社会关系带来好的影响。

六、健康教育

生殖系统感染如及时治疗，大多可以治愈，因此，要教育患者排除心理障碍、及早就诊是关键。

（一）积极预防，避免易患因素

让患者了解相关知识，增强自我防范意识，注意个人卫生，每天清洗下身；做好经期、孕期及产褥期的卫生。应尽量控制或去除诱因，如：患有糖尿病，应用抗菌药物、雌激素或糖皮质激素，穿紧身化纤内裤、局部药物的刺激等。

（二）掌握基本防治方法

学习了解生殖系统感染的各种病因，并采取应对的措施，做到早发现，早治疗。最佳治疗期为感染后的1~4个月以内，进行科学规范的检查和治疗，治疗足量用药、疗程足；坚持对性伴侣进行同时治疗，治疗期间应暂停夫妻生活，以避免交叉感染。

（三）注意生活习惯，合理饮食

禁食辛辣刺激性强的食物，生活规律，避免劳累受凉，加强锻炼身体，增强体质。

（张海娜）

第三节　肾移植术后

肾移植是指用手术的方法将一个体的肾脏，移植到自体或另一个体的肾脏部位。目前，肾移植在器官移植中技术最成熟、成功率最高，是治疗终末期肾病的理想治疗手段。肾移植可分为同种肾移植和异种肾移植，在我国主要开展的是尸体供肾的同种异体肾移植，每年约进行肾移植术4 000余例，一年人/肾存活率已达到95.3%/89.3%近年来，随着手术技术的进步，尸体肾移植的存活率不断提高，但肾移植受者人/肾长期存活率却未得到明显提高，主要原因包括肾移植患者常伴有机体多种器官功能不同程度的下降；术后长期应用免疫抑制剂，对心血管、肝、肾和骨髓等多个重要器官均可能造成严重损害；此外，肾移植术后，除排斥反应，还可能出现外科手术的并发症，如切口感染、渗血及尿瘘、高血压、冠心病、脑血管意外等。

目前，影响肾移植成功的主要因素是免疫排斥反应，而在抑制排斥反应的同时，常常引发感染。据国际多个移植中心的统计，肾移植后第一年约有75%的受者发生过各种不同程度的感染，26%受者的直接死亡原因是感染。如何预防和控制感染是提高肾移植效果迫切需要解决的问题。

在康复医学领域里，肾移植的康复治疗是一新知识点。从理论上讲，康复治疗可能具有改善循环、控制感染、改善肾脏功能和抑制免疫排斥反应的作用，在还没有研究发明出其他特异有效的治疗方法之前，选择一些适当的康复治疗方法，是积极可取的。

一、临床表现

移植肾经历了离体缺血、低温灌注保存以及血液循环的手术重建过程，对缺血、缺氧和毒性物质极为敏感，术后容易发生排斥反应和并发症。

（一）症状及体征

移植后排斥反应主要包括超急性排斥反应、加速性排斥反应、急性排斥反应及慢性排斥反应。

1. 超急性排斥反应　常发生在移植后24h内，甚至发生在手术台上。表现为血尿、少尿或无尿、移植肾区胀痛、血压升高、血肌酐持续升高，并伴有高热、寒战等全身症状。目前尚无手段控制超急性排斥反应，只能摘除移植肾。

2. 加速性排斥反应　加速性排斥反应一般发生在肾移植术后2~5d内。临床表现以术后突然发热，常在39℃以上，并出现明显的血尿，继而发展到少尿、无尿，肾功能快速衰竭为临床特点，可伴肾区胀痛、恶心、腹胀等症状。

3. 急性排斥反应　一般发生在手术后6d至1个月，也有术后数年出现者，是最常见的排斥反应，绝大多数肾移植患者都有可能发生，主要与免疫抑制剂的停用或变动有关。临床表现为无特殊原因的尿量突然减少，发热（37.5~38.5℃），移植肾区肿胀及压痛，可伴精神差、食欲不振、肌肉关节疼痛等全身症状。

4. 慢性排斥反应　一般发生在术后半年以后。临床表现为移植肾功能逐渐下降，血肌酐逐渐升高，伴有血压升高、蛋白尿等症状，是影响患者长期存活的主要因素之一。目前临床上尚无有效治疗方法。

5. 移植后常见并发症　如下所述：

（1）与技术相关的并发症：如尿性囊肿、淋巴瘤、肾动脉硬化等。

（2）与药物相关的并发症：肾移植患者用来治疗排斥反应的免疫抑制剂，有许多不良反应，并可引起感染发生率的增加。

（3）感染：由常见的病原微生物引起的尿路感染、手术伤口感染、肺部感染。移植后感染的特点为临床症状不典型，早期不易发现原发病灶，条件致病菌可引起严重感染。临床表现为：①持续低热或高热，肾功能正常。②原为低热，抗排斥治疗后近期出现高热。③移植后期发生高热。④每天定时畏寒、高热，大量出汗后体温正常，周而复始。

（4）出血：慢性肾衰竭的患者凝血功能异常。

（5）肾小管并发症：包括肾动静脉的破裂及血栓，肾动脉狭窄。

（6）泌尿系并发症：移植肾破裂、尿瘘、膀胱输尿管反流、淋巴瘘等。

（7）消化道出血：与大剂量激素冲击、手术创伤、尿毒症及血透肝素有关。

（8）心血管并发症：包括冠心病、高血压、高脂血症。

（9）其他：移植患者的恶性疾病发生率明显增加。如皮肤癌、淋巴增生性疾病、结肠直肠癌、阴道/宫颈癌、喉/食管癌等。

（二）辅助检查

超急性排斥反应多可见血压升高、血肌酐持续升高，病理可见移植肾血管内皮细胞肿胀、血小板聚集、中性粒细胞浸润及血管栓塞，最终导致局部缺血和组织坏死。

加速性排斥反应可见快速肾衰竭，病理可见肾小球和肾小动脉广泛性血管病变、毛细血管破裂、内皮细胞肿胀坏死、肾皮质坏死、间质出血等。

急性排斥反应有肾衰竭，病理特点早期以基底膜破坏、淋巴细胞浸润、动脉内皮淋巴细胞黏附为主，晚期主要表现为巨噬、单核细胞浸润，内皮细胞肿胀、坏死。

慢性排斥反应临床检查可见血肌酐逐渐升高，并伴有血压升高、蛋白尿、贫血等。早期以间质纤维增殖、淋巴细胞和浆细胞浸润为主要病理改变；晚期以肾小球基底膜增厚、硬化透明样变及肾小管萎缩退化为病理特点。

二、康复评定

（一）生理功能评定

（1）疼痛评定可采用目测类比定级法（VAS 法）。

（2）肾功能评定参照本章第一节。

（3）排尿功能评定尿流动力学测定。

（二）心理功能评定

参照第二章：康复评定基础。

（三）日常生活活动能力评定

参照第二章：康复评定基础。

（四）社会参与能力评定

参照第二章：康复评定基础。

三、功能障碍

（一）生理功能障碍

1. 疼痛　术后若并发炎性感染，可使患者疼痛不适。

2. 肾功能障碍　术后若并发排斥反应及感染主要造成肾功能的损害。

3. 排尿功能障碍　术后泌尿系并发症导致排尿功能异常。

4. 消化功能障碍　术后并发消化道出血可造成消化功能异常。

5. 心脏功能障碍　术后所引起的心血管并发症对心脏功能有影响。

（二）心理功能障碍

肾移植作为现阶段治疗终末期肾病的最好治疗方法，对于患者来说会产生复杂的心理变化。有些患者术前对肾移植做好了充分的准备，满怀信心，充满希望，当移植术后出现排斥反应及并发症时，则情绪低落，担忧、焦虑、抑郁、失去信心，悲观失望。有些患者始终存在恐惧、紧张、焦虑过度等心理改变。有些患者有一定的承受能力，不断调整自我，适应新的生活。

（三）日常生活活动能力受限

肾移植术后，排斥反应较小的患者可恢复其日常活动，做家务，外出购物等；反应较重的患者，特别是伴有各种并发症者，仍然需要别人照顾，各种病症限制患者的日常活动，加之复杂的心理变化，患者常常变得更加依赖他人照顾。

（四）社会参与能力受限

肾移植患者劳动、工作、社交活动都受到了严重的影响，特别是药物的长期应用，加剧了生活负担，生活质量明显下降。

四、康复治疗

肾衰竭患者需长期血透；肾移植术后免疫抑制剂的使用，使患者处于比较严重的免疫抑制状态，患者对病原体的抵抗力显著降低。肾移植术后的早期感染以细菌感染为主，约占所有肾移植术后感染的2/3，而对于肾移植后的感染进行康复治疗，可减轻药物对人体的不良反应，降低感染的发病率，延长肾移植患者的生命。康复治疗是在综合治疗的基础上，实施有效的康复治疗，目标为减少感染、改善血液循环、调节免疫功能，最终提高肾移植的长期存活率。方法以物理治疗和心理治疗为主。

（一）物理治疗

1. 物理因子治疗　作为一种辅助治疗对肾移植术后感染有其积极的临床意义，具有扩张肾脏血管、改善肾脏血液循环、促进代谢产物的排出、防治感染、减轻疼痛及药物中毒症状的作用。

（1）超短波疗法：参照本章第一节。

（2）超声波：将声头与移植肾区体表直接接触，移动法，强度弱剂量 $0.6 \sim 0.8 W/cm^2$，$5 \sim 8min$，每日1次，10次为一疗程。

（3）紫外线疗法：参照本章第二节。

（4）激光疗法：采用氦-氖激光照射法，散焦照射移植肾区体表，每日1次，10次为一疗程。

（5）磁疗：磁块对置于肾区，磁场强度中剂量；每日1次，每次20min，10次为一疗程。

2. 运动疗法　肾移植患者因长期血液透析，加之手术，身体抵抗力明显降低，运动训练通过使人体的循环及呼吸系统得到有效的刺激，增强心肺功能，提高肌肉使用氧气的能力，达到调节机体各系统功能的作用。治疗从每日1次，每次10min起，根据患者身体状况调整训练时间及次数和方法：

（1）医疗体操：可采取各种体位，以上肢及躯干的屈伸活动为主。

（2）上、下肢运动训练：①抗重力练习。②抗阻练习。

（3）放松训练：可选择卧位、坐位、站位，双手自然下垂，排除杂念，双目微闭。

（4）耐力训练：采用大肌肉群参加的运动，如腰部和上臂肌肉，保持大肌群持续不断的、有节奏的、数十分钟以上的运动。

（二）心理治疗

常采用的方法有：支持性心理治疗、认知疗法等。治疗者通过对患者及家属进行术前指导、解说，使其了解有关肾移植的问题，以减轻患者及家属的紧张、恐惧、害怕等心理变化。同时也帮助患者及家属正确认识肾移植后所发生的各种反应，调整良好心态，做好各种心理准备，无论在肾移植治疗过程中出现什么问题，都应理解并配合治疗。

（三）其他治疗

（1）全身支持治疗注意休息，适当运动，合理饮食，以提高机体免疫力。

（2）药物对症治疗。

（3）术后对症治疗。

五、功能结局

肾移植后的排斥反应可导致肾移植的失败，而大量应用抑制排斥反应的药物又会使机体各方面受到损害，如肝肾功能、免疫机制等；同时，肾移植后的并发症若治疗不当，也可使患者多脏器受损，同样使患者面临移植失败的危险。

肾移植患者大多经历了慢性病痛的痛苦过程，对肾移植有着各种复杂的心理变化，既高兴又抑郁害怕，甚至表现焦虑、烦躁不安等心理障碍。

肾移植患者大多是慢性肾衰竭晚期，长期的疾病使他们身体虚弱，不能承担家务劳动，不能参加工作，很少参加社交活动。长期的各种治疗使他们承受了巨大的医疗费用，经济负担很重，生活质量急剧下降。

康复治疗虽然在肾移植的治疗过程中不是最关键的治疗，但是它对肾移植后各种感染和疼痛的治疗有一定的临床意义，可以缓解患者移植后出现的一些不适症状，对生理功能、心理功能、社会功能的改善有一定的帮助。

六、健康教育

（一）肾移植术后注意事项

（1）注意饮食平衡，充分补充维生素和适量的蛋白质。

（2）饮食卫生，禁止烟、酒。

（3）时刻注意避免对移植肾的挤压。

（4）每天定时测体温、血压、体重、尿量，注意以下情况：体温升高38℃以上、血压升高30mmHg（3.99kPa）以上、尿量明显减少，体重每天增加1kg以上或一周内增加2kg以上。

（5）避免使用的药物有庆大霉素、卡那霉素、新霉素、多黏菌素、呋喃妥因。

（6）肾移植术后女性患者不宜妊娠。

（二）移植术后感染的预防

（1）定期复查环孢素浓度及机体免疫功能，使机体在有效的抗排斥状态的同时感染发生机会处于最少状态。

（2）尽量避免在公共场所活动，尤其是在传染病流行季节外出。

（3）注意饮食卫生，避免食入生冷食品，家庭生熟菜板分开。

（4）注意保暖，预防感冒，切记感冒可能诱发排斥反应。

（5）节制性生活，注意性卫生。

（6）避免接种病毒疫苗。

（7）不要饲养家禽、宠物。

（荀雅晶）

第四节 尿失禁与尿潴留

人体要完成贮尿和排尿功能需要膀胱具有正常的神经支配，并受意识控制及相关肌肉的协调合作。膀胱为贮尿排尿器官，而尿道具有控尿和排尿功能，膀胱和尿道的特殊结构与功能是构成贮尿与排尿机制的基础。生理情况下，膀胱内尿液容量达到150ml后时，即产生尿意，尿液进一步增加至400ml时，膀胱膨胀，膀胱内压明显增高，可产生较强的尿意，此时在意识控制和排尿反射的共同参与下，逼尿肌收缩，尿道内括约肌松弛，发生排尿。

尿失禁（urinary incontinence，UI）的相关影响因素很多，从解剖学上讲，可归纳为两个方面，即膀胱异常和尿道括约肌异常。膀胱异常导致的尿失禁可分为逼尿肌过度活动、低顺应性膀胱和逼尿肌收缩无力。男性尿道括约肌异常的最常见的原因为前列腺术后对尿道括约肌的损害，其他还有尿道外伤和神经源性尿道功能障碍。女性尿道括约肌异常有两种：①尿道过度下移，主要由女性盆底肌肉松弛，膀胱颈后尿道向后下移位所致。②尿道固有括约肌功能减低，通常指尿道壁内起控制尿作用的成分，其中包括尿道壁内平滑肌、横纹肌、尿道黏膜和黏膜下血管及疏松结缔组织等功能减低。

尿潴留（urinary retention）可分为机械性和动力性梗阻两类。机械性梗阻包括：①膀胱或尿道外的梗阻：盆腔内的巨大肿瘤或脓肿、妊娠子宫后倾嵌顿于骨盆、良性前列腺增生、前列腺肿瘤等。②膀胱颈或尿道的梗阻：膀胱颈挛缩，尿道狭窄，膀胱颈或尿道原发性肿瘤；盆腔肿瘤、处女膜闭锁的阴道积血等。动力性梗阻多因膀胱逼尿肌或尿道括约肌功能障碍所引起，包括：①中枢和周围神经系统病变，如脊髓或马尾损伤、肿瘤、糖尿病等。②手术后尿潴留，如直肠或妇科盆腔根治性手术造成副交感神经分支的损伤；痔疮或肛瘘手术以及腰椎麻醉术后。③产后尿潴留，多见于第二产程延长的产妇，系因胎先露对膀胱颈长时的压迫，引起组织水肿和神经功能障碍所致。④各种松弛平滑肌的药物（阿托品、溴丙胺太林、山莨菪碱等）均可引起尿潴留。⑤精神因素：如癔病、怕疼痛、有旁人在场或不习惯卧床排尿等。

一、临床表现

（一）症状及体征

1. 尿失禁（urinary incontinence）　是指确定构成社会和卫生问题且客观上能被证实的不自主的尿液流出。目前尿失禁种类的定义尚未能完全统一，较为公认的是六种类型，即压力性、急迫性、混合性、充溢性、功能性和结构异常（表12－1）。患者常因不同病因而发生尿频、尿急、不能拖延和控制尿液，或出现淋漓不尽，排尿困难等症状。

表 12 – 1　尿失禁的分类

基本类型	症状	常见原因
压力性尿失禁	咳嗽、喷嚏、笑、体位改变和重力活动等腹压增加下引起尿失禁	盆底肌松弛，尿道近端过度下移，膀胱颈和尿道括约肌功能障碍
急迫性尿失禁	尿频、尿急、尿痛、夜尿、排尿间隔<2h；不能拖延和控制排尿	逼尿肌过度兴奋或反射亢进，常合并泌尿系或中枢神经系统疾病，如膀胱炎、尿道炎、肿瘤、结石、憩室出口梗阻、脑卒中、痴呆、帕金森病、脊髓损伤等。有些患者病因不明
混合性尿失禁	同时存在压力性尿失禁和急迫性尿失禁症状	膀胱颈尿道高活动性、逼尿肌不稳定和反射亢进共同存在，或合并尿道内括约肌功能障碍
充溢性尿失禁	尿流细弱、中断、淋漓不尽、残余尿、排尿困难	糖尿病、脊髓损伤、出口梗阻等导致的膀胱收缩乏力
功能性尿失禁	如厕能力降低，不能及时到达卫生间	相关的漏尿认知障碍或机体运动功能障碍；如厕环境不良
结构异常性尿失禁	长期持续性漏尿	为膀胱、尿道及盆底组织结构破坏或畸形，如难产引起的产伤或由子宫切除、膀胱手术等引起的损害；先天畸形

2. 尿潴留（urinary retention）　是指当膀胱虽处于充盈状态，但尿液不能自行排出的症状。急性尿潴留时，下腹部饱满感及胀痛，尿意明显，尿液不能排出，或可从尿道溢出部分尿液，但不能缓解下腹的胀痛。慢性尿潴留多表现排尿不畅、尿频明显，常有排尿不尽感，有时出现尿失禁；严重时可有恶心、呕吐、贫血、出血等肾功能减退症状。体检时耻骨上可见球形隆起，触诊时表面光滑具有弹性，叩诊呈浊音。

（二）辅助检查

1. 尿液检查　包括尿常规、尿细菌培养、菌落计数及药物敏感试验。

2. X线检查 包括腹部平片、排泄性尿路造影、排尿期膀胱尿道造影。

3. 膀胱镜与尿道镜检查 主要观察膀胱内是否有炎症溃疡、异物、小梁及假性憩室形成；观察输尿管口的位置及形成，有无关闭不全、输尿管间嵴异常、膀胱结石以及膀胱颈的情况。

二、康复评定

（一）生理功能评定

1. 排尿功能评定 包括尿液测定和超声波评定。

（1）尿液测定：主要测定每日排尿量、每次排尿量、残余尿量，了解排尿功能基本状况。

（2）超声波评定：主要测定膀胱残余尿量，同时可观察肾及输尿管的结构、膀胱形态、膀胱壁的增厚、小梁，了解前列腺增生情况、观察有无肾积水、膀胱颈口形态及排尿状态下膀胱颈口的形态变化。

2. 尿流动力学评定 如下所述：

（1）尿流率测定：测定单位时间内排出的尿量，反映下尿路贮尿和排尿的综合性功能。其中，最大尿流率是区别正常人与排尿异常患者的灵敏指标。尿量在150~400ml时，男性最低值为15ml/s，女性为20ml/s。

（2）膀胱压力容积测定：通过测定膀胱内压力与容积间的关系反映膀胱的功能。男性最大尿道闭合压为50~90cmH$_2$O（4.9~8.82kPa），女性最大尿道闭合压为40~70cmH$_2$O（3.92~6.86kPa）（一般位于尿道膜部）。

（3）尿道功能测定：①尿道压力分布测定：沿尿道连续测定及记录其压力，用以了解尿道功能。②尿道括约肌肌电图：以测定尿道括约肌的肌电活动为主，了解尿道括约肌功能。

（4）功能性尿道长度：男性3.5~4.5cm，女性3.0~4.2cm。

3. 肾功能评定 主要测定尿素氮、肌酐水平。

4. 尿失禁的评定 根据尿失禁的临床症状对尿失禁进行分类及评价。

（1）尿失禁的分类：见表13-1。

（2）尿失禁程度评定：分为轻度、中度和重度。轻度：不影响日常生活，只有在特殊情况时才会有尿失禁的困扰，如：做强烈需利用到腹压的运动、激烈运动时或在大声笑才会出现尿失禁，基本不影响主要生活。

中度：造成一些日常生活不便，当咳嗽或稍微腹部用力就会出现尿失禁，需垫护垫、卫生棉或尿失禁裤来保持干爽和参加社交活动。

重度：日常生活上会受到非常大的限制，心理也会受到影响。

5. 神经电生理评定 肌电图检查、神经传导等，具体参照第二章：康复评定基础。

（二）心理功能评定

参照第二章：康复评定基础。

（三）日常生活活动能力评定

参照第二章：康复评定基础。

（四）社会参与能力评定

主要进行生活质量及职业评定。方法参照第二章：康复评定基础。

三、功能障碍

（一）生理功能障碍

1. 疼痛 尿失禁、尿潴留均会使患者有泌尿系感染症状，可引起患者疼痛不适。

2. 排尿功能障碍 不同的病因可造成不同的膀胱贮尿、排尿功能障碍。

3. 肾功能障碍　尿潴留由于排尿困难、膀胱排空不全，易诱发泌尿系感染、结石、肾积水等，最终影响肾脏功能；尿失禁因其致病因素也易使肾功能受影响。

4. 性功能障碍　部分尿失禁患者有性交痛，并在性交时尿失禁，影响性生活。

（二）心理功能障碍

对于大多数尿潴留患者来说，疾病会使其产生悲伤、痛苦、消沉压抑、丧失自信、无助和绝望的心理变化。对于尿失禁，有的患者会对自身这一功能的损害非常敏感，产生强烈的情绪变化，如羞怯、紧张、焦虑、悲伤、烦躁不安、孤独寂寞，并常感精神压抑、自卑、痛苦难忍；有的患者则对此病症很不在乎，认为是衰老的表现，无需紧张，不需要救治。

（三）日常生活活动能力受限

尿潴留使患者行动不便，加上复杂的心理变化进一步限制了患者的各种日常活动。尿失禁患者常常不能胜任家务、不愿外出与社会隔离及性生活受到影响。许多尿失禁患者为了适应尿失禁，常采取减少饮水，减少社交活动来避免尴尬的局面。而有些患者的症状较轻，则对日常生活不产生任何影响。

（四）社会参与能力受限

尿潴留患者常常伴有其他疾病同时发生，因而在短时期内，患者的工作、社交活动还是受到了限制，有些患者甚至将终身不能再就业；尿失禁患者心理变化大的，常常会对劳动、工作及社交活动产生影响，降低其生活质量，而对心理变化不大的患者，其影响不大。

四、康复治疗

尿失禁因其影响因素较多，故在治疗中要因病而异，确定尿失禁的类型和严重程度及其对患者生活质量的影响后，采取综合恰当的方案才能取得好的疗效；对于尿潴留则根据不同的病因及分类，解除患者病痛，恢复其排尿功能。康复治疗以病因治疗、缓解和控制排尿和贮尿困难、恢复排尿功能和综合治疗为原则；以解决患者排尿疼痛，尽可能恢复肾功能、排尿功能、性功能，减轻患者的心理压力，提高生活质量为目标。

（一）物理治疗

1. 物理因子治疗　具有改善血液循环、改善肾脏功能和排尿功能的作用；并可通过调整相关神经功能来增强膀胱逼尿肌的肌张力，解除尿道括约肌痉挛的作用。

（1）超短波疗法：电极对置于膀胱区前后，无热量或微热量，20min，每日 1 次，10 次为一疗程。用于尿失禁、尿潴留并发感染，尿道括约肌痉挛患者。

（2）中频电疗法：参见本章第一节。

（3）感应电疗法：在关元、中极、曲骨等穴位处，用小圆形电极进行刺激，每处 3～4s，各穴位反复轮流刺激，以引起腹壁肌肉收缩为宜，总治疗时间 5～6min。适用于膀胱麻痹等。

（4）离子透入疗法：两个电极分别置于耻骨联合上（与阳极连接）和腰骶部（与阴极连接），可以用 0.1% 的毒扁豆碱、新斯的明、毛果芸香碱经阳极导入，20min，每日 1 次，10 次为一疗程。

（5）蜡疗：将蜡块放在膀胱区，20～30min，每日 1 次，10 次为一疗程。适用于手术后引起的尿潴留。

（6）磁疗：磁块对置于膀胱区，磁场强度中剂量；每日 1 次，每次 20min，10 次为一疗程。

（7）其他：如红外线疗法、超声波疗法、生物反馈疗法、针灸治疗等，可根据病情选择。

2. 运动疗法　通过增强相关肌肉的力量来提高贮尿、排尿功能。

（1）尿失禁的治疗：目的在于增强盆底肌肉力量，提高控尿能力。

盆底肌肉训练：以训练耻尾肌、提肛肌为主，以增强盆底肌肉对膀胱、尿道、阴道、直肠的支持作用。方法：收紧、提起肛门、会阴及尿道，保持 5s，然后放松；休息 10s，再收紧、提起；尽可能反复多次，至少 10 次以上；然后做 5～10 次短而快速的收紧和提起。每次 15～30min，每日 1～3 次，坚持 4～6 周，使每次收缩达 10s 以上。在训练时，可采取任何体位进行锻炼，尤其是站立位时的盆底训练更重要，避免收紧腹部、腿部或臀部的肌肉。

膀胱训练：通过训练使患者学会抑制尿急而延迟排尿，通过延长排尿间隔来提高膀胱容量。方法：为患者选择适当的间隔时间，一般最初以 30 ~ 60min 为间隔，最后达 2.5 ~ 3.0h 排尿一次。此法只适用于无精神障碍、不是太衰老并具尿急认识能力的患者。

（2）尿潴留的治疗：目的在于增强肌肉力量，局部感觉刺激，来促使排尿反射形成，完成排尿过程

屏气法（Vasalva 法）：用增加腹内压的方法增加膀胱内压力，使膀胱颈开放而引起排尿的方法。患者身体前倾，快速呼吸 3 ~ 4 次，以延长屏气增大腹压的时间，做一次深吸气，然后屏住呼吸，向下用力做排便动作，反复间断数次，直至没有尿液排出为止。痔疮、疝气、膀胱输尿管反流患者禁用此法。

扳机点法：反复挤压阴茎，牵拉阴毛，在耻骨联合上进行持续有节奏的拍打，摩擦大腿内侧，用手刺激直肠，促使出现自发排尿反射，激发膀胱逼尿肌反射性收缩和外括约肌松弛，诱发排尿，每次排尿时可采用训练。此法使用时，注意排尿反射及残余尿量。

（二）作业治疗

1. 尿失禁的治疗　如下所述：

（1）膀胱训练：利用导尿管定时开放训练膀胱。给予留置导尿管，有尿感时开放导尿管开关 10 ~ 15min，最后达开放时间到 2 ~ 3h 一次。适用于急迫性尿失禁、充溢性尿失禁等意识清楚能了解自身感觉的患者。

（2）间歇性导尿：每小时摄入液体至少 100ml，每 4h 解尿一次，关闭期间有足够的饮水量。给予诱导患者自解，再给予导尿，导出膀胱余尿，重建膀胱功能。用于充溢性尿失禁等患者。

2. 尿潴留的治疗　如下所述：

（1）膀胱训练：用留置导尿管每 4 ~ 6h 排尿一次，适当控制饮水量，使每次排尿量不超过 500ml。防止膀胱过度膨胀，通过刺激膀胱收缩逐渐形成排尿反射。

（2）间歇性导尿：导尿间隔时间，开始一般以 4 ~ 6h 导尿 1 次为宜，导尿时间宜安排在起床前、餐前、睡前，每日导尿 4 ~ 6 次。每次导尿前半小时，让患者试行排尿 1 次后开始导尿，记录患者排出尿量和导出的尿量。

（三）康复辅具

1. 骶神经电刺激术　适应证包括急迫性尿失禁、尿频 – 尿急综合征、非梗阻性尿潴留。方法：在全身麻醉下在骶椎神经孔内植入永久性神经电刺激器电极，并在髂嵴下后臀部埋入永久性神经电刺激器，电极导线与刺激器在皮下连接，电刺激器的控制与调节均由外部控制器进行。

2. 人工尿道括约肌植入术　在人体内安装一种先进的控制排尿装置，可达到方便的压迫尿道、关闭尿道、控制尿失禁的目的。

3. 辅助具　在尿失禁、尿潴留的治疗中，常常利用自助器具来帮助患者提高自身能力，达到生活自理。个人卫生用具如集尿器、集尿袋、清洁用品等，外部集尿器主要是男用阴茎套型集尿装置，女用集尿装置还很不理想，常常需用尿垫，所有集尿器在使用时都应该注意清洁问题，避免因使用不当而引起感染、溃疡、坏死及皮肤过敏等并发症。

（四）心理治疗

1. 支持性心理治疗、认知疗法　对于尿失禁、尿潴留患者，疏导、安慰可减轻患者的羞怯、紧张、焦虑、悲伤、无助的心理变化。

2. 行为疗法　使患者消除一些引起疾病的高危因素，对患者治疗更有意义。尿失禁患者的行为疗法涉及患者的症状、身体状况及周围环境，包括：

（1）盆底肌肉锻炼：同前所述。

（2）尿急应对策略：指导患者在尿急时，要保持安静或转移注意力。

（3）膀胱训练：同前所述。

（4）尿失禁有关的行为和习惯养成：①排尿日记：指导患者每天记录排尿及尿失禁的情况，了解膀胱功能。②生活方式：指导患者对一些和尿失禁发病有相关因素的方面做适当调节，如戒酒、减轻体重、使用尿垫等。

3. 生物反馈疗法　是一种行为训练技术，通过对不易被察觉的肌电生理给予视觉或听觉信号，并反馈给患者和治疗者，使患者确实感觉到肌肉的运动，并学会如何改变和控制基本的生理过程。生物反馈有利于患者正确掌握盆底肌收缩，是学习收缩和放松盆底肌最好的方法，也利于患者保持正确的肌肉反应，达到治疗目标。

4. 其他　如药物对症治疗、相应的手术治疗可酌情选用。

五、功能结局

（一）生理功能方面

尿失禁若延误治疗，可加重病情，引起患者泌尿系感染，进而影响到肾功能；女性在更年期后，由于失去雌激素，尿失禁会变得更严重和难以控制。尿潴留如未及时处理，因膀胱过度膨胀可使逼尿肌肌纤维受损，不易恢复而致慢性尿潴留。慢性尿潴留因长期积尿可导致感染成膀胱炎或肾盂肾炎。极少数过度尿潴留可致膀胱破裂。尿失禁、尿潴留症状较轻者，通过各种手段会逐步恢复膀胱功能，而症状较重者将终身丧失膀胱功能。

（二）心理功能方面

尿失禁因其遗尿、漏尿，可引起湿疹、褥疮、泌尿系统炎症，引起患者焦虑、尴尬和沮丧等不良情绪，由于臭味，还引起不安、焦虑、丧失信心。而有些患者认为尿失禁是小毛病，漏点尿液是正常，常常忽略，因而也不会产生任何心理障碍。尿潴留因其不同的致病因素，将会导致不同的结果，有些患者会因疾病有较大的心理变化，但随着各种治疗手段的介入，患者会逐步适应新的生活方式，并消除心理障碍。

（三）社会参与能力方面

有些尿失禁、尿潴留的患者患病时间长，心理反应严重，可造成其减少日常活动，如不愿做家务、不上街购物等；因是泌尿系疾病，害怕别人知道、公共场合没有卫生设施、遇到尴尬场面等，所以常常不参加社会活动，拒绝与他人来往，与社会隔离，使患者劳动、工作、社交均受到了不同程度的影响，长期病症给家庭带来很大的压力，生活质量下降，生活不幸福。而有些患者则积极治疗，采取各种手段，并主动去适应新的生理上的变化，即使患者的日常活动、社交也受到了影响，但已经被降低到最低程度，所以生活不受影响，生存质量变化不大。

六、健康教育

（一）采取各种措施预防疾病

（1）合理饮食，多吃五谷类、肉类、富含维生素的绿色蔬菜，保持酸化尿液，预防尿路感染避免加重病情；多喝水，过浓的尿液会刺激膀胱，水稀释尿的浓度，降低膀胱的敏感性。

（2）保持会阴部清洁，做好个人卫生。

（3）穿透气性能好的服装，减少细菌滋生。

（4）保持有规律的性生活，性交后排空膀胱，预防会阴部感染。

（5）了解高危因素，注意预防，如年龄、性别、阴道分娩、睡眠、肥胖、独居、缺乏帮助等。

（6）对于术后患者，要尽量减少留置导尿管的时间。

（7）间歇性导尿患者，每日液体入量应严格控制在一定范围内，开始阶段每日总量在1 500～1 800ml，且应均匀摄入100～125ml/h，晚上8点后尽量少饮水，避免膀胱夜间过度膨胀。

（二）预防相关诱因

如预防认知障碍、泌尿系感染、盆腔炎症、便秘、心力衰竭引起的水负荷过重等。产妇要注意休息，不要过早负重和劳累。

（三）尽快消除致病因素

如泌尿系的感染、梗阻、肿瘤等病因。

（四）培养个人卫生习惯和行为

从小培养健康的排尿行为，养成良好的生活方式，平时不要憋尿，加强体育锻炼，增强骨盆肌肉。

（五）早期防治

了解认识疾病，积极就诊，早期采取各种措施，掌握自我检查及治疗的基本方法，减轻疾病的进一步发展，减少其他并发症的发生。

（六）引起全社会的关注

在全社会进行泌尿系统生理知识的普及教育，使人们了解疾病的病因并做好积极预防，并建立有关保障措施，使人人安居乐业。

（荀雅晶）

第五节　性功能障碍

性是一种复杂的自然和生理心理现象，性生活是人类的一种本能，具有种族延续和繁衍的生物学意义，是人类情感交流的一种重要方式，既涉及人类复杂的心理活动，也与社会环境、文化传统、生活习惯等方面息息相关。它需要男女双方共同参与、互相配合，哪一方出现障碍都将使正常性生活受到影响。

性功能障碍是指性生活各环节的功能发生改变，影响正常性生活的总称。据估计我国有1亿多人患不同程度的勃起功能障碍，有15%~60%的成年女性有不同程度的性功能障碍问题。因此，性功能障碍普遍存在，且不同群体、不同特殊生理和病理时期发病情况各不相同，对人们的生活质量产生严重影响，愈来愈受到有关专家及医务人员的关注。

一、临床表现

（一）症状及体征

1. 男性性功能障碍　根据临床表现可分为性欲异常（性欲亢进、性欲低下或无性欲）、勃起异常（勃起功能障碍、阴茎异常勃起）、射精异常（包括早泄、不射精和逆行射精）、性高潮障碍、性厌恶和性乐缺乏。最常见的男性性功能障碍是勃起障碍和早泄。勃起障碍（erectile dysfunction，ED）指持续或反复不能达到或维持足够阴茎勃起以完成满意性生活，发病时间至少在3个月以上；其发生与年龄、心理因素、吸烟、器质性因素、外伤及手术原因、神经系统疾病、全身性疾病、内分泌异常及药物等有关。早泄指在性活动中持续或经常缺乏对射精或性高潮合理的随意控制能力，是仅次于勃起功能障碍的男性性功能障碍，临床表现为患者在插入时或插入后不久即射精，一般时间在两分钟以内；早泄的确切病因未明，目前认为可能与心理、行为和生物性因素有关。

2. 女性性功能障碍　是指女性在性反应周期中的一个或几个环节发生障碍，以致不能产生满意的性交所必需的性生理反应及性快感。根据临床表现可分为：性欲异常（性欲亢进、低下和无性欲）、性唤起障碍、性交障碍（性交疼痛、阴道痉挛）、阴蒂异常勃起、性高潮障碍、性厌恶和性乐缺乏。最常见的女性性功能障碍是性欲异常和性欲高潮障碍，其中，性欲低下和无性欲指持续或反复存在的性兴趣降低甚至丧失，临床表现为持续性或反复的对性不感兴趣，缺乏性幻想，缺少参与性活动的主观愿望和意识，主动性行为的要求减少，患者或双方对性活动的频率不满意，有时会产生夫妻关系紧张。性欲高潮障碍是指虽经充分性刺激和性唤起，而发生持续性或反复发生的性高潮困难、延迟或阙如。

（二）辅助检查

对于勃起障碍患者可行阴茎夜间胀大试验初步区分器质性或心理性勃起功能障碍，心理性勃起功能障碍患者可因睡眠时紧张、焦虑等精神因素消失，出现夜间勃起。可采用阴茎生物震感阈检查，以了解阴茎感觉度和感觉神经的功能来分析男性早泄的原因。

二、康复评定

（一）生理功能评定

1. 性功能评定　国际通用勃起功能国际问卷来评价勃起功能障碍，见表12-2。

表 12-2　勃起功能国际问卷

	0分	1分	2分	3分	4分	5分
对阴茎勃起及维持勃起有多少信心	无	很低	低	中等	高	很高
受到性刺激后，有多少次阴茎能坚挺地进入阴道	无性活动	几乎没有或完全没有	只有几次	有时或大约一半时候	大多数时候	几乎每次或每次
性交时，有多少次能在进入阴道后维持阴茎勃起	没有尝试性交	几乎没有或完全没有	只有几次	有时或大约一半时候	大多数时候	几乎每次或每次
性交时，保持勃起至性交完毕有多大困难	没有尝试性交	非常困难	很困难	有困难	有点困难	不困难
尝试性交时是否感到满足	没有尝试性交	几乎没有或完全没有	只有几次	有时或大约一半时候	大多数时候	几乎每次或每次

注：积分评价：5~7分为重度 ED；12~21分为轻度 ED；8~11分为中度 ED；≥22分为无 ED。

2. 疼痛　可采用视觉模拟评分法（VAS法）。

（二）心理功能评定

参照第二章：康复评定基础。

（三）日常生活活动能力评定

参照第二章：康复评定基础。

（四）社会参与能力评定

主要进行生活质量评定，参照第二章：康复评定基础。

三、功能障碍

（一）生理功能障碍

（1）勃起障碍与早泄：是男子性功能障碍中最常见的症状。

（2）性欲低下和无性欲：男女都可发生，但多见于女性。临床表现为持续性或反复的对性不感兴趣。

（3）性欲亢进：较少见，男女都可发生。

（4）疼痛：多见于女性性交疼痛和阴道痉挛。有些患者会因心理因素而产生疼痛不适。

（5）生殖功能障碍。

（二）心理功能障碍

性功能障碍的患者大多数是由于心理因素导致，而由器质性因素导致的性功能障碍的患者同时不同程度地存在着心理障碍。在性生活中，由于害怕出现性障碍的问题而产生焦虑紧张情绪，压抑了性功能的自然性，性功能的压抑又使得患者再次出现性功能障碍的问题，长久下去，形成恶性循环。另外，缺乏性知识、性技巧和经验等，也会造成患者焦虑、紧张、畏惧，使患者缺乏自尊、受到挫折、感到内疚，有耻辱感、自卑感及精神压力等抑郁心情。

（三）日常生活活动能力受限

性功能障碍本身对患者的日常生活影响不大，可此病的治疗要求男女双方共同参与，积极配合，故常常造成患者严重的心理负担，长久下去对患者的日常活动可造成影响。

（四）社会参与能力受限

对患者的劳动、就业及社交影响不大。但性生活的不和谐，降低了生活质量。

四、康复治疗

性功能障碍大多数是由心理因素导致，即使是由于其他致病因素所致，也同时存在心理因素的问题，故治疗本病的关键是心理治疗，心理健康将使双方性生活和谐，生活幸福。康复治疗以心理治疗为主、其他治疗为辅、综合治疗为原则；以消除造成性功能障碍的器质性病变、调整患者心态、努力适应各种环境、使生活和谐美满及提高生活质量为目标。

（一）物理治疗

1）运动疗法运动以有氧运动为主，治疗原则是

（1）持之以恒：坚持每天运动，每次运动至少15min，最好是30～60min的运动时间。不能每天坚持的也应至少不低于每周4次运动时间。

（2）循序渐进：开始时运动量不要过大，只要有呼吸急促、心率加快的感觉就可以了，并在日后渐渐加大运动量。

（3）充分休息：运动锻炼后，身体容易出现疲劳，此时一定要注意休息时间充分，最好比平时多1～2s睡眠时间，让身体有充分休息、康复时间，避免使身体处于慢性疲劳状态。

2）冷热水坐浴可以改善后尿道抑制射精的能力，对早泄治疗有效。

（二）康复工程

（1）真空负压助勃装置适用于器质性ED，白血病及抗凝剂使用者禁忌。

（2）阴茎假体植入术将各类假体植入人体。

（三）心理治疗

1. 支持性心理疗法　治疗时要对患者表示真诚的关心，询问病史要细致深入，尽可能探寻造成性功能障碍的精神、心理或社会家庭因素。

2. 认知疗法　指导患者学习性知识、性行为，消除患者的焦虑心态，承认和正确面对性伴侣的挫折感，营造良好的伴侣模式，帮助学会平等、坦诚、尊重、体贴，学会如何沟通、交流和配合。懂得重建一些性反射的必要性，克服对性行为的恐惧心理，建立和恢复性的自然反应。

3. 性行为疗法　如下所述。

（1）勃起障碍：采用性感集中训练的治疗方法解除焦虑，增进夫妻间交流，如非生殖器官性感集中训练、生殖器官性感集中训练、阴道容纳与活动、完成性交。

（2）早泄：①阴茎挤压法：刺激阴茎勃起，于兴奋接近性高潮时女方以食指、拇指、中指挤压阴茎头冠状沟的背腹侧，4s后放松，然后再次重复，以提高射精的刺激阈。②变换性交体位：采用女上位，这样男子处于被动体位肌肉松弛，紧张度降低，可以延长性交时间。

（3）女性性欲高潮障碍：夫妻双方在性活动训练时，将注意力集中在性交过程中性感受的体验。原发性性高潮障碍者自我训练法：①通过手淫来自我刺激阴蒂达到高潮。②通过振荡器获得性高潮。

（四）其他治疗

男性阴茎勃起功能障碍可口服西地那非治疗，首次应用推荐剂量50mg，根据疗效及不良反应可调整剂量至25mg或100mg。规律或间断使用硝酸酯类药物者禁忌使用。此外还有内分泌治疗、阴茎海绵体内注射血管活性药物及手术治疗等。

五、功能结局

（一）生理功能方面

性功能障碍可造成夫妻双方性生活的问题，因此，对于由心理因素引起的性功能障碍者，要求双方能相互理解，互相支持，积极配合治疗，会获得好的效果。对于器质性的性功能障碍者，可通过手术或其他方法得到改善。如果不积极治疗，患者病症加重，甚至会造成不育。

（二）心理功能方面

性功能障碍致病因素主要是心理因素，性功能障碍又使心理负担加重，产生强烈的心理变化，治疗不当，将会形成恶性循环。若积极采取恰当的治疗方法，将使夫妻生活和谐，消除性功能障碍。

（三）生活质量方面

性功能障碍患者因在性生活方面出现问题，故将存在很大的心理压力，不仅影响生活也影响到工作，长此下去可降低生活质量。若早期经积极有效治疗后，其生活质量将得到改善。

六、健康教育

1. 普及性知识　由于受我国传统思想的影响，很多人都不愿意涉及性的问题。普及性知识，能使人们更多地了解人的自然本能，生活更加和谐。

2. 加强婚前性教育　使婚前男女获得一定的性交知识，了解性交过程，防止产生恐惧感。

3. 社会参与　建立健全体制，创造良好的生存环境，提高全民素质，降低社会因素对性功能障碍的影响。

4. 早发现早治疗　在疾病早期进行治疗，可以避免其对夫妻感情的破坏而进一步加重病情。

5. 注意生活习惯　有性功能问题时，停止一段时间性生活，避免性刺激；生活规律化，保证充足睡眠；适当增加营养，增强体质，同时应该戒除烟、酒等。

（荀雅晶）

参考文献

［1］王俊华，陈汉波．颈椎病和下腰痛的预防与康复．北京：人民卫生出版社，2014．

［2］刘悦．常见关节炎的预防与康复．北京：人民卫生出版社，2014．

［3］霍秀芝．实用小儿脑瘫现代康复．北京：中国协和医科大学出版社，2014．

［4］王俊华．康复治疗基础．北京：人民卫生出版社，2014．

［5］林成杰．物理治疗技术．北京：人民卫生出版社，2014．

［6］陈健尔，甄德江．中国传统康复技术．北京：人民卫生出版社，2014．

［7］范建中．神经康复病例分析脑卒中康复治疗．北京：人民卫生出版社，2016．

［8］黄建平，朱文宗．帕金森病诊疗与康复．北京：人民军医出版社，2015．

［9］郭铁成，黄晓琳，尤春景．康复医学临床指南．北京：科学出版社，2016．

［10］王文燕，等．实用特殊儿童康复与训练．山东：山东大学出版社，2016．

［11］励建安，张通．脑卒中康复治疗．北京：人民卫生出版社，2016．

［12］福坦纳斯．颈背疼痛康复手册．王正珍译．北京：人民卫生出版社，2016．

［13］桑德春．老年康复学．北京：科学出版社，2016．

［14］孙晓莉．作业疗法．北京：人民卫生出版社，2016．

［15］沈光宇．康复医学．南京：东南大学出版社，2016．

［16］李晓捷．实用儿童康复医学．北京：人民卫生出版社，2016．

［17］陈红霞．神经系统疾病功能障碍．北京：人民卫生出版社，2016．

［18］陈立典，吴毅．临床疾病康复学．北京：科学出版社，2016．

［19］刘立席．康复评定技术．北京：人民卫生出版社，2016．

［20］郭华．常见疾病康复．北京：人民卫生出版社，2016．

［21］陈启明．骨关节医学与康复．北京：人民卫生出版社，2015．

［22］陈卓铭．特殊儿童的语言康复．北京：人民卫生出版社，2015．

［23］古剑雄．临床康复医学．北京：科学出版社，2015．

［24］高强．康复医学基础．西安：第四军医大学出版社，2015．

［25］王艳．周围神经系统疾病及损伤的中西医康复治疗．北京：科学出版社，2015．